职业中毒性疾病

荣誉主编　李　侠

主　　编　邵海燕　丁庆发　任丽萍
　　　　　王　焱　张松泉　任玲香

山东大学出版社
SHANDONG UNIVERSITY PRESS
·济南·

图书在版编目(CIP)数据

职业中毒性疾病 / 邵海燕等主编. -- 济南 ：山东大学出版社，2025. 7. -- ISBN 978-7-5607-8791-6

Ⅰ. R135.1

中国国家版本馆 CIP 数据核字第 2025TL4102 号

策划编辑　毕玉璇

责任编辑　毕玉璇

文案编辑　张友成

封面设计　王莉莉

职业中毒性疾病

ZHIYE ZHONGDUXING JIBING

出版发行　山东大学出版社

社　　址　山东省济南市山大南路 20 号

邮政编码　250100

发行热线　(0531)88363008

经　　销　新华书店

印　　刷　山东蓝海文化科技有限公司

规　　格　787 毫米×1092 毫米　1/16

19.25 印张　300 千字

版　　次　2025 年 7 月第 1 版

印　　次　2025 年 7 月第 1 次印刷

定　　价　86.00 元

《职业中毒性疾病》编委会

荣誉主编 李　侠

主　　编 邵海燕　丁庆发　任丽萍　王　焱　张松泉　任玲香

副 主 编 冯　娜　张兴旭　张艳艳　王　辉　李红梅　宋玉萍　吴　凡

编　　委（以姓氏笔画为序）

丁庆发　平阴县疾病预防控制中心

王　焱　济南医院

王　辉　山东省职业卫生与职业病防治研究院

冯　娜　山东第一医科大学附属职业病医院（山东省职业病医院）

任丽萍　山东省职业卫生与职业病防治研究院

任玲香　济南市疾病预防控制中心

刘　露　山东第一医科大学附属职业病医院（山东省职业病医院）

李红梅　山东第一医科大学附属职业病医院（山东省职业病医院）

李　侠　山东省职业卫生与职业病防治研究院

吴　凡　山东省职业卫生与职业病防治研究院

宋玉萍　山东第一医科大学附属职业病医院（山东省职业病医院）

张兴旭　山东省职业卫生与职业病防治研究院

张松泉　康复大学青岛中心医院

张艳艳　山东第一医科大学附属职业病医院（山东省职业病医院）

邵海燕　烟台市烟台山医院

姜人铭　山东第一医科大学附属职业病医院（山东省职业病医院）

曾　琦　山东第一医科大学附属职业病医院（山东省职业病医院）

序 言

化学中毒是最常见的影响人们健康的危险因素之一。随着生活节奏的加快，人们接触到的物质种类逐渐繁多，化学中毒时有发生，中毒的表现形式多种多样。化学中毒临床起病急骤，病情进展迅速，给救治工作带来极大困难。中毒预防和诊治涉及多个学科，不少临床医师对于表现多样化的中毒常感到无从下手。因此，各科医师都应掌握一定的中毒救治知识，才能满足临床实际工作的需要。本书内容翔实，全面系统地介绍了各种化学中毒的临床诊治及最新诊断标准，是一本不可多得的中毒诊治参考书籍。

本书分不同章节详细介绍了中毒的概念，毒物的作用机制，各类毒物的临床表现、诊断处理原则等，同时提供了各类毒物的最新中毒诊断标准。本书具有很强的实用性、及时性，可作为临床医护人员、卫生监督人员、疾控人员等的指导用书。

中毒所涵盖的内容是随着科学的发展而不断拓展的，中毒的防治水平需要不断提高，救治手段也需不断创新。本书的出版对促进我国中毒性疾病防治的规范化、系统化具有一定的意义，希望广大读者阅读此书后能有所获益！

山东省职业卫生与职业病防治研究院

李侠

2025 年 3 月

前　言

随着世界经济的快速发展，大量化学物质进入人类的生产和生活环境中，而且每年至少还会产生1000余种新的人工合成的化学物质。有毒、有害物质对人类的健康构成威胁。一些新的化学品的应用，带来了若干新的中毒问题，甚至构成了公共卫生化学中毒突发事件，这对人民健康及国民经济发展都造成了很大威胁。因此，及时诊断及治疗中毒性疾病已成为保证我国国民经济可持续发展和保障人民健康的迫切要求。

当前，化学中毒是我国比较常见的一类疾病，已成为临床内科、急诊科、职业病科及急危重症科广大医师普遍面临的突出难题，提高对此类疾病的认识和临床诊治水平无疑具有重要的理论价值和实践意义。本书由长期从事中毒性疾病临床科研及教学工作的专家编写而成，参考了国内外最新文献，力图反映中毒诊断和治疗的现代认识，体现中毒性疾病临床诊治的完整性、系统性和实用性，旨在进一步普及化学中毒知识并提高临床医师对中毒性疾病的诊治水平，促进我国对中毒性疾病诊治的规范化及系统化。

由于中毒性疾病的内容涵盖面广，表现复杂多样，我们无论在基础理论方面，还是在临床实践方面都存在学识和经验的不足，加上撰写时间仓促，书中难免有疏漏，竭诚希望国内同行专家及广大读者批评指正。此外，本书在编写过程中得到了参编单位各级领导的大力支持和帮助，谨在此表示崇高的敬意和衷心的感谢！对所有为本书编写和出版做出贡献的人员表示诚挚的谢意！

烟台市烟台山医院
邵海燕
2025年3月

目　录

第一章　职业中毒总论

化学中毒主要是指化学物质进入机体后，由其直接的化学作用引起的机体功能、结构损伤，甚至造成机体死亡的疾病状态，简称中毒。可引起中毒的化学物质称为毒物，其范围十分广泛。任何外源性化学物质（包括药物甚至是营养物质等）、内生性物质，只要达到一定剂量，皆可能成为毒物。但习惯上的毒物是指较小剂量即能引起中毒的物质。

化学中毒有一定的临床规律：剂量-效应关系。由于机体有一定的代偿能力，故微量毒物进入机体后可不引起临床症状，但随着毒物剂量增大，损伤作用逐渐凸显，剂量不同，损伤表现也不同，可根据中毒的损伤特点，大致估计毒物的剂量。毒性作用的时段性：由于化学物质在体内的代谢、转化、解毒、储存及排泄，毒物一次性进入体内，其毒性作用仅在一定时间段发挥作用，不会持续存在。毒物间的相互作用：以原型发挥毒性的化学物质，相互间多呈毒性相加或协同作用；而以代谢型发挥毒性的毒物之间，尤其是经由相同途径代谢的毒物，则显示一定的拮抗或竞争作用。中毒的“潜隐期”：毒物进入机体后，毒性作用的发挥常有一定的延搁时间，习惯上称为“潜伏期”。

【基本概念】

一、毒物

毒物通常是指那些通过不同条件作用于人体，引起机体功能性或器质性异常改变，导致暂时性或持久性病理损害乃至危及生命的各种物质。

从职业的角度看，毒物是指在一定条件下，较小剂量即可引起机体暂时性或持久性病理改变，甚至危及生命的化学物质。

二、毒性

毒性为机体受毒物作用后，引起一定程度损害而出现的疾病状态。

三、化学中毒

化学中毒主要是指化学物质进入人体后，由其直接的化学作用引起的机体功能、结构损伤，甚至造成机体死亡的疾病状态。

四、职业中毒

劳动者在生产过程中，由于接触生产性毒物而引起的中毒，称为职业中毒。

【毒物及中毒的分类】

一、毒物的分类

(一)来源和用途

1.工业性毒物　工业性毒物指在工业生产中使用或产生的各种有害物质。它可能是原料、辅料、半成品、产品，也可能是废弃物、夹杂物，或其中所含的有毒成分。工业性毒物可能是气体、液体或固体。

2.药物性毒物　药物性毒物除了常用药物外，还包括麻醉药物、精神药物等。

3.农业性毒物　农业性毒物包括农药、化肥、除草剂、灭鼠剂等。

4.有毒动植物　有毒动植物包括七叶一枝花、乌头等毒性较大的植物，以及毒蛇、蜈蚣等有毒动物。

5.日常生活性毒物　日常生活性毒物包括某些食物、洗涤剂、防腐剂等。

6.军用毒剂　军用毒剂指用于战争目的、具有剧烈毒性、能大规模地毒害或杀伤敌方人畜和植物的各种化学物质，包括沙林、梭曼、塔崩、芥子气和路易氏剂等。

7.放射性毒物　放射性毒物包括放射性核素铀、镅、钴、铯等。

(二)作用性质

毒物按作用性质可分为刺激性毒物、腐蚀性毒物、窒息性毒物、麻醉性毒物、溶血性毒物、致敏性毒物等。

(三)作用的靶器官

按作用的靶器官，毒物可分为神经毒物、心脏毒物、肝脏毒物、肺毒物、肾毒物、血液毒物、生殖毒物、免疫毒物等。

(四)物理状态

毒物按物理状态可分为固态(含粉尘)毒物、液态毒物、气态或蒸气态毒物、气溶胶态毒物(雾、烟等)等。

二、中毒的分类

(一)自然存在

自然界毒物分布十分广泛，海洋中存在有毒生物1000多种，陆地上的毒物更多。中毒按毒物类别不同可以分为动物中毒、植物中毒、化学物质中毒、金属中毒、有机物中毒、无机物中毒等。

（二）毒物性质

接触的毒物不同，中毒后出现的症状亦不相同，这是由于毒物作用于人体的性质不同，也与毒物的理化性质有关。

1.刺激性气体中毒　刺激性气体是对眼睛和呼吸道黏膜有刺激性的一类有害气体的统称，是生产过程中最常见的有害气体。由于刺激性气体有腐蚀性，在生产过程中常因设备、管道被腐蚀而发生跑、冒、滴、漏现象，气体通过呼吸道进入人体而引起中毒。具有刺激作用的毒物种类很多，常见的有氯气、氨气、氮氧化物、光气、氟化氢、二氧化硫、硫酸二甲酯等。

2.窒息性气体中毒　窒息性气体可分为单纯窒息性气体，如氮气、氢气、甲烷、二氧化碳等；化学性窒息性气体，如一氧化碳、氰化物和硫化氢等。

3.麻醉性气体中毒　大多数有机溶剂蒸气和烃类对人体具有麻醉作用，如苯、汽油、丙酮、氯仿等。

4.溶血性气体中毒　溶血性气体进入机体后，随血液循环分布到全身，与红细胞结合，破坏细胞膜或形成海因茨（Heinz）小体而导致溶血。例如，砷化氢、苯肼、苯胺、硝基苯等。

5.致敏性毒物中毒　其为化学物质引起的变态反应，是一种免疫损伤反应，与接触毒物剂量关系不大，而与发病者的个体敏感性有关。症状在发病者脱离接触后可消失。致敏性毒物包括青霉素、链霉素、甲苯二异氰酸酯等。

（三）机体系统

1.呼吸系统　吸入刺激性气体、蒸气或工业溶剂等均可导致呼吸系统疾病，如支气管炎、吸入性肺炎、支气管哮喘等。

2.神经系统　主要侵犯神经系统的毒物称“亲神经性毒物”，常见的有四乙基铅、锰、铊、汽油等。

3.血液系统　在工业生产中，有许多毒物能引起血液系统的损害，如苯的氨基硝基化合物、苯肼、砷化氢等。

4.循环系统　锑、砷、磷、有机磷农药以及多种有机溶剂可损害循环系统，如导致心肌或血管损伤。

5.消化系统　刺激性毒物可导致食管和胃肠道黏膜水肿、糜烂、溃疡甚至穿孔，如硫酸、盐酸、酚类等。

6.泌尿系统　不少生产性毒物对肾有毒性，如铅、铊、镉、四氯化碳、砷化氢等。

7.其他损害　毒物引起的中毒还可造成多系统损害，如骨骼损害、眼睛损害、皮肤损害、化学灼伤、生殖损害、职业性肿瘤等。

（四）按中毒临床表现分类

1.急性中毒　急性中毒指毒物一次或短时间（几分钟至数小时）内大量进入人体而引起的中毒，如急性苯中毒、急性氯气中毒等。

2.亚急性中毒　亚急性中毒发病情况介于急性和慢性之间，无截然分明的发病时间界限。

3.慢性中毒　慢性中毒指毒物少量、长期进入人体而引起的中毒，如慢性锰中毒。

4.迟发性中毒　迟发性中毒指脱离接触毒物一定时间后才出现中毒临床表现的中毒，如锰中毒。

5.毒物吸收　毒物或其代谢产物在体内超过正常范围，但无该毒物所致中毒的临床表现，呈亚临床状态，称为毒物吸收，如铅吸收。

【常用的毒效指标】

一、半数致死量（LD_{50}）

LD_{50}指引起一群受试对象50%个体死亡所需的毒物剂量，在统计学上是指预计引起动物半数死亡的单一剂量，单位为mg/kg。LD_{50}的数值越小，表示毒物的毒性越强；反之，LD_{50}数值越大，表示毒物的毒性越低。

二、半数致死浓度（LC_{50}）

LC_{50}指能引起一群受试对象50%个体死亡所需的毒物浓度。当受试物在液体中时，以LC_{50}表示，单位为mg/L。LC_{50}也用于表示空气中化学物质的浓度，以mg/m^3为单位。

三、半数抑制浓度（IC_{50}）

IC_{50}指一种毒物能将某种酶活力抑制50%所需的毒物浓度。

四、绝对致死量（LD_{100}）

LD_{100}指某实验总体中引起一组受试动物全部死亡的最低剂量。

五、最小致死量（LD_{01}）

LD_{01}指某实验总体的一组受试动物中仅引起个别动物死亡的剂量，其低一档的剂量即不再引起动物死亡。

六、最大耐受剂量（LD_0）

LD_0指某实验总体的一组受试动物中不引起动物死亡的最大剂量。

七、最小有效剂量

最小有效剂量又称阈剂量或阈浓度，是指在一定时间内，一种物质按一定方式或途径接触机体，能使某项灵敏的观察指标开始出现异常变化或使机体开始出现损害作用所需的最低剂量，也称中毒阈剂量。

八、最大无效剂量

最大无效剂量指在一定时间内，一种物质按一定方式或途径接触机体，用最灵敏的实验方法和观察指标未能观察到任何对机体有损害作用的最高剂量，也称未观察到损害作用剂量。

【毒物的入侵途径】

化学毒物的吸收是指外源性化学物质经过各种途径透过机体的生物膜进入血液的过程，临床上毒物主要经过呼吸道、消化道、皮肤及其他途径侵入人体。

一、呼吸道吸收

呼吸道吸收是毒物进入机体最大、最方便的途径。气态物质的水溶性影响其吸收部位，易溶于水的气体如二氧化硫、氯气等在上呼吸道吸收；水溶性较差的气体如二氧化氮、光气等则可深入肺泡，主要经肺泡吸收。

二、消化道吸收

消化道吸收是生活性中毒的主要入侵途径，水溶性毒物能在酸性的胃液中被大部分吸收；脂溶性毒物则主要在进入消化道后，在碱性的肠液内被吸收。

三、皮肤吸收

大部分毒物不能被健康皮肤吸收，正常皮肤表面有一层脂质，可阻止水溶性毒物经皮肤吸收，但某些工业毒物可通过完整的皮肤吸收，既有脂溶性又有水溶性的毒物（如苯胺类、有机磷农药等）易被完整的皮肤吸收。

四、其他途径吸收

1.注射吸收　毒物直接注入动脉、静脉内可迅速被吸收，直接注入皮下、肌肉和浆膜腔也可迅速吸收入血。注射吸收发生于医疗错误、自杀、谋杀、吸毒等。

2.创口、创面吸收　毒蛇、毒虫咬伤，大面积创伤用药不当，均可经伤口或创面吸收中毒。

3.阴道或肛门吸收　阴道或肛门塞入毒物而被吸收，如土法堕胎、治疗肛门疾病、自杀等。

4.其他　胎儿可经胎盘吸收。

【毒物在体内的转化过程】

一、毒物在体内的分布

化学毒物通过吸收进入血液和体液后，随血流和淋巴液分散到全身各组织的过程称为分布。不同的化学毒物在体内各器官组织的分布存在不均一性。毒物吸收后，在体内大体有下列五种分布规律：

(1)能溶于体液的物质，如钾、钠、氟、氯等，能均匀地分布于各组织内。

(2)主要储存于肝或其他网状内皮系统的毒物，如砷、锑等。

(3)对骨组织有亲和力的物质，如铅、钙、钡等，蓄积于骨组织中。

(4)对某些器官具有特殊亲和力的物质，如碘对甲状腺、汞对肾脏等。

(5)脂溶性物质与脂肪组织的亲和力强，如敌敌畏蓄积于机体脂肪内。

二、毒物的生物转化

毒物吸收后受到体内生化过程的作用，其化学结构发生一定改变，称作毒物的生物转化。其结果可使毒性降低(解毒作用)或增加(增毒作用)。生物转化的方式有以下四种。

(一)氧化反应

氧化反应是最有效、最主要的解毒方式，大多数毒物氧化后变为低毒或无毒物质，但有些毒物氧化后变成毒性更高的物质，如甲醇氧化成甲醛和甲酸，这些代谢后由低毒变为高毒的物质经过体内进一步代谢，仍可降低或失去毒性，因而代谢的最终结局仍是解毒。

(二)还原反应

还原反应可降低毒物的毒性，如硝基还原、酮醇还原等；还原反应也可使毒性增加，如五价砷变为三价砷等。

(三)水解反应

毒物在水解酶的作用下或本身与水起反应，可水解降低或失去毒性，有些毒物水解后又可生成有毒化合物。

(四)结合反应

毒物在体内与某些正常成分结合成低毒性化合物，可弥补氧化、还原解毒的不足，参与结合反应的内源性物质或基团有葡萄糖醛酸、硫酸、甲基、乙酰基等。

三、毒物的排泄

排泄是化学毒物及其代谢产物向机体外转运的过程，是生物转运的最后一个环节。

肾脏是最重要的毒物排泄器官，其排泄毒物的速度与毒物的脂溶性、离子化程度、物质的极性，肾小球滤过率和肾小管对排出物的重吸收或分泌功能有关。气体和挥发性毒物可由肺脏排出，如一氧化碳、苯、汽油等。胃、小肠、大肠是消化道排泄毒物的主要部位。皮肤、汗腺、皮脂腺和乳腺也能排出一定量的毒物。

【影响毒物对机体毒作用的因素】

化学毒物或其代谢产物必须以具有生物学活性的形式到达靶器官、靶细胞，达到有效的剂量、浓度，持续足够的时间，并与靶分子相互作用，或改变其微环境，才能产生毒性作用。任何影响这一过程的因素都会影响化学毒物的毒性作用。主要影响因素有化学毒物的特性、剂量浓度和接触时间，毒物的联合作用，患者的工作环境和劳动强度，个体敏感性等。

【中毒的临床表现】

一、急性化学源性猝死

急性化学源性猝死是指由于接触高浓度的化学毒物而引起的呼吸、心跳骤停；或迟发性慢性化学毒物的毒性作用所致呼吸、心跳骤停；或突然进入化学物质造成的缺氧环境，导致机体缺氧窒息死亡。引起急性化学源性猝死的主要化学物质有氰化物、硫化氢、氮氧化物、一氧化碳等。表现为正常健康人或外表健康者，在接触某种化学物质后突然死亡，或急性中毒患者病情基本稳定，在病程中或恢复期突然发生意料不到的呼吸、心搏骤停，以及长期接触化学毒物的危害，在短时间内突然发病死亡。

二、呼吸系统

呼吸系统是毒物进入机体的主要途径，引起呼吸系统损害的毒物主要为刺激性气体。其临床表现有下列几种。

（一）呼吸道炎症

氯气、氨气等水溶性较大的刺激性气体，对局部黏膜产生强烈的刺激作用，引起呼吸道黏膜水肿、充血等炎症反应。

（二）呼吸道机械性阻塞（窒息）

高浓度氨气、硫酸二甲酯、二氧化硫等急性中毒可使喉痉挛、声门水肿或支气管黏膜大片脱落而致呼吸道机械性阻塞。

（三）肺水肿与急性呼吸窘迫综合征

成酸类、成碱类、醛酯类及有机氟化合物等刺激性气体均可导致肺泡水肿，病情严重时可引起呼吸窘迫综合征。

三、神经系统

（一）急性中毒性脑病

铅、汞、窒息性气体、有机磷农药等严重中毒时，可引起中毒性脑病和脑水肿。

（二）多发性神经炎

多发性神经炎常见于溴甲烷、铊、汽油、一氧化碳等中毒。

（三）神经衰弱综合征

神经衰弱综合征常见于各种急性中毒恢复期。

四、血液系统

（一）白细胞改变

苯和三硝基甲苯抑制骨髓造血功能，可引起白细胞减少、再生障碍性贫血等，甚至引起白血病。

（二）血红蛋白变性

铅干扰卟啉代谢，影响血红素合成，引起低色素性贫血。苯的氨基、硝基化合物及亚硝酸盐等中毒可引起高铁血红蛋白血症。

（三）溶血性贫血

砷化氢、苯肼、苯胺等中毒可引起溶血性贫血。

五、循环系统

（一）心肌损害和心律失常

许多金属毒物和有机溶剂可直接损害心肌。

（二）急性肺源性心脏病

某些急性重症中毒性肺水肿能引起急性肺源性心脏病。

（三）周围循环衰竭

某些急性中毒、过敏、严重缺氧、电解质紊乱等可导致儿茶酚胺增加，引起周围循环衰竭。

六、消化系统

（一）急性胃肠炎

汞盐、三氧化二砷、有机磷农药急性中毒时，可导致急性胃肠炎。

（二）中毒性肝病

四氯化碳、氯仿、砷化氢、三硝基甲苯等中毒可引起急性或慢性中毒性肝病。

七、泌尿系统

（一）急性出血性膀胱炎

邻甲苯胺、氨基偶氮甲苯盐酸盐等中毒可致出血性膀胱炎。

（二）急性中毒性肾病

铅、汞、四氯化碳、砷化氢等中毒可致急性肾损伤。

八、生殖系统

（一）生殖毒性

生殖毒性包括对接触者的生殖器官、生殖有关的内分泌系统、性周期、性行为、生育力、妊娠结局、分娩过程的影响。

（二）发育毒性

发育毒性包括胎儿结构异常、发育迟缓、功能缺陷甚至死亡等。例如，铅、镉、汞等重金属可损害睾丸的生精过程，导致精子数量减少，畸形率增加；接触高浓度铅、汞、苯系化合物的女工的自然流产率明显增高。

九、皮肤损害

皮肤损害包括接触性皮炎、光敏性皮炎、职业性痤疮、皮肤黑变病等。

十、其他

毒物可引起多种眼部病变，吸入氧化锌、氧化镉等金属烟尘可引起金属烟热。

【职业中毒的诊断】

一、寻找机体吸收毒物的证据

了解患者工作中接触毒物的品种、方式、防护措施或发生生产性事故的具体情况；了解患者生活、家居和周围环境，如水源、食物有无被污染；了解患者近期药物服用情况等。

二、进行现场调查

了解事故原因，泄漏毒物品种、数量，环境污染情况等，必要时采集空气、水或食物标本，并进行毒物检测。

三、毒物检测

测定患者血、尿、大便、呕吐物等，明确毒物的含量及种类；测定血或尿中毒物在机体内的代谢产物或结合产物。

四、正确评估疾病严重程度

详细询问患者病史和症状出现的顺序、严重程度、进展情况，以及接触毒物、食物或药物的时间关系等，掌握重要的阳性体征及毒物中毒的特异性体征，及时、动态观察各种实验室指标及其他特殊辅助检查项目。

五、综合分析，完整诊断

综合分析包括分析引起中毒的毒物种类、病变性质、严重程度及鉴别诊断，对有职业中毒诊断标准的中毒，根据国家职业病诊断标准作出职业病诊断。

【诊断标准】

一、《职业性慢性化学物中毒诊断标准　总则》（GBZ/T 329—2024）

（一）术语和定义

1.慢性中毒　慢性中毒是指长期接触较低浓度外源性化学物，体内累积剂量达到一定程度，引起机体相应靶器官（系统）功能性或器质性损伤的疾病。

2.靶器官　外源性化学物被机体吸收后分布到相应的组织器官，其直接或经生物转化后发挥毒作用的效应器官称为靶器官。一种毒物的靶器官可以是一个器官，也可以是多个器官。在慢性中毒时，靶器官的判定应与接触化学物的慢性毒效应一致，即符合生物学合理性和特异性原则。

3.个体累积接触剂量　个体累积接触剂量包括外累积接触剂量和内累积接触剂量。外累积接触剂量主要取决于工作场所化学有害因素的浓度（强度）和接触时间。内累积接触剂量是指工作场所化学有害因素进入人体的累积剂量，是由其进入人体的途径、吸收系数、毒代动力学以及效应等因素决定的。

4.效应标志物　吸收工作场所化学有害因素引起机体中毒时所出现的生理、生化行为或其他改变的指标称为效应标志物，依据临床诊断意义，可分为特异效应标志物和非特异效应标志物。某些工作场所化学有害因素引起中毒后，机体对其产生的特定指标异常称为特异效应标志物，主要用于中毒的病因诊断；反映中毒后机体损伤的非特定指标称为非特异效应标志物，多用于疾病诊断。

（二）诊断原则

根据长期外源性化学物密切职业病危害接触史，出现相应靶器官（系统）损伤为主的临床表现和（或）相应的检查结果异常，结合职业健康监护资料和个体累积接触量，依据归因判定，综合分析，排除其他病因所致类似疾病后，方可诊断。

（三）归因诊断

1.归因诊断的直接判定条件　外源性化学物接触时间≥3 个月，靶器官（系统）损伤诊断明确，机体特异效应标志物至少 2 次异常。

2.归因诊断的综合判定条件

（1）基本条件：外源性化学物接触时间≥3 个月，靶器官（系统）损伤诊断明确，在接触期间发病或在脱离接触后 1 年内发病。

（2）参考条件：外源性化学物的接触标志物在发病前或发病过程中至少 2 次异常，同工作环境的劳动者有多人发病或有类似症状。

（3）辅助条件：工作场所空气中外源性化学物浓度存在高于职业接触限值的情形；动态职业健康监护提示曾出现相应靶器官（系统）早期不良健康效应；工作场所生产设备劣化、老化和损坏，工程防护不合理，无个人防护或为无效防护；医学文献中有相似作业环境下类似病例报道。

3.归因诊断判定方法

（1）符合“归因诊断的直接判定条件”。

（2）符合“归因诊断的综合判定条件”中的基本条件，同时符合参考条件中的任一条件。

(3)符合“归因诊断的综合判定条件”中的基本条件，同时符合辅助条件中的任意三个条件，均可作出归因诊断。

(四)中毒诊断及分级

1.轻度中毒 吸收外源性化学物致相应靶器官(系统)轻度功能性或器质性损伤。

2.中度中毒 在轻度中毒基础上，具有下列表现之一者，可诊断为中度中毒：①吸收外源性化学物致相应靶器官(系统)功能不全；②部分生活自理障碍。

3.重度中毒 在中度中毒基础上，具有下列表现之一者，可诊断为重度中毒：①吸收外源性化学物致相应靶器官(系统)功能衰竭；②大部分或完全生活自理能力障碍；③对特殊治疗依赖。

【解毒药】

一、活性炭

活性炭是一种经特殊处理的炭，有极大的表面积，能与多种化学物质结合，从而阻止这些物质的吸收。每克活性炭的表面积为 500～1500 m^2，解毒作用是利用其巨大的表面积，吸附大量的气体和毒物，活性炭可与药物结合形成活性炭-药物复合物，将毒物吸附在活性炭的微孔中，从而阻止毒物的吸收。其效用至少稳定 24 小时。活性炭外敷恶臭的创面，可除臭和保持创面清洁。

二、还原型谷胱甘肽

还原型谷胱甘肽是人类细胞中自然合成的一种肽，由谷氨酸、半胱氨酸和甘氨酸组成，含有巯基(—SH)，广泛分布于机体各器官内，对于维持细胞生物功能具有重要作用。对于贫血、中毒或组织炎症造成的全身或局部低氧血症患者，还原型谷胱甘肽可减轻组织损伤，促进组织修复。

三、依地酸钙钠($CaNa_2$-EDTA)

依地酸钙钠进入人体后，90%分布于细胞外液，在血液中几乎全部分布在血浆内，不能进入红细胞，也极难通过血-脑屏障。口服吸收很少，为 2%～18%。在体内不被代谢和分解，主要由肾脏排出。静脉注射后 1 小时约有 50%排出，24 小时后排出 95%以上。

依地酸钙钠主要用于无机铅、锰、铜、钴、镍等金属中毒的治疗，其中对铅中毒治疗效果最好。依地酸钙钠口服吸收很少，肌内注射有效，静脉注射起效快。用法：0.25～0.5 g，1 次/天，肌内注射，用药 3 天，间歇 4 天为一个疗程。

四、二巯丙磺钠

二巯丙磺钠主要用于砷、汞中毒，对铬、铋、锑等金属中毒亦有效，也用于慢性乙醇中毒。用法：皮下、肌内、静脉注射均可。慢性中毒，肌内注射 0.25 g，1 次/天，用药 3 天，间隔4天为一个疗程。

五、解氟灵(乙酰胺)

解氟灵为有机氟类农药(主要为灭鼠剂)中毒的特效解毒药,具有延长有机氟毒鼠药氟乙酰胺、氟乙酸钠急性中毒潜伏期,减轻中毒症状或制止发病的作用。

解氟灵用于有机氟类如氟乙酰胺、氟乙酸钠等急性中毒。肌内注射,成人2.5～5 g,2次/天或4次/天。

六、亚甲蓝(美蓝)

亚甲蓝属氧化还原剂,对血红蛋白的作用随剂量大小而不同,小剂量亚甲蓝能使高铁血红蛋白还原成血红蛋白,以治疗亚硝酸盐、苯胺、硝基苯类中毒及肠源性发绀;相反,大剂量亚甲蓝能使大量的血红蛋白氧化为高铁血红蛋白,后者对氰基有较大的亲和力,可与氰基结合成氰化血红蛋白,以治疗氰化物中毒。

亚甲蓝主要用于治疗亚硝酸盐、苯胺、硝基苯类中毒及氰化物中毒。治疗高铁血红蛋白血症:1～2 mg/kg稀释后缓慢静脉注射,必要时1～2小时后重复,每次不超过0.2 g,每天不超过0.6 g。或50～300 mg/d(小儿2～5 mg/kg)分次口服,但口服效果差。与维生素C和葡萄糖合用效果更好。

氰化物中毒:成人每次5～10 mg/kg,用25%葡萄糖溶液稀释后缓慢静脉注射,于10～15分钟内注完,2～4小时可重复,使血液形成较多的高铁血红蛋白,同时静脉用硫代硫酸钠,使氰离子转变为低毒的硫氰酸盐排出体外。

七、维生素K_1

维生素K_1是肝脏合成凝血因子Ⅱ、Ⅶ、Ⅸ、Ⅹ所必需的物质,维生素K_1缺乏可引起这些凝血因子合成障碍或异常,临床出现出血倾向和凝血酶原时间延长等。维生素K_1用于抗凝血类杀鼠剂中毒治疗。

八、普鲁士蓝(Prussian blue)

普鲁士蓝口服后,其分子中的铁能与铊进行交换,形成肠道不吸收的普鲁士蓝-铊复合物,随粪便排出体外。其适用于急、慢性铊中毒,用量一般为每日250 mg/kg,分4次口服。疗程持续至24小时尿铊含量少于0.5 mg为止。因普鲁士蓝可引起便秘,故每次需溶于50 mL 20%甘露醇中同服。

第二章　金属及其化合物中毒

第一节　铅及其无机化合物

【理化性质】

铅为柔软、略带银白色的重金属，质软，延展性大，在常温下即可轧成铅皮、铅箔。铅熔点 327.5 ℃，沸点 1740 ℃，加热至 400 ℃以上时，即有大量铅蒸气冒出，在空气中迅速氧化成氧化亚铅（Pb_2O），凝集为烟尘。随着温度的升高，氧化亚铅可进一步氧化为一氧化铅（PbO）；温度升高到接近 450 ℃时，进一步氧化成三氧化二铅（Pb_2O_3）；至 450 ℃以上时，形成四氧化三铅（Pb_3O_4）。金属铅不溶于水，但溶于硝酸、硅氟酸及部分有机酸等。常见的含铅化合物有氧化铅（黄丹、密陀僧）、二氧化铅、四氧化三铅（樟丹）、四氧化三铅（红丹、铅丹）、硫酸铅、硫化铅、铬酸铅、醋酸铅、砷酸铅、硝酸铅等。

【职业接触】

常见的职业性铅接触行业有铅矿开采及冶炼，蓄电池行业，制造含铅耐腐蚀化工设备、管道、构件等，交通运输业，制造放射线防护材料，印刷行业，电力与电子行业，军火工业，化工行业，食品行业。铅化合物接触行业有油漆、颜料行业，塑料行业，橡胶行业，农药行业，玻璃、景泰蓝、陶瓷行业等。

【毒代动力学】

铅化合物可通过呼吸道和消化道吸收，一般很难经完整皮肤吸收，如醋酸铅可有少量经皮肤吸收。铅经呼吸道吸收较为迅速，吸入的氧化铅烟约有 40％吸收入血液循环，其余由呼吸道排出，铅尘的吸收取决于颗粒大小和溶解度。消化道摄入的铅化合物有

5%～10%通过胃肠道吸收。缺铁、缺钙及高脂饮食可增加胃肠道对铅的吸收，婴儿和儿童胃肠铅吸收率比成人高。

进入血液的铅大部分与红细胞结合，其余在血浆中。血浆中的铅与血浆蛋白结合，少量形成磷酸氢铅。血液循环中的铅早期分布于肝、肾、脑、皮肤和骨骼肌中，数周后，由软组织转移到骨，并以难溶的磷酸铅形式沉积下来。铅在骨内先进入长骨小梁部，然后逐渐分布于皮质。人体内 90%～95%的铅储存于骨内，比较稳定。

铅在体内的代谢与钙相似，当缺钙或因感染、饮酒、外伤、服用酸性药物等改变体内酸碱平衡时，以及发生骨疾病(如骨质疏松、骨折)时，可导致骨内储存的磷酸铅转化为溶解度增大 100 倍的磷酸氢铅而进入血液，引起铅中毒症状。

体内的铅排出缓慢，半衰期 5～10 年，主要通过肾脏排出，尿中排出量可代表铅吸收状况。少部分铅可随粪便、唾液、汗液、脱落的皮屑等排出。血铅可通过胎盘进入胎儿，乳汁内的铅也可能影响婴儿。

【发病机制】

铅中毒的发病机制目前尚未完全阐明。全身各个器官和系统均可受累，主要累及神经系统、血液及造血系统、消化系统、心血管系统及肾脏等。

铅抑制亚铁结合酶，使原卟啉不能与二价铁结合为血红素，使血红细胞中原卟啉增多，并可与红细胞线粒体内含量丰富的锌结合，致锌原卟啉增加，从而导致原卟啉代谢障碍而影响血红素的合成。铅对红细胞特别是骨髓中幼稚红细胞具有较强的毒性作用，使血液中点彩红细胞、网织红细胞增多，红细胞成熟障碍、脆性增加等，导致溶血。

铅对神经系统具有直接毒性作用，还可通过影响 5-氨基酮戊酸(ALA)代谢从而影响大脑 γ-氨基丁酸(GABA)神经元的功能，引起意识、行为及神经效应等改变。铅还可损害周围神经细胞内线粒体和微粒体，使神经细胞膜改变和脱髓鞘，表现为神经传导速度减慢、轴索变性。

铅可抑制肠壁碱性磷酸酶和腺苷三磷酸(ATP)的活性，使肠壁和小动脉平滑肌痉挛，发生腹绞痛。铅可造成肾小管的损害，造成肾小管重吸收功能下降。

【临床表现】

经口摄入大量铅化合物可致急性铅中毒，多表现为胃肠道症状，如恶心、呕吐、腹绞痛，少数出现中毒性脑病。职业性铅中毒基本上为慢性中毒，急性铅中毒已极罕见。

一、神经系统

中枢神经系统损害早期主要表现为头痛、头昏、乏力、记忆力减退、失眠、多梦、性情烦躁等类神经症表现，重者可发展为中毒性脑病。

周围神经系统损害主要以运动功能受累明显，表现为伸肌无力，重者则表现为肌肉麻痹，亦称为“铅麻痹”。有些患者表现为关节疼痛伴肢体远端手套、袜套样浅感觉障碍，神经-肌电图检查可发现神经传导速度减慢、远端潜伏期延长。

二、消化系统

消化系统症状表现为食欲不振、恶心、隐性腹痛、腹胀、腹泻或便秘。重者可出现腹绞痛，多为突然发作，部位常在脐周，发作时患者面色苍白、烦躁、冷汗、体位蜷曲，一般止痛药不易缓解，发作可持续数分钟以上。检查腹部常平坦柔软，轻度压痛但无固定点，肠鸣音减弱。

三、血液及造血系统

血液及造血系统可有轻度贫血，多呈低色素正常细胞性贫血；卟啉代谢障碍；点彩红细胞、网织红细胞、碱粒红细胞增多；白细胞和血小板无明显变化。

四、其他

部分患者肾脏受到损害，表现为近端肾小管功能异常，出现低分子蛋白尿，少数较重患者可出现蛋白尿，尿中可见红细胞、管型，肾功能减退。

【实验室检查】

一、血铅

血铅是接触铅首选的检测指标，主要反映近期接触铅量和软组织中的铅含量。职业接触铅后，血铅浓度很快升高，数周至数月后达到并维持在一定水平。脱离铅接触后35～40 天，铅主要从软组织和红细胞中排出，此后血铅主要反映骨骼中清除铅的速率。

二、尿铅

尿铅也是反映近期接触铅水平的敏感指标之一，但受肾功能及液体摄入量的影响，波动范围较血铅大。铅作业工人在工作场所接触可耐受剂量的铅时，约 10 天后尿铅的排泄量增加，1 个月左右达到相对稳定的水平。

三、驱铅试验

驱铅试验可在一定程度上反映体内可络合铅负荷量，一般在怀疑存在铅中毒而不能确诊时进行。驱铅试验可应用依地酸钙钠 1 g 加入 5%葡萄糖液内静脉注射，收集 24 小时尿液，检测尿铅含量，按国家诊断标准进行判断。

四、血液中血原卟啉(EP)和血锌原卟啉(ZPP)

铅中毒或缺铁性贫血时，血原卟啉和血锌原卟啉可于血中存在，可反映过去一段时间接触铅的水平，是用在工作环境中的筛检指标。

五、其他检查

其他检查包括血、尿、便常规，肝肾功能，相关酶谱检查，神经-肌电图检查，脑电图及头颅 CT，神经行为学检查等。

以上各项检查的指标如表 2-1 所示。

表 2-1　检查指标

指标	职业接触生物限值	诊断值
血锌原卟啉(ZPP)/[μmol/L 或(μg/gHb)]	—	2.91(13.0)
血原卟啉(EP)/[μmol/L 或(μg/L)]	—	3.56(2000)
血铅(PbB)/[μmol/L 或(μg/L)]	1.9(400)	2.9(600)
尿铅(PbU)/[μmol/L 或(μg/L)]	0.34(70)	0.58(120)
尿 δ 氨基-γ-酮戊酸(δ-ALA)/[μmol/L 或(μg/L)]	—	61.0(8000)

【诊断】

依据《职业性铅及其无机化合物中毒诊断标准》(GBZ 37—2024)进行诊断。

一、诊断原则

(一)急性中毒

根据短期内吸入大量铅及其无机化合物的职业病危害接触史，出现以消化系统损害为主，可伴有多器官功能障碍的临床表现，结合辅助检查结果，参考职业卫生调查资料，综合分析，排除其他原因所致的类似疾病后，方可诊断。

(二)慢性中毒

根据密切接触铅及其无机化合物 3 个月及以上的职业病危害接触史，出现以神经、消化、血液系统为主的临床表现，结合辅助检查结果，参考职业卫生调查资料，综合分析，排除其他原因所致的类似疾病后，方可诊断。

二、诊断分级

(一)急性中毒

短期吸入大量铅及其无机化合物后，出现血铅≥2.9 μmol/L(600 μg/L)[见《血中铅的测定》(GBZ/T 316—2018)]，伴恶心、呕吐、腹胀、便秘或腹泻、食欲减退、腹绞痛等消化系统症状，可有乏力、头晕、口内有金属味、头痛、血压升高、多汗、少尿、面色苍白等症状，可发生贫血、中毒性肝病[见《职业性中毒性肝病诊断标准》(GBZ 59—2024)]、中毒性肾病[见《职业性急性中毒性肾病的诊断》(GBZ 79—2013)]及急性中毒性脑病[见《职业性急性化学物中毒性神经系统疾病诊断标准》(GBZ 76—2024)]。

（二）慢性中毒

1.轻度中毒

（1）血铅≥2.9 μmol/L（600 μg/L）或尿铅≥0.58 μmol/L（120 μg/L）［见《尿中铅的测定　石墨炉原子吸收光谱法》（GBZ/T 303—2018）］，并具有下列一项表现者，可诊断为轻度中毒：

1）红细胞锌原卟啉（ZPP）≥2.91 μmol/L（13.0 μg/gHb）［见《血中锌原卟啉的血液荧光计测定方法》（WS/T 92—1996）］。

2）尿 δ-氨基-γ-酮戊酸（δ-ALA）≥61.0 μmol/L（8000 μg/L）［见《尿中 δ-氨基乙酰丙酸的分光光度测定方法》（WS/T 23—1996）］。

3）红细胞锌原卟啉（ZPP）≥3.56 μmol/L（2000 μg/L）［见《血中游离原卟啉的荧光光度法测定方法》（WS/T 22—1996）］。

4）腹部隐痛、腹胀、便秘等症状。

5）试验室驱铅治疗后，尿铅≥3.86 μmol/L（800 μg/L）。

2.中度中毒　在轻度中毒的基础上，具有下列表现之一者，可诊断为中度中毒：①腹绞痛；②贫血；③轻度中毒性周围神经病［见《职业性慢性化学物中毒性周围神经病的诊断》（GBZ/T 247—2013）］。

3.重度中毒　在中度中毒的基础上，具有下列表现之一者，可诊断为重度中毒：①铅麻痹；②中毒性脑病。

【治疗】

一、阻止毒物进一步吸收，并清除毒物

经消化道口服急性中毒者，立即用1%硫酸镁或硫酸钠溶液洗胃，以形成难溶性铅盐，防止大量吸收，并给予硫酸镁导泻。洗胃后可灌以活性炭，吸附毒物。停止使用含铅中药偏方，不再继续饮用用含铅容器盛装的酒或其他液体。

二、对症与支持疗法

适当休息，给予合理营养。腹绞痛剧烈时，可用10%葡萄糖酸钙 10～20 mL 静脉注射。此外，尚可注射阿托品，口服钙剂等。

三、驱铅治疗

驱铅治疗可用依地酸钙钠 1 g 加入 60 mL 25%葡萄糖溶液内，缓慢静脉注射，或加入5%葡萄糖溶液内静脉滴注，每日 1 次，连用 3～4 天为一个疗程；或口服二巯丁二酸。对有急性肾功能损害者，应酌情减量；也可用二巯丁二钠 1～2 g 加入生理盐水或5%葡萄糖溶液 20～40 mL 缓慢静脉注射，每日 1 次，连用数天，至急性症状缓解为止。

慢性轻度、中度铅中毒者治愈后可恢复原工作；重度铅中毒者必须调离铅作业环境，并根据病情给予治疗和休息。

【预防】

降低工作场所空气中铅浓度，降低劳动者铅接触水平，是预防和控制铅中毒的根本措施。加强个人防护，对从事铅作业的劳动者进行上岗前、在岗期间和离岗时的职业健康检查，及时发现铅作业的职业禁忌证和铅中毒患者。

第二节　四乙基铅

【理化性质】

四乙基铅为无色油状、略带水果香味的液体。分子量 323.45，沸点 200 ℃。四乙基铅在常温下极易挥发，即使 0 ℃时也可产生大量蒸气。四乙基铅不溶于水，易溶于汽油、煤油、酒精、乙醚、丙酮、苯、氯仿等有机溶剂中，也可溶于脂肪和类脂中。四乙基铅受日光照射和受热时易分解产生三乙基铅和氧化铅。

【职业接触】

生产四乙基铅，配制动力汽油的抗爆剂乙基液以及根据汽油辛烷值的高低将不同量的乙基液加入汽油配制成乙基汽油时，皆有可能接触四乙基铅。在通风不良的情况下清洗乙基汽油储油罐，或在高温和通风不良的室内大量使用乙基汽油，均有可能通过呼吸道或皮肤吸收四乙基铅而发生急性中毒。生产、保管、运输四乙基铅及乙基液的人员，汽车内燃机维修人员、汽车加油站工作人员，长期接触四乙基铅，可发生慢性中毒。

【毒代动力学及发病机制】

四乙基铅具有高度挥发性，主要通过呼吸道吸收，也可经消化道及皮肤吸收。四乙基铅经血液进入肝脏后，在肝微粒体多功能氧化酶作用下数小时内迅速分解为三乙基铅，三乙基铅缓慢分解为二乙基铅及无机铅，而后随尿排出体外。

四乙基铅是一种强烈神经毒物，主要在肝微粒体多功能氧化酶作用下分解为三乙基铅而发挥毒性作用，三乙基铅对中枢神经系统有高度的亲和力，能抑制脑内葡萄糖代谢，减少高能磷酸键的合成，导致乳酸增加，引起以大脑白质为主的细胞毒性脑水肿，并可抑制脑中单胺氧化酶，对海马细胞中神经细丝等细胞骨架蛋白起破坏作用。三乙基铅抑制丙酮酸氧化，造成ATP生成障碍，引起脑组织缺氧，产生弥漫性脑损伤，脑内小血管畸形，神经细胞肿胀、萎缩、产生空泡、变性，从而引起中枢神经系统功能紊乱。

【临床表现】

一、急性中毒

环境中四乙基铅浓度达100 mg/m^3，吸入1小时即可发生急性中毒，口服或经皮肤大量吸收也可发生急性中毒。

潜伏期一般为数小时或数天，长者可达3周。潜伏期的长短与接触四乙基铅的浓度有关，高浓度下可立即昏迷。

初期或轻度患者首先出现失眠、噩梦、头痛及头昏。常无任何诱因出现入睡困难，或因恐怖的噩梦而惊醒。头痛呈胀痛性质，感头部发紧。多数患者出现食欲不振、恶心、口中有金属味、手指震颤等自主神经功能障碍表现。

病情严重时常迅速出现精神症状、躁动、抽搐或昏迷。其中枢神经症状可分为以下几种类型：

1.癔症性类神经症　失眠、噩梦，无故发作哭笑叫喊，或自唱自说，或四肢抽搐颤动等癔症性类神经症表现。发作前意识蒙胧或不清，发病时不伴尿失禁或咬破舌头现象，发作后对发作不能回忆。

2.急性精神病型　终日不眠、坐卧不宁、谵妄、狂躁不安，并伴有迫害妄想及丰富的幻觉，定向力及自知力丧失。触幻觉多为口内顽固的毛发感，有时有皮肤蚁走感。患者同时有全身震颤、抽搐或痉挛、尿失禁，严重者拒食、躁动、自杀以致衰竭、高热、昏迷而死亡。

3.昏迷型　极严重的患者会立即昏迷，常见症状有发作性抽搐、角弓反张、牙关紧闭、口吐白沫、瞳孔散大。患者会出现大汗、高热、肺水肿，甚至呼吸循环衰竭。

重症患者除上述神经系统异常外，部分患者出现体温、脉搏、血压偏低的“三低”征以及全身多汗、两侧肢体皮温不对称等自主神经功能紊乱。50%左右的患者有意向性震颤或粗大震颤，可有腱反射亢进、提睾反射减弱或引出踝阵挛，一般无病理反射。经口中毒者可见肝肿大及肝功能异常，可有血铅、尿铅增高，血中δ-氨基乙酰丙酮酸降低。

二、慢性中毒

长期接触超标浓度四乙基铅者可发生慢性中毒，主要表现为类神经症样表现及自主神经功能紊乱。患者常有严重的失眠和顽固性头痛，常因噩梦而惊醒，有健忘、头晕、乏力、心悸、多汗、肢体酸痛、性情急躁，部分患者有晕厥发作、性功能减退，女性月经紊乱。

患者消化道症状亦较明显，经常有上腹痛、晨起恶心、食欲不振，可有眼睑、舌肌、手指震颤及腱反射亢进，无病理反射。部分患者表现为不恒定的"三低"征伴基础代谢率降低，体重降低，发作性晕厥。

在上述症状的基础上，严重者可出现中毒性脑病，可有精神症状，表现为兴奋、无故哭闹、情感淡漠、口中毛发感、记忆力减退，出现间脑综合征者有心前区压迫感、心慌、多汗、血压及体温波动，也可出现幻觉与妄想等精神分裂症的临床表现。少数患者有肝大。

【实验室检查】

血铅、尿铅在急性中毒患者中可有增高，δ-氨基乙酰丙酮酸降低，但往往与临床症状无平行关系。血象一般认为无变化。心电图有窦性心动过速，脑电图可有节律异常，部分患者慢波增多。脑影像学检查可见脑室系统普遍扩大。

【诊断与鉴别诊断】

依据《职业性急性四乙基铅中毒的诊断》(GBZ 36—2015)进行诊断。

一、诊断原则

根据短期内接触大量四乙基铅的职业史，出现以中枢神经系统急性损害为主的临床表现，结合现场职业卫生学调查资料，综合分析，排除其他病因所致类似疾病后，方可诊断。应注意与一般性精神疾病、中枢神经系统感染、汽油中毒等相鉴别。

二、接触反应

短期内接触较大剂量四乙基铅后，出现失眠、多梦、头痛、食欲缺乏、恶心等类神经精神症症状，经 72 小时医学观察，上述症状明显减轻或消失。

三、轻度中毒

失眠、多梦、头痛、食欲缺乏、恶心等症状加重，可出现基础体温、血压或脉搏降低，可伴有血铅和(或)尿铅增高，并具有下列情况之一者，可诊断为轻度中毒：①情感障碍，如易兴奋、急躁、易怒、焦虑不安或淡漠、对答迟滞；②癔症样精神障碍。

四、重度中毒

具有下列情况之一者，可诊断为重度中毒：①精神病性症状；②谵妄状态或昏迷；③癫痫样发作或癫痫持续状态。

慢性中毒，依据长期接触低浓度四乙基铅及典型的精神症状和自主神经功能紊乱的临床表现，诊断也不困难，但要与神经衰弱综合征、焦虑症、抑郁症相鉴别。

【治疗】

一、现场处理

中毒者立即脱离现场，脱去污染的衣服，用肥皂水或清水彻底冲洗污染的皮肤、指（趾）甲、毛发等，注意保温。密切观察神经、精神变化，给予必要的检查及对症处理。

二、对症治疗

对轻度急性中毒患者，按中毒性类神经症的有关治疗对症处理。重度中毒患者，应按急性中毒性脑病有关方法治疗，如对出现精神症状或躁动的患者，在给予足量的镇静剂及安定剂后尚未能控制，可交替使用几种安定剂及抗癫痫药，直至精神运动性兴奋得到控制，以防兴奋过度而衰竭；同时加强护理，防止意外事故发生。

三、络合剂

巯乙胺属于巯基化合物，可与四乙基铅络合阻止四乙基铅穿透血脑屏障。早期应用可使症状改善，而后逐渐减量，一般无显著不良反应。用法：200～400 mg 加入250 mL 10%葡萄糖溶液内缓慢静脉点滴，每天 1 次，一般无不良反应，能减轻神经系统症状，好转后可酌情减量。其他巯基络合剂皆已被证实对本病无明显疗效。

【预防】

生产过程中应实行隔离式操作，密闭通风。装卸时防止泄漏，如漏油污染地面，应及时采用漂白粉液或高锰酸钾溶液进行清除处理。同时，加强个人防护，进入工作区域，应佩戴送风式防毒面具、防护衣、胶皮手套及长筒靴等。若皮肤污染，应立即用煤油彻底刷洗，再用肥皂水清洗。

严格按照《职业健康检查管理办法》及《职业健康监护技术规范》的要求，对从事四乙基铅作业的劳动者进行上岗前的职业健康检查，中枢神经系统器质性疾病、已确诊并仍需医学监护的精神障碍型疾病为四乙基铅的职业禁忌证。

第三节 汞及其无机化合物

【理化性质】

汞是常温下能以液体状态存在的金属，色银白，故又称水银。汞常温下即能蒸发，由于不溶于水，故水封并不能有效阻止其蒸发。汞亦不溶于有机溶剂、稀盐酸、稀氢溴酸、冷硫酸，可溶于热硫酸、硝酸、脂类等，不与碱液反应。汞能溶解多种金属，如金、银、锡、铅等，生成合金——汞齐，加热汞齐使汞蒸发，即可得另一纯净金属，这是贵金属的提取方法之一。汞的黏度小，易流动，无孔不入，在生产和使用过程中一旦流散，即不易清除，其蒸气尚可吸附于衣物、木材、墙壁，扩大污染。

金属汞，化合价为 0(Hg^0)。除此之外，汞另有两种化合价：① +1 价，即亚汞离子(Hg^+)，由汞原子失去一个电子生成，以双原子状态存在，可与其他物质化合，最常见的亚汞化合物为氯化亚汞(也称甘汞)，汞在空气中可缓慢氧化生成氧化亚汞；② +2 价，即汞离子(Hg^{2+})，由汞原子失去两个电子生成，可与其他物质生成稳定化合物，最常见化合物为氯化汞(也称升汞)，其他有氧化汞、硫化汞(朱砂)、醋酸汞、硝酸汞、硫酸汞等，这些化合物进入人体内会解离出汞离子。

【职业接触】

一、化学工业

化学工业占总用汞量的 30%～50%，主要包括：①氯碱行业用汞电解食盐制造氯气，导致汞蒸气逸出，以及循环使用的盐水及生产废水中混杂有汞，可造成环境污染及人群汞接触。②有机合成工业采用乙炔法生产氯乙烯时将氯化汞作为触媒，乙炔水化法生产乙醛时，将金属汞作为触媒，生产颜料中间体时将硫酸汞作为定位剂等，均会接触汞。③含汞化合物制造，如甘汞、升汞、汞撒利、水杨酸汞、氯汞脲、醋酸苯汞、氧化乙基汞、磷酸乙基汞、硫酸汞、氧氰化汞、溴化汞、氧化汞等生产过程中均有机会接触汞。

二、仪表行业

许多仪表，如温度计、血压计、气压计、流量计、液面计等，在制造、校验、维修过程中均需使用汞，是重要汞作业之一。

三、电气行业

许多电气器材，如太阳灯、荧光灯、石英灯、整流器、电开关、X 线球管、电子管、振荡器、汞电池等生产或维修也需用汞。

四、冶金工业

除矿石炼汞外，用汞齐法提取金、银等贵重金属，或用汞齐镀金、镀银，在汞从汞齐蒸发过程中如防护不当，极易引起中毒。

五、汞的开采与冶炼

自然界含汞矿物中，仅硫化汞有开采价值。有的含汞矿中含有一定量的游离汞，可产生汞蒸气，对人体有害。汞在我国多采用“火法”冶炼，矿石焙烧过程中分解出汞蒸气，此时冶炼工可吸入中毒。

六、其他行业

配制、使用银汞齐作为补牙材料，用硝酸汞处理毛绒制毡，用锡汞齐制镜，用草酸汞或醋酸苯汞处理皮革，用金属汞作精密铸件铸模，用雷汞制造起爆剂，将金属汞作为核反应堆冷却剂等，均有汞接触机会。

除上述职业性接触外，生活中常见使用含汞偏方（熏蒸、吸入、皮肤涂抹等）或误服汞的无机化合物（如甘汞、升汞、醋酸汞等）引起中毒。

【毒代动力学】

一、吸收

完整皮肤基本上不吸收汞。消化道对金属汞的吸收量也甚微（小于 0.01%）。金属汞主要以蒸气形式经由呼吸道侵入体内，由于汞蒸气具有高蒸气压、单原子性质、高度脂溶性及对蛋白质和其他含巯基物质高度亲和力，致使 80%左右的吸入汞蒸气得以透过肺泡吸收入血。扣除肺内生理死腔，其吸收率几乎达 100%。空气和血浆汞含量的平衡所需时间甚短，停止汞吸入后 20 小时，肺内基本上已无汞存在。乙醇因可抑制过氧化氢酶对 Hg^0 的氧化，故可降低血液对汞蒸气的摄取能力，有利于汞蒸气排出。

二、分布及生物转化

进入血液的汞蒸气最初皆以单原子形式溶于血浆，随后与红细胞中的巯基结合，形成二价汞离子（Hg^{2+}），生成的 Hg^{2+} 则再次进入血浆，与血浆蛋白（主要是富含巯基的白蛋白）结合，并与红细胞中的 Hg^{2+} 形成动态平衡。汞及其无机化合物进入机体后，皆被转化为二价汞离子，且以此种化学状态发挥毒性。约有 80%的汞蓄积于肾脏，主要是肾的近曲小管，急性汞中毒对肾脏的损害一般有两个类型，即急性肾小管坏死和急性过敏性肾炎。另一部分汞则分布于脑、肠、肝脏、睾丸、胎盘等，进入脑的 Hg^0 被氧化为 Hg^{2+}，并与组织结合，不易透出血脑屏障，排出较慢，积存并分布于灰质、小脑、中脑及脑干等部位。

三、排泄

汞在血中的半衰期为 2～4 天，四个半衰期后，90%以上的血汞得到清除。汞进入体内初期，经肝通过肠道由粪便排出一部分，而大部分蓄积于肾脏，经肾脏缓慢由尿液排泄，汞在肾内半衰期为 58～64 天。

【中毒机制】

一、汞与大分子的共价结合

由于 Hg^{2+} 具有高度亲电子性，因此其对体内含硫、氧、氮、磷等电子供体基团，如巯基、羧基、氨基、羰基、磷酸基等，具有很强的攻击性。这些基团与 Hg^{2+} 结合即失去活性。巯基是氧化还原酶类、转移酶类最主要的功能基团，也是膜蛋白结构的主要基团，是许多受体的重要成分，并处于膜结构的最表层，而 Hg^{2+} 对巯基有高度的亲和力，所以巯基最易受攻击，甚至失活。Hg^{2+} 如与含巯基的硫辛酸、泛酰硫氢乙胺、辅酶 A 等结合，就会影响大脑丙酮酸的代谢。Hg^{2+} 除与酶、结合蛋白等大分子物质发生共价结合造成功能和结构损伤外，它的亲电子性还决定了它对 DNA 也有明显的攻击性，可造成 DNA 单链断裂。

二、Hg^{2+} 致细胞内稳态失衡

Hg^{2+} 诱导产生脂质过氧化，损伤了细胞膜结构，造成膜通透性增强，导致细胞外液 Ca^{2+} 大量进入细胞，引起细胞内"钙超载"。细胞内高浓度钙可直接激活胞浆内磷脂酶 A_2，造成生物膜的磷脂分解，并产生大量花生四烯酸产物，引起局部微血管强烈收缩，组织细胞严重缺氧、缺血，细胞内"钙超载"还可使嘌呤代谢过程中产生大量超氧阴离子自由基而损伤细胞。

三、汞的免疫损伤作用

接触汞蒸气可对肾脏造成损伤，这被认为是免疫损伤作用。研究表明，Hg^{2+} 植入肾小球，使其具有自身抗原性质并诱发机体产生抗体，在肾局部生成"原发性免疫复合物"，电镜下可见肾小球系膜区及内皮层充斥大量蛋白质沉积物，可见 Hg^{2+}-蛋白质复合物致肾小球滤过膜通透性增高，这是早期蛋白尿或之后肾小球免疫性损伤的可能原因。

四、Hg^{2+} 对机体防护机制的影响

机体对汞毒性有以下几个重要的防护机制：血浆和红细胞中，汞-硒复合物的形成是机体的"一线"防护；谷胱甘肽阻断 Hg^{2+} 与体内大分子物质的结合及其他毒性作用，为机体对 Hg^{2+} 的"二线"防护；金属硫蛋白与汞的亲和力大于其他金属，可迅速与进入肾、肝细胞的汞金属结合而使其失去活性，为"三线"防护；溶酶体可吞噬汞硫蛋白，并逐渐将其降解成低分子物质排入肾小管腔，故溶酶体可视为机体对汞的"最后防线"。

较大剂量 Hg^{2+} 进入体内造成各道防线的崩溃，使其失去对细胞的保护作用，发生脂质过氧化、DNA 损伤及谷胱甘肽的耗竭等，被认为是慢性汞中毒的重要机制之一。

【临床表现】

由于急、慢性汞中毒的靶器官不同，汞的侵入途径及化学形式也有影响，故急、慢性汞中毒的临床表现可有很大差异。

一、急性中毒

急性中毒最常见于短期内吸入高浓度汞蒸气（大于 1.0 mg/m^3），由于汞蒸气无色、

无味、无刺激性，故不易被人察觉，最初症状仅是口中有金属味，连续吸入 3～5 小时，则出现明显全身症状，如头痛、头晕、恶心、呕吐、腹痛、腹泻、乏力、全身酸痛、寒战、发热。颇似金属烟热。其他尚有如下表现：

（一）呼吸系统表现

咳嗽、咳痰、胸痛、呼吸困难、发绀；听诊两肺闻及不同程度的干、湿啰音；X 线胸片检查可见广泛性不规则阴影，甚至融合成点片状阴影，提示为化学性支气管肺炎或肺水肿。此外，尚有报道称可引起肺间质纤维化。

（二）消化系统表现

消化系统表现初为口干、流涎、唾液腺肿大，继则出现牙龈肿痛、溃疡、流血、化脓，龈齿交界处可见蓝黑色“汞线”，牙齿松动甚至可脱落，严重者唇黏膜及颊黏膜均可出现溃疡；少数病例可有肝功能异常及肝脏肿大。口服中毒者可出现全腹痛、腹泻、排黏液便或血性便。严重者可因胃肠穿孔导致广泛性腹膜炎。

（三）肾脏表现

由于肾小管上皮细胞坏死，一般口服汞盐数小时、吸入高浓度汞蒸气 2～3 天后方出现肾脏表现，主要为急性肾小管坏死所致，早期仅见尿成分异常（大量颗粒管型，肾小管上皮细胞，少量红细胞、蛋白质）及肾小管功能障碍，严重者则进展为急性肾功能衰竭。

（四）皮肤表现

皮肤表现亦多于 2～3 天后出现，多为红色斑丘疹，四肢及头面部分布较多，可融合成片或出现溃疡、感染，伴全身淋巴结肿大，严重者可有剥脱性皮炎表现。

二、亚急性中毒

亚急性中毒常见于口服及涂抹含汞偏方及吸入汞蒸气浓度不甚高的病例，常于接触汞 1～4 周后发病。临床表现与急性汞中毒相似，程度较轻，但可见脱发、失眠、多梦、三颤（舌、眼睑、指）等表现。一般脱离接触及治疗数周后可治愈。

三、慢性汞中毒

慢性汞中毒是职业性汞中毒的主要临床类型，系长期接触一定浓度汞蒸气[多在最低肺泡有效浓度（MAC）的 10 倍以上]所引起。其典型的临床特征有三个，即易兴奋症、震颤及口腔-牙龈炎。

（一）神经精神症状

神经精神症状早期常表现为神经衰弱综合征，如头晕、乏力、失眠、多梦、健忘、食欲减退等；常伴随自主神经功能障碍表现，如多汗、心悸、皮肤划痕试验阳性、性欲减退等，女性可出现月经失调；进而可出现情绪及性格改变，如急躁、易激动或易怒、自信心下降、胆怯、羞涩、孤僻、抑郁、好哭、注意力不集中、情绪易波动，甚至可有幻觉。各种神经衰弱症状虽无特异性，但其精神异常及性格改变则为慢性汞中毒时颇具特色的临床表现，具有诊断价值，应予以重视。

（二）震颤

最初皆可见腱反射极度活跃，继而可见眼睑、舌、手指出现细微震颤，并向四肢发展，震幅也渐转粗大，患者书写、饮水、进食、穿衣、行路、登梯均受影响，甚至生活亦难自理；震颤为意向性，愈想加以控制愈明显。发声吐字亦受障碍，但从事其习惯性工作时震颤可不明显。

（三）口腔炎

早期多见有牙龈肿胀、酸痛、易出血、流涎、唾液腺肿大、口臭；继而可发展为牙龈萎缩、牙齿松动甚至脱落。口腔卫生不良者，可在齿龈缘出现蓝黑色"汞线"（经唾液腺分泌的汞与口腔残渣腐败产生的硫化氢结合生成硫化汞沉积于齿龈黏膜下而形成的 1 mm 左右的蓝黑色线）。

（四）肾脏损伤

肾脏损伤表现为近端肾小管功能障碍，如低分子蛋白尿、氨基酸尿、糖尿等；接触浓度较高时，可引起无症状性蛋白尿，甚至可导致肾病综合征。但汞所致肾脏损伤预后均较好，脱离接触及时治疗后多能康复。

（五）其他

少数患者可出现肝肿大，但肝功能指标多无异常。部分患者可有周围神经传导速度[感觉神经传导速度（SCV）较运动神经传导速度（MCV）更敏感]减慢，甚至有肌电图异常。慢性汞中毒可见血汞和尿汞水平增加，前者仅能反映机体的近期接触状况，而后者的升高状况甚至在停止汞接触后仍可持续较长时间，故尿汞是慢性过量汞接触的可靠反映指标。

【实验室检查】

一、血汞

血汞，接触汞后立即出现，为急性接触的指标。由于汞在血中的半衰期为 2～4 天，4 个半衰期后，约 90％的汞已从血中清除，一次摄入后 3 周左右，血中很难检出。国内尚未有血汞卫生标准。

二、尿汞

接触汞 3～5 天后于尿中出现，1～3 个月达峰值，停止接触后，尿中排出仍增加，可持续 6～8 个月，并可作为慢性汞中毒机体内剂量标志物；一般尿汞大于 0.25 μmol/g（以肌酐计）可出现神经系统症状，尿汞大于 0.5 μmol/g（以肌酐计）临床改变更加明显。国外推荐的生物接触限值:正常值为 0.25 μmol/g(以肌酐计)[0.05 mg/g(以肌酐计)]。我国正常人尿汞正常参考值小于等于 2.25 μmol/mol(以肌酐计)[4 μg/g(以肌酐计)]。长期从事汞作业的劳动者,尿汞增高是指尿汞高于生物接触限值 20 μmol/mol(以肌酐计)[35 μg/g(以肌酐计)]。

尿汞正常者经驱汞试验,用 5%二巯丙磺钠溶液 5 mL,一次肌内注射,尿汞大于 35 μg/d提示有过量汞吸收存在,对诊断有参考意义。

另外,可行血常规、尿常规、神经-肌电图及其他检查。

【诊断】

诊断依据《职业性汞中毒诊断标准》(GBZ 89—2024)进行。

一、诊断原则

(一)急性中毒

根据短期内吸入大量汞蒸气的职业病危害接触史,出现以呼吸系统、消化系统损害为主的临床表现,结合辅助检查结果,参考职业卫生调查资料,综合分析,排除其他原因所致类似疾病后,方可诊断。

(二)慢性中毒

根据密切接触金属汞 6 个月及以上的职业病危害接触史,出现以口腔、神经系统和肾脏损害为主的临床表现,结合辅助检查结果,参考职业卫生调查资料,综合分析,排除其他原因所致类似疾病后,方可诊断。

二、诊断分级

(一)急性中毒

1. 轻度中毒　短期吸入大量汞蒸气后,可出现发热、寒战、头痛、胸痛、咳嗽、全身乏力等症状,尿汞可增高,并具有下列表现之一者,可诊断为轻度中毒:①口腔-牙龈炎和(或)胃肠炎;②急性气管支气管炎[见《职业性急性化学物中毒性呼吸系统疾病诊断标准》(GBZ 73—2009)];③急性轻度中毒性肾病[见《职业性急性中毒性肾病的诊断》(GBZ 79—2013)]。

2.中度中毒　在轻度中毒的基础上,具有下列表现之一者,可诊断为中度中毒:①急性支气管肺炎或间质性肺水肿[见《职业性急性化学物中毒性呼吸系统疾病诊断标准》(GBZ 73—2009)];②急性中度中毒性肾病[见《职业性急性中毒性肾病的诊断》(GBZ 79—2013)]。

3.重度中毒　在中度中毒基础上,具有下列表现之一者,可诊断为重度中毒:①肺泡性肺水肿或急性呼吸窘迫综合征(ARDS)[见《职业性急性化学物中毒性呼吸系统疾病诊断标准》(GBZ 73—2009)];②急性重度中毒性肾病[见《职业性急性中毒性肾病的诊断》(GBZ 79—2013)];③急性中毒性脑病[见《职业性急性化学物中毒性神经系统疾病诊断标准》(GBZ 76—2024)]。

(二)慢性中毒

1.轻度中毒　密切接触金属汞6个月及以上,尿汞增高,同时具有下列表现之二者,可诊断为轻度中毒:①神经衰弱综合征;②眼睑、舌或手指细小震颤;③口腔-牙龈炎;④近端肾小管功能障碍;⑤低分子蛋白尿含量增高,慢性轻度中毒性周围神经病[见《职业性慢性化学物中毒性周围神经病的诊断》(GBZ/T 247—2013)]。

2.中度中毒　在轻度中毒基础上,具有下列表现之一者,可诊断为中度中毒:①精神病性障碍;②四肢粗大震颤;③慢性肾脏病2期～3期;④慢性中度中毒性周围神经病[见《职业性慢性化学物中毒性周围神经病的诊断》(GBZ/T 247—2013)]。

3.重度中毒　在中度中毒基础上,具有下列表现之一者,可诊断为重度中毒:①中毒性脑病;②慢性肾脏病4期～5期;③慢性重度中毒性周围神经病[见《职业性慢性化学物中毒性周围神经病的诊断》(GBZ/T 247—2013)]。

【治疗】

一、急性汞中毒

立即脱离中毒现场,清洗头发或全身淋浴,更换干净衣物,静卧保暖,并进行如下处理:

(一)驱汞治疗

常用络合剂为二巯丙磺钠(2.5～5.0 mg/kg,肌内注射)、二巯丁二钠(15～20 mg/kg,缓慢静脉注射),可2～3次/日,2天后改为1次/日,6天为一个疗程,根据尿汞排出水平决定是否需要下一疗程。下一疗程可于5～7天后开始,按慢性中毒疗法进行。出现明显肾损伤,尤其是已发生急性肾衰竭者,不宜实施驱汞疗法,而应实施以保护肾功能为主的全身治疗,必要时可行透析疗法,或在血液透析配合下进行驱汞治疗。

(二)对症支持治疗

对症支持治疗,如化学性肺炎可给予吸氧、糖皮质激素、抗生素治疗;口腔炎可用0.1%乳酸依沙吖啶或3%双氧水含漱;神经系统症状可用镇静安神药物治疗;严重皮疹可使用糖皮质激素治疗等,并积极补液利尿,使用硒化合物、谷胱甘肽、ATP等以助解毒排泄。

口服汞盐宜尽早用温盐水及0.2%活性炭交替洗胃(但操作应轻柔),而后注入牛奶或蛋清及活性炭(15 g)。口服金属汞无需特殊处理,3～5天后可经粪便排尽。静脉注射汞的治疗亦应以驱汞治疗为主，除巯基药物外，还可使用硫代硫酸钠，以形成低毒的硫化汞排出，并可用血液灌流治疗，其余可参考急性汞中毒的诊治。

二、慢性汞中毒

汞吸收者康复后，可继续从事汞作业，每半年应复查一次，并应尽早安排驱汞治疗。

其他各种程度的汞中毒，一经确诊，皆应立即进行驱汞治疗；中度以上汞中毒者应脱离汞作业环境。

（一）驱汞治疗

①二巯丙磺钠，5.0 mg/kg，肌内注射，每日1次；②二巯丁二钠，15 mg/kg，缓慢静脉注射，每日1次；③二巯丁二酸，每次0.25 g，2次/日，口服。以上药物的驱汞效果均较满意，一般每天驱汞与次晨验尿汞，可较驱铅高2～10倍，3天为一个疗程，间隔4天，根据尿汞情况决定下一疗程，间歇尿汞正常或经2～4个疗程尿汞接近正常可停止驱汞。

（二）其他治疗

可给予镇静、安神、健脑等药物治疗。慢性汞中毒肾脏病变一般经驱汞治疗后可明显好转。

【预防】

汞中毒的预防原则与其他毒物相同，但具体实施上应注意以下几点：

(1)含汞装置应尽量密闭，生产过程应尽量自动化；必要的手工操作应在通风橱中进行，并有个人防护用品，如工作帽、工作服、口罩等；进行含汞装置焊割时，还应佩戴过滤式或送氧式防毒面具；通风橱出口应有净化装置，碘化活性炭、氯化活性炭、二氧化锰、硫化钠等均对汞有较好吸附作用，可以回收汞蒸气，防止环境污染。

(2)工作场所尽量避免室温过高，其地面、墙面、桌面、天花板等应使用光滑不易吸附的材料。

(3)汞作业场所禁止吸烟、进食、饮水，下班后应漱口、淋浴。工作服不得带回家中，并应定期清洗。

(4)定期测定作业场所汞蒸气浓度，发现超标应及时找出原因，进行整改；并定期对作业工人进行防治汞中毒教育，提高工人预防意识。

(5)定期进行包括尿汞测定在内的健康检查。按规定对汞吸收、汞中毒患者进行治疗；孕妇及哺乳期妇女应调离汞作业岗位；新工人应进行就业体检；神经精神及肾疾患、明显口腔炎、对汞化合物过敏应列为职业禁忌证。

第四节 锰及其无机化合物

【理化性质】

锰(Mn)是一种灰色、硬脆、有光泽的金属。原子量 54.94,密度 7.2 g/cm^3(20 ℃),常见价态为+2、+4、+7 价,也可为+1、+3、+6 价,有四种同素异形体(α、β、γ、δ)。锰在自然界中大都与其他元素形成化合物而生成多种矿物,如软锰矿(MnO_2)、菱锰矿($MnCO_3$)、褐锰矿(Mn_7SiO_{12})、辉(黑)锰矿(Mn_3O_4)等。锰的化学活性与铁近似,金属锰暴露于空气后,表面即被氧化。高温时,锰遇氧气或空气会燃烧。锰易溶于稀酸而放出氢气,同时生成二价锰离子。锰有几十种化合物。常见的锰化合物有二氧化锰(MnO_2)、四氧化三锰(Mn_3O_4)、氯化锰($MnCl_2$)、硫酸锰[$Mn_2(SO_4)_3$]、碳化锰(Mn_3C)、铬酸锰($2MnO \cdot CrO_3 \cdot 2H_2O$)、醋酸锰[$Mn(C_2H_3O_2)_2$]等,其中以二氧化锰($MnO_2$)最稳定。

【职业接触】

一、冶金工业

冶金工业,如锰矿石的开采、运输与加工(碾磨、过筛、包装)等。我国以软锰矿(MnO_2)及菱锰矿($MnCO_3$)居多,其中软锰矿多为露天开采,含锰量高者可达 60%;菱锰矿多系井下开采,含锰大约 30%。此外,冶炼锰铁(高碳锰铁含锰 78%~82%,硅锰含锰 62%~68%)、锰铜合金、铝锰合金、锰钛合金亦有密切接触锰的机会。

二、电焊条制造与使用

电焊条的药皮中含有金属锰或锰铁 5%~50%。电焊时,工人呼吸带的二氧化锰浓度可达 6 mg/m^3 以上。

三、生产干电池

生产干电池时,应用二氧化锰作为去极化剂。

四、其他

其他职业接触机会,如染料工业中应用氯化锰、碳酸锰、铬酸锰,以及陶瓷或玻璃行业中应用硅酸锰及四氧化三锰作为色料,硫酸锰用于纺织品漂白,高锰酸钾用作强氧化剂与消毒剂,以及有机锰化合物如汽油抗爆剂及消烟剂甲基环戊二烯三羰基锰(MMT)、杀菌剂亚乙基双二硫代氨基甲酸锰、清漆催干剂硬脂酸锰的生产等,亦有接触锰化合物的机会。

【毒代动力学】

锰是人体所需的微量元素之一，构成机体的某些酶的活性基团，还是某些酶的辅助因子或活化剂。锰在胃液中溶解度低，吸收缓慢且不完全，毒性低。锰经皮肤吸收较少。职业接触者以呼吸道吸收为锰的主要吸收途径。锰烟及小于 5 μm 的锰尘由上呼吸道吸入，经肺泡壁吸收后，被巨噬细胞吞噬，经淋巴管入血。

锰被吸收后，部分以三价锰的形式在血浆中转运，在肝中与 β_1-球蛋白结合为转锰素分布全身。血中的锰转移到富含线粒体的器官，以 Mn^{3+} 的状态贮存于肝、胰、肾、脑中，且细胞内约 2/3 的锰贮留在线粒体内。

各种途径吸收的锰和各种锰化合物如金属锰粉、二价锰及三价锰的化合物以及高锰酸盐等进入体内后，都主要经粪便排出。锰可与胆红素形成络合物，由胆汁排入肠道，小部分由肠道再吸收，大部分随粪便排出。

【中毒机制】

锰经呼吸道吸入致急性中毒机制同金属烟热，口服锰中毒少见，但口服锰制剂如高锰酸钾对消化道的腐蚀作用及并发症可对机体造成损伤。

锰的主要危害是长期接触锰烟尘引起的慢性中毒，可损害锥体外系神经，产生帕金森综合征的临床表现。锰中毒脑病的病理改变以苍白球的神经元变性为主，其次为尾状核、壳核、黑质网状带、额顶叶皮层、丘脑、丘脑底核、红核及部分脊髓前角细胞。锰的神经毒性作用至今尚未完全阐明，目前有以下几种学说：

（1）锰对线粒体有特殊的亲和力，过量的锰可致酸性磷酸酶活性增强，三磷酸腺苷酶活性降低，使神经细胞发生氧化作用，引起细胞内代谢障碍，细胞营养不良，加速细胞变性，导致富含线粒体的神经细胞和神经突触功能障碍。

（2）在机体内，锰以三种价态存在，即 Mn^{2+}、Mn^{3+} 和 Mn^{4+}，价态越高，氧化性越强，在价态的转化过程中，可形成单电子移动，生成不配对的电子自由基，引发多巴胺自氧化、线粒体损伤等。过量的锰可激活细胞色素氧化酶 P450 活性，产生自由基，使巯基耗竭，降低细胞抗氧化能力，导致神经细胞损伤。锰可抑制钙调素依赖酶的活性，影响钙离子的转运机制，导致细胞内钙浓度升高，而钙浓度升高又可促进自由基形成，导致恶性循环。

（3）锰可通过调节铁蛋白导致铁代谢失衡，使脑内含铁量增加，进而诱导氧化应激及自由基生成，最终引起细胞死亡。

（4）细胞凋亡是细胞死亡的一个过程，近年研究发现，锰导致细胞氧化应激状态直接或间接参与凋亡的诱导；锰对线粒体的损伤可能是诱导细胞凋亡的途径之一；锰造成钙稳态失衡，细胞内钙浓度升高，刺激神经递质释放，激活蛋白水解酶、蛋白激酶等多种钙依赖的酶类，当钙内流增多时，可从多种途径诱发凋亡。

锰可能通过以上机制使基底节多巴胺能神经元变性，多巴胺递质减少，多巴胺对纹状体胆碱能神经元抑制作用减弱，胆碱能神经元因此释放乙酰胆碱增多，兴奋尾状核内γ-氨基丁酸（GABA）神经元。

【临床表现】

一、急性中毒

（一）金属烟热

大量吸入新生的氧化锰烟雾后数小时，少数人可发生锰所致的“金属烟热”，有头痛、头晕、恶心、寒战、高热、咽痛、咳嗽等症状，如不合并感染，症状一般在24～48小时内消退。

（二）口服高锰酸钾中毒

口服1%高锰酸钾溶液后，口腔黏膜染成褐色，有口腔烧灼感、恶心、呕吐、胃痛、吞咽及发音困难。口服5%高锰酸钾溶液则发生强烈的腐蚀作用，可引起舌、口腔、咽喉黏膜水肿、糜烂、剧烈疼痛，呕吐，血便等，因喉头水肿可发生窒息。

二、慢性中毒

慢性锰中毒是锰的主要职业危害，多见于锰矿开采、锰铁冶炼、锰电焊条制造和电焊作业的工人。起病缓慢，发病工龄一般5～10年。

慢性锰中毒早期主要表现为类神经症和自主神经功能障碍，如头晕、头痛、易疲乏、睡眠障碍、健忘等症状，以及食欲减退、流涎、多汗、心悸、性欲减退等自主神经功能障碍，同时可有肢体疼痛、下肢无力和沉重感等。

轻度中毒患者除上述表现外，可有肌张力增高不恒定，手指明显震颤，并有情绪低落、注意力涣散、对周围事物缺乏兴趣或易激动、多语、欣快感等精神情绪改变。病情进一步发展可出现恒定的四肢肌张力增高，常伴有静止性震颤。重度中毒患者有明显的锥体外系损害，如全身肌张力明显增高；四肢出现粗大震颤，震颤可累及下颌、颈部和头部；步态明显异常及严重精神障碍，有显著的精神情绪改变，如感情淡漠、反应迟钝、不自主哭笑、强迫观念、冲动行为、智力障碍等。

【实验室检查】

目前，尚缺乏特异性诊断指标用于早期锰中毒的诊断。

一、锰含量检测

①粪锰：体内锰的主要排出途径，锰接触者粪锰可增高，可作为接触锰的指标，亦可作为应用络合剂驱锰治疗后的判断指标，但易受食物及饮水等因素影响。②尿锰：因锰主要从粪便排出且尿锰与临床症状无平行关系，故尿锰只能反映近期接触锰的情况。③血锰：正常人锰接触与锰中毒的血锰含量无明显差异。④骨锰：锰在骨骼中的半衰期较长（8～9 年），所以骨锰可能是反映体内锰负荷的理想指标；目前一种新研制的非侵入性、实时定量测量骨锰浓度的技术——中分子活化分析已得到验证，方法敏感，可定量检测到 0.5 ppm 甚至低于 0.3 ppm 的骨锰，有望成为将来锰的生物标志物。

二、电生理检查

脑电图一般早期无明显异常，于重度中毒时可见 α 快波减少，波幅偏低，全脑散在性或阵发性同步性 θ 波或 δ 波等慢活动。神经-肌电图检查：于肌肉放松时可见电静息消失，出现持续性放电或节律性群发放电，收缩或拮抗肌同时以恒定频率出现等。

【诊断及鉴别诊断】

一、诊断

（一）诊断原则

根据密切的职业接触史和以椎体外系损害为主的临床表现，参考作业环境调查、工作场所空气中锰浓度测定等资料，进行综合分析，排除其他类似疾病后，方可诊断。

（二）观察对象

锰中毒具有头晕、头痛、易疲乏、睡眠障碍、健忘等症状以及食欲减退、流涎、多汗、心悸、性欲减退等自主神经功能紊乱的表现，同时可有肢体疼痛，下肢无力和沉重感者可列为观察对象。

（三）诊断及分级标准

1.轻度中毒　具有下列情况者，可诊断为轻度中毒：①肌张力增高不恒定；②手指明显震颤，并有情绪低落、注意力涣散、对周围事物缺乏兴趣或易激动、多语、欣快感等精神情绪改变。

2.中度中毒　在轻度中毒基础上出现恒定的四肢肌张力增高，常伴有静止性震颤。

3.重度中毒　在中度中毒基础上，具有下列情况之一者，可诊断为重度中毒：

（1）明显的锥体外系损害：全身肌张力明显增高；四肢出现粗大震颤，震颤可累及下颌、颈部和头部；步态明显异常。

（2）严重精神障碍：有显著的精神情绪改变，如感情淡漠、反应迟钝、不自主哭笑、强迫观念、冲动行为、认知障碍等。

二、鉴别诊断

（一）急性锰中毒

急性锰中毒症状，如金属烟热或中毒性肺炎需与其他金属烟热或刺激性气体所致肺炎等相鉴别。

（二）慢性锰中毒

必须依靠调查锰接触史和现场劳动卫生条件，定期对锰作业工人进行追随观察，结合症状、体征与实验室检查结果进行综合分析，并须排除其他疾病，方可诊断慢性锰中毒。

【治疗】

急性吸入中毒者，应立即脱离现场，如为金属烟热可自行缓解，重者可对症治疗，或应用络合剂驱锰治疗。慢性锰中毒者一经确诊，应立即调离锰作业现场，并进行以下治疗：早期轻度患者可选用依地酸钙钠（$CaNa_2$-EDTA）或二巯基丁二酸钠（Na-DMS）进行驱锰治疗，出现类神经症或帕金森综合征的患者，可进行对症处理。

【预防】

除采取一般综合措施进行预防外，对锰作业工人应进行就业体检和定期查体。有神经精神疾病，明显肝、肾及内分泌功能障碍者，不应从事锰作业。

第五节　镉及其化合物

【理化性质】

镉（Cd）为银白色的金属，富有延展性。原子量 112.4，熔点320.9 ℃，沸点 765 ℃，不溶于水，溶于氢氧化铵、硝酸和热硫酸。在加热处理镉的过程中，释放的镉烟雾在空气中很快转化成细小的氧化镉气溶胶。常见的镉化合物中，氧化镉（CdO）为深棕色粉末，不溶于水；硫化镉（CdS）又名银黄，为黄色结晶粉末，几乎不溶于水；氯化镉（$CdCl_2$）、硝酸镉[$Cd(NO_3)_2$]、硫酸镉（$CdSO_4$）和醋酸镉[$Cd(CH_3COO)_2$]溶于水。

【职业接触】

工业上，镉及其化合物主要用于电镀，制备镍-镉或银-镉电池，制作镉黄颜料，制造合金和焊条，制造核反应堆的镉棒或涂于石墨棒作中子吸收剂，硬脂酸镉常用作塑料稳定剂。在含镉矿石的开采及镉冶炼和上述应用镉及其化合物的过程中均有职业接触机会。

生活中接触镉的机会：长期吸入被镉化合物污染的空气，镉作业工人不洗手即抓吃食物，食用镀镉容器内储存的酸性食物或饮料或误服镉化合物等。

【毒代动力学】

镉及其化合物可经呼吸道和胃肠道进入人体。根据镉化合物烟尘粒子的大小，吸入的镉有 10%～50%滞留在肺泡，一部分经肺的清除机制排出体外，大部分入血。进入血液的镉在红细胞为随血液到达全身，主要蓄积在肝、肾。此外，镉在胰腺、唾液腺、甲状腺、脾、肌肉和骨骼中也有少量蓄积，脑中含镉量较少。人体内镉的蓄积量随年龄的增长而增加。镉在胃扬道的吸收率与其溶解度有关，在人体一般低于 10%，镉经皮肤吸收极微。

镉的排出缓慢，其在体内的生物半衰期长达 15 年以上。从呼吸道吸收的镉主要经肾脏由尿排出，经胆汁、胃肠道分泌物、汗液、唾液、毛发及指(趾)甲排出很少。从胃肠道吸收的镉，70%～80%经粪便排出，20%经尿排出，镉经胎盘转运和乳汁分泌的量甚微。

【中毒机制】

镉对人体许多器官有毒性作用，急性口服中毒主要损害消化道，吸入镉中毒主要损害呼吸道，而慢性镉中毒的主要靶器官为肾脏，其次是骨髓、前列腺等。

一、肾脏损伤的机制

金属硫蛋白(MT)是镉在体内运输、代谢的主要蛋白质。镉在肝细胞中诱导 MT 合成镉-金属硫蛋白复合物，随血液到达肾脏，被肾小管上皮细胞摄取，在溶酶体中降解，镉重新游离，并在肾脏诱导 MT 的合成。当镉离子过多而不能完全和 MT 结合时，镉即与细胞膜作用，破坏谷胱甘肽和含硫蛋白，使酶丧失活性，活性氧基团浓度升高，造成生物膜脂质过氧化及 DNA 损伤。同时，一些含锌酶中的锌被镉取代，使酶活性受到抑制，导致肾小管重吸收功能障碍，出现低分子量蛋白尿。

二、骨骼损害机制

一般认为慢性镉中毒出现的骨骼改变主要是继发于肾小管损害引起的钙、磷和维生素 D 代谢障碍。肾小管损害和蓄积在肾近曲小管细胞内的镉阻碍 25-羟维生素 D_3 进一步羟化为活性最强的 1,25-二羟维生素 D_3，导致肠黏膜和肾近曲小管对钙、磷吸收和重吸收障碍及骨矿化作用减弱，引起骨质疏松和骨质软化。

【临床表现】

一、急性中毒

（一）吸入中毒

短期内（小于1小时）吸入新产生的含镉烟雾，经4～10小时，最多24小时潜伏期后，可出现头晕、头痛、乏力、鼻咽部干燥、咳嗽、胸闷、四肢酸痛、寒战、发热等类似金属烟热症状，并可伴有肺功能的明显改变，一般数日内可痊愈。如吸入浓度更高或接触时间延长，则经数小时至1天后，可发生化学性支气管炎、肺炎或肺水肿，表现为咳嗽加剧、咳大量黏液或粉红色泡沫样痰、发绀、呼吸困难，可伴恶心、呕吐，X线胸片可见两肺有大小不等的片状影，个别患者尚可合并肝功能异常、急性肾功能衰竭。

（二）口服中毒

食入镀镉容器内调制或贮存的酸性食物或饮料后，经数分钟至数小时，可出现恶心、呕吐、腹痛、腹泻等胃肠道刺激症状，重者尚可有大汗、虚脱、眩晕、抽搐，并可因脱水而致休克，甚至出现急性肾功能衰竭而死亡。成人口服镉盐的致死量在300 mg以上。

二、慢性中毒

无论经呼吸道还是胃肠道吸收，长期过量接触镉主要引起肾脏损害，极少数严重的晚期病例可出现骨骼病变。吸入中毒尚可引起肺部损害。

（一）肾脏损害

长期吸入镉烟雾或食入镉盐均能引起肾脏损害。早期主要表现为近端肾小管重吸收功能障碍，出现β_2-微球蛋白、视黄醇结合蛋白、溶菌酶和核糖核酸酶等低分子量蛋白在尿中排出量的增加，即所谓“肾小管性蛋白尿”。继之，高分子量蛋白（如白蛋白和转铁蛋白等）亦可因肾小球损害而排泄增加。随着病情发展，内生肌酐清除率、尿浓缩试验等亦可发生异常。晚期由于肾脏结构的损害，可引起慢性间质性肾炎。通常镉引起的肾功能异常进展缓慢，严重肾功能衰竭罕见。但即便脱离接触，肾功能障碍仍将持续存在。在长期接触镉的工人中，尚可见到肾结石患病率增高，可能与尿钙排泄增加有关。

（二）肺部损害

慢性镉中毒的肺部损害不明显，偶见肺气肿、慢性阻塞性肺病和肺纤维化等类型。明显的肺功能异常一般出现在尿蛋白升高之后。

（三）骨骼损害

严重慢性镉中毒患者在晚期可出现骨骼损害，见于职业接触镉年限较长的作业工人，以及长期食用镉盐污染的食物，且生育较多，本身即缺钙、铁和蛋白质的妇女。骨骼损害主要表现为骨质疏松、骨软化和自发性骨折。患者自觉背部和四肢疼痛，行走困难，用力压迫骨骼后有疼痛感。X线检查可见假性骨折。

(四)其他

慢性镉中毒患者可有头痛、头晕、失眠、多梦、嗅觉减退、鼻黏膜溃疡出血及萎缩,以及门齿及犬齿颈釉质部出现黄色环——镉环,轻度贫血,偶有轻度肝功能异常。国际癌症研究机构(International Agency for Research on Cancer,IARC)已确认镉及其化合物为人类致肺癌物质。

【实验室检查】

一、尿镉

在急性镉中毒时,尿镉可反映体内负荷量及近期接触量;在慢性镉接触时,尿镉是诊断镉中毒的指标之一。

二、血镉

血镉主要反映近几个月内的镉接触,接触镉后,血镉迅速上升,停止接触后,血镉迅速下降,但由于镉在体内的蓄积作用,血镉并不会降低到接触前的水平。接触时间越长,镉蓄积越多,肾功能异常的危险性越高。血镉在慢性镉中毒诊断中的实用价值不如尿镉,但无论在急性或慢性镉中毒时,血镉均可作为接触镉的佐证。

三、尿 β_2-微球蛋白

β_2-微球蛋白在正常情况下可自由通过肾小球基底膜,在近曲小管几乎全部被吸收和分解。健康成年人尿 β_2-微球蛋白多为 0.48～0.96 μmol/mol(以肌酐计)[50～100 μg/g(以肌酐计)],老年人有所增高,但上限一般不超过 2.88 μmol/mol(以肌酐计)[300 μg/g(以肌酐计)]。职业接触镉工人尿 β_2-微球蛋白增高达 9.6 μmol/mol(以肌酐计)[1000 μg/g(以肌酐计)]以上时,可考虑已出现慢性镉中毒致肾小管功能障碍。

四、尿视黄醇结合蛋白

慢性镉中毒时,尿视黄醇结合蛋白明显增高,且与尿 β_2-微球蛋白测定值在 pH 值>5.5时有很好的一致性。由于其测定结果不受尿 pH 值的影响,因此,作为检查肾小管功能异常的指标比尿 β_2-微球蛋白更为实用、可靠。

【诊断及鉴别诊断】

一、诊断依据《职业性镉中毒的诊断》(GBZ 17—2015)

(一)诊断原则

1.急性镉中毒　根据短期内吸入高浓度氧化镉烟尘的职业接触史,出现以呼吸系统损害为主的临床表现,参照实验室检测结果,结合现场职业卫生学调查,进行综合分析,排除其他类似疾病后,方可诊断。

2.慢性镉中毒　根据一年以上接触镉及其化合物的职业史,出现以尿镉增高和肾脏损害为主的临床表现,参照实验室检测结果,结合现场职业卫生学调查,进行综合分析,排除其他原因引起的肾脏损害后,方可诊断。

(二)诊断分级

1.急性镉中毒

(1)轻度中毒,短期内吸入高浓度氧化镉烟尘,在数小时后出现咳嗽、咳痰、胸闷、乏力等症状,两肺呼吸音粗糙,可伴有散在的干、湿性啰音,胸部X射线检查表现为肺纹理增多、增粗、延伸或边缘模糊,符合急性气管支气管炎表现[见《职业性急性化学物中毒性呼吸系统疾病诊断标准》(GBZ 73—2009)]。

(2)中度中毒,在轻度中毒的基础上,出现下列表现之一者,可诊断为中度中毒:①急性肺炎[见《职业性急性化学物中毒性呼吸系统疾病诊断标准》(GBZ 73—2009)];②急性间质性肺水肿[见《职业性急性化学物中毒性呼吸系统疾病诊断标准》(GBZ 73—2009)]。

(3)重度中毒,吸入高浓度氧化镉烟尘后,出现下列表现之一者,可诊断为重度中毒:①急性肺泡性肺水肿;②急性呼吸窘迫综合征。

2.慢性镉中毒

(1)轻度中毒,一年以上密切接触镉及其化合物的职业史,尿镉连续两次测定值高于5 μmol/mol(以肌酐计)[5 μg/g(以肌酐计)]以上,可伴有头晕、乏力、腰背及肢体痛、嗅觉障碍等症状,实验室检查具备下列条件之一者,可诊断为轻度中毒:①尿 β_2-微球蛋白含量在9.6 μmol/mol(以肌酐计)[1000 μg/g(以肌酐计)]以上;②尿视黄醇结合蛋白含量在5.1 μmol/mol(以肌酐计)[1000 μg/g(以肌酐计)]以上。

(2)重度中毒,在慢性轻度中毒的基础上,出现慢性肾功能不全,可伴有骨质疏松症、骨质软化症。

二、鉴别诊断

诊断慢性镉中毒时,在临床上需与其他慢性的肾脏、骨骼和关节疾病进行鉴别诊断。应排除的疾病主要有汞、铅和铀等其他工业毒物和药物所致肾小管功能障碍,各种原因所致肾小管酸中毒、间质性肾炎和侵袭性肾功能衰竭等。在尿 β_2-微球蛋白增高时，还应注意排除肝脏疾病、自身免疫性疾病及肿瘤等肾外因素的影响。

【治疗】

急性和慢性镉中毒均以对症支持治疗为主。

一、急性中毒

吸入中毒者应迅速脱离现场；保持安静及卧床休息；吸氧，并维持呼吸道通畅；重点防治化学性肺炎和肺水肿，宜早期给予短程大剂量糖皮质激素。严重患者要注意保护肝、肾功能。口服中毒者及早洗胃和导泻(已有腹泻者不用)，并适量补液，既要注意防止脱水，又要避免输液过多而诱发肺水肿。目前多不主张用依地酸钙钠和巯基类络合物作为驱排药物。

二、慢性中毒

慢性中毒者应调离接触镉及其他有害作业岗位，增加营养，补充蛋白质和含锌制剂，并服用维生素 D 和钙剂。

【预防】

使用镉的生产过程应有排除镉烟尘的装置，并予以密闭化。镀镉金属板在高温切割和焊接时，必须在通风良好的条件下进行，操作时戴防毒面具。做好就业期间定期体检，特别要定期测定尿镉和尿中低分子量蛋白质。一旦发现镉中毒患者，应及时调离镉作业岗位。各种肾脏疾病、肝脏疾病、慢性肺部疾病、贫血、高血压病和骨软化症应列为职业禁忌证。

第六节　铍及其无机化合物

【理化性质】

铍(Be)属轻金属，原子量 9.01，密度 1.85 g/cm^3，熔点 1278 ℃，沸点 2469 ℃，具有质硬、强度大、耐高温、耐腐蚀、非磁性、加工时不产生火花等物理特性。铍的化学性质与铝相近，不溶于水，但可溶于盐酸、硫酸及热硝酸中，与强碱反应可生成$[Be(OH)_4]^{2-}$，并释放出氢气。铍在空气中可形成保护性氧化层，故在空气中可稳定存在，其氧化物也是两性的。

常用的铍化合物有氧化铍、氢氧化铍、硫化铍、硫酸铍、碳酸铍、硝酸铍等。

【职业接触】

铍来源于绿柱石矿，焙烧铍矿石时，加入浓硫酸或硅氟酸钠，两种方法均可生成氢氧化铍，再经焙烧，形成氧化铍(BeO)。制造铍合金，常见者为铍铜及铍铝合金，一般含铍量为2%左右，常用于制造各种精密机械零部件、火箭加强结构材料、飞机副翼材料及宇宙飞船涂层材料等。铍在原子能工业中作为原子反应堆的中子减速剂、反射体材料和中子源，还可制造耐高温陶瓷及用作X线球管的透光片和光学镜体材料。

【毒代动力学】

铍的粉尘或烟雾主要通过呼吸道吸收。吸收的速率取决于铍化合物的溶解度及浓度，铍极少由胃肠道吸收，铍也不能通过未破损的皮肤吸收。铍进入血液循环后大部分与血中蛋白质结合，小部分可形成磷酸铍或氢氧化铍，并分别被运送至体内各组织器官。可溶性铍主要沉积于骨骼、肝、脾、肾等，而不溶性铍则沉积于肺、支气管及其周围淋巴结。铍主要由肾脏排出，排出量取决于吸入化合物的溶解度。尿中排铍量的多少与疾病严重程度之间无确切的关系。铍的动员与排出一般较慢，即使脱离铍接触后，往往可持续数年或几十年，沉积于肺的氧化铍的排出速度更慢。

【临床表现】

一、急性铍病

短时间内吸入较高浓度的铍盐，如氟化铍或硫酸铍后，可引起呼吸道刺激性炎症、水肿及全身中毒，表现为化学性鼻咽炎、支气管炎、肺炎、肺水肿等。一般吸入铍化合物后经3～6小时的潜伏期，出现全身酸痛、乏力、头痛、头晕、发冷、发热、鼻干、鼻出血、胸闷、气短、咳嗽等症状。

接触不溶性铍化合物，如氧化铍，其发病往往较迟，需2～3个月，疾病呈亚急性临床过程，患者症状逐渐发展加剧，表现为明显的咳嗽、咳痰、咯血、胸痛、气促、发绀、胸部湿性啰音、周身软弱、乏力、发热，体温从低热到39 ℃不等，可持续3～7天；部分患者伴有黄疸、肝肿大、压痛、肝功能异常。

X线胸片可见两肺弥漫的片絮状或点片状阴影，肺门阴影增大、增浓。实验室检查有白细胞增多、核左移、血沉增快等。尿中含铍量往往增高，但其程度与病情不平行。

急性铍病经积极治疗后，临床症状可于1个月左右消失，肺部炎性阴影也可于1～4个月内被吸收，少数病例可残留点状或索条状阴影或转化为慢性铍病。

二、慢性铍病

长期接触低浓度的铍，特别是氧化铍后，可发生慢性铍病。患者从接触铍到发病一般需数月至5年，有时可达十几年。疾病呈渐进性发展，表现为体弱、乏力、消瘦、食欲不振、抗感染力减弱、胸闷、气短、咳嗽。重者可咳出大量黏液痰或血痰，两肺闻及干、湿性啰音，呼吸极度困难，端坐呼吸，发绀，呼吸循环衰竭等。

肺部X线形态可表现为两肺较为弥漫的颗粒或砂砾状影、结节状影、网纹状影以及混合型改变，肺功能可有不同程度的损害。实验室检查可存在血沉增快，血钙及尿钙含量增高，血磷降低，全血碱性磷酸酶活性降低，血免疫球蛋白G(IgG)水平增高，尿铍测定可有增高等。

三、铍引起的皮肤病变

过敏性皮炎：皮肤接触金属铍或可溶性铍盐可致过敏性皮炎，常出现于接触铍的早期，即1～2周内发病，多见于新工人，夏季发病率高，表现为周身特别是身体暴露部位如面颈部、手背、前臂等部位的小红色丘疹，常融合成片，出现红肿、痒感，有时起小水疱，脱离接触3～7天后可很快消失。

铍溃疡：可溶性铍盐侵入皮肤创口可致皮肤溃疡，常出现于身体裸露部位，特别是手部，多于原有破损皮肤的基础上，铍化合物污染所致，铍溃疡不易愈合并向深部发展，加之周围组织增生，边缘隆起形成鸟眼状。

铍肉芽肿：铍化合物通过破损皮肤进入皮肤深部，而形成肉芽肿病变，也可能是铍溃疡假愈合后形成的皮肤肉芽肿，局部常有肿胀，并有触痛，也可由于病灶破溃，而重新形成溃疡。

【诊断及鉴别诊断】

一、诊断依据《职业性铍病的诊断》(GBZ 67—2015)

(一)诊断原则

1.急性铍病　根据短时间内吸入大量铍化合物的职业史，出现以呼吸系统损害为主的临床表现和胸部X射线影像学改变，结合现场职业卫生学调查资料，进行综合分析，排除其他原因所致的类似疾病后，方可诊断。

2.慢性铍病　根据长期接触铍及其化合物的职业史，出现以呼吸系统损害为主的临床表现，以胸部X射线影像学改变为主要依据，必要时参考其他实验室检查，结合现场职业卫生学调查资料，进行综合分析，排除其他原因所致类似疾病后，方可诊断。

（二）诊断分级

1.急性铍病

（1）轻度铍病，短期内吸入大量铍化合物后，出现鼻咽部干痛、剧咳、胸部不适等症状，胸部X射线影像学改变符合急性气管支气管炎表现［见《职业性急性化学物中毒呼吸系统疾病诊断标准》（GBZ 73—2009）］。

（2）重度铍病，短期内吸入大量铍化合物，并符合下列条件之一者，可诊断为重度铍病：①急性支气管肺炎［见《职业性急性化学物中毒性呼吸系统疾病诊断标准》（GBZ 73—2009）］；②肺水肿。

2.慢性铍病

（1）轻度铍病，有较长时间铍及其化合物接触史，出现胸闷、咳嗽、气短等呼吸系统症状，X射线胸片表现有散在分布的圆形和不规则形小阴影，符合肺肉芽肿及轻度肺间质纤维化病变。

（2）重度铍病，胸闷、胸痛症状明显，进行性呼吸困难、发绀，胸部影像学表现为弥漫性肺纤维化，可伴有中度或重度肺通气功能障碍。

二、鉴别诊断

（1）急性铍病应注意与肺内感染、急性左心衰竭、刺激性气体中毒等相鉴别。

（2）慢性铍病应与粟粒性肺结核、硅沉着病或其他尘肺、结节病、肺泡癌、含铁血黄素沉着症、肺泡微结石症及非特异性肺间质纤维化等相鉴别。

【治疗】

一、急性铍病

急性铍病患者应立即脱离铍接触，以对症治疗为主，给予止咳、祛痰以及抗生素、维生素等药物治疗；注意卧床休息，补充营养，有呼吸困难或发绀时及时吸氧治疗；注意纠正并发症。经实验证明，重症患者使用肾上腺糖皮质激素对调节机体免疫功能，减少肺部炎症渗出，改善中毒症状有着良好的效果。

二、慢性铍病

慢性铍病患者应及时停止铍接触并对症治疗。较早期使用肾上腺糖皮质激素是必要的，可获得良好的治疗效果，它不但可改善呼吸及全身症状，而且可阻止肺部病变的发展，甚至使病变部分吸收。在临床上，尚需对症治疗及全身支持治疗，加强营养，注意卧床休息，防止肺部感染及呼吸衰竭。

三、铍性皮炎

皮炎患者应脱离铍接触，洗净皮肤，局部用2%硼酸溶液及0.1%依沙吖啶溶液湿敷；急性期过后可用激素软膏，也可全身用抗过敏药及钙剂治疗；溃疡应注意清创，外用激素软膏、10%鱼肝油软膏或中药生肌消炎膏等。皮下肉芽肿可行外科切除治疗。

【预防】

严格进行就业健康检查。有下列疾患者不宜从事铍作业：①明显的过敏性疾病，如哮喘、枯草热、药物或化学物过敏；②严重的呼吸道疾病，如慢性支气管炎、支气管扩张、肺结核、结节病、弥漫性肺纤维化、肺气肿等；③明显的心、肝、肾疾病；④严重的皮肤疾病，如慢性湿疹、皮炎等。

应有铍作业人员定期体检制度。检查项目除一般的病史调查及体格检查外，需进行X线胸片及肺功能检查，必要时应进行铍抗原特异性免疫学检查。

第七节 铬及其化合物

【理化性质】

铬(Cr)是银灰色坚硬而脆的金属，在自然界以+3价和+6价形式存在。Cr^{2+}在液体中是强还原剂，不稳定，能迅速氧化为Cr^{3+}。在食物和生物组织中铬多以+3价存在。工业上重要的Cr^{6+}化合物有铬酸酐(CrO_3)、铬酸(H_2CrO_4)、铬酸盐($CrO_4{}^{2-}$)(如铬酸钠、铬酸钾等)和重铬酸盐($Cr_2O_7{}^{2-}$)(如重铬酸钠、重铬酸钾、重铬酸铵等)。

【职业接触】

一、铬铁矿

铬具有亲铁性和亲氧性，其中氧化物类铬尖晶石族是铬的主要工业矿物，相应分成铬铁矿、镁铬铁矿、铝铬铁矿和硬尖晶石等，主要用于生产金属铬、制造砌筑工业炉用的耐火材料，铬铁矿加碱用以生产铬酸钠和重铬酸钠。

二、金属铬

铬用于冶金工业生产合金，占铬总消耗量的80%。不锈钢中铬含量占13%，铬铁含铬60%。铬与铁、镍、钼、钨等制成特殊钢时，可产生铬烟尘。

三、铬酸

铬酸用于镀铬，电镀时有大量铬酸雾逸出。

四、铬酸盐(铁、铅、锌、钙、钡)

铬酸盐用作颜料、油漆。铬酸铵用作照相感光剂。

五、重铬酸盐

重铬酸盐用作颜料、强氧化剂,用于鞣革。铬矾用作皮毛的媒染剂、固色剂。

【毒代动力学】

铬是一种人体必需的元素,对葡萄糖、脂肪代谢有调节作用,对蛋白质和核糖核酸(RNA)合成及造血功能有促进作用。铬缺乏可降低人体对葡萄糖的耐量。铬对机体的毒性作用与其存在的状态、侵入途径及剂量有关。金属铬和二价铬一般不引起中毒。三价铬胃肠不易吸收,毒性小,而六价铬易吸收,毒性大。六价铬比三价铬更容易经呼吸道吸收,不溶性铬化合物沉积于肺。

铬酸盐可经呼吸道、胃肠道和皮肤吸收。六价铬毒性比三价铬大,六价铬在细胞内被转变成三价铬后迅速跨过细胞膜进入红细胞与血红蛋白结合。组织内铬含量较低,肝、肾、肺内含铬浓度较高,成为靶器官。肺内铬浓度为其他组织的 2～3 倍。尿铬一般来自血清中可透析部分,铬通过肾小球滤过,由肾小管重吸收。急性中毒时,形成肾内循环通路。进入体内的铬主要从尿排出,小部分由粪便排出,也可通过乳汁、汗液、头发及指(趾)甲微量排出。

【中毒机制】

环境中三价铬由于不易进入细胞,因而被认为基本无毒。六价铬容易进入细胞并在细胞内还原为三价铬,在这个过程中会产生中间体五价铬及活性自由基,造成对脱氧核糖核酸(DNA)的损伤,肠道对六价铬的吸收率是三价铬的 3～6 倍,所以主要毒性由六价铬所致。

一、铬对皮肤、黏膜的刺激和腐蚀作用

六价铬化合物如铬酸雾、铬酸盐、重铬酸盐均是强氧化剂,可使蛋白质变性,沉淀核酸、核蛋白,干扰酶系统,其接触皮肤不与表层蛋白立即结合,而直接通过真皮,引起刺激和腐蚀作用。长期吸入六价铬可引起鼻炎、鼻中隔穿孔和慢性支气管炎。

二、铬对肝、肾的损伤

肝、肾是铬分布和排泄的主要器官,六价铬可损伤肾近曲小管,由于肾小管对铬重吸收而增加接触时间与剂量,因此高浓度铬可引起肾小管坏死。另外,铬能与肝、肾组织中的低分子蛋白质结合,形成低分子量铬络合物而蓄积于肝、肾组织,造成对肝、肾的毒性。

三、铬的致敏作用

六价铬接触皮肤表面时，不易与蛋白质结合，而易渗透到皮肤内，并被还原成三价铬，三价铬易与蛋白质结合，形成完全抗原，可引起变应性皮炎或支气管哮喘。

四、铬的致癌作用

接触六价铬如铬酸锌、铬酸锶、铬酸钙、铬酸铅等引发癌变的危险性最大，这是由于六价铬被吸入肺内，通过细胞膜上的阴离子通道进入细胞内，在细胞内六价铬还原成三价铬的过程中，产生中间体五价铬、四价铬以及活性氧基团等，这是其引起细胞毒效应及癌变的关键。

五、铬的遗传与生殖毒性

实验证明，六价铬进入人体内，在细胞核附近还原成三价铬的过程中有遗传毒性。动物实验发现，三氯化铬可破坏卵母细胞的成熟，降低卵母细胞的受精能力，具有明显的生殖毒性。

【临床表现】

一、急性中毒

职业性铬中毒多由吸入或皮肤灼伤吸收引起。口服中毒多为生活中毒。

(一)吸入中毒

①呼吸道炎症：吸入重铬酸盐烟尘或铬酸雾后发生急性中毒，出现眼、上呼吸道刺激症状，如眼结膜炎、鼻炎、咽炎、支气管炎。患者头痛、流泪、流涕、咽干、咳嗽、体温上升、呼吸困难、发绀，肺部可有啰音。②哮喘：吸入铬酸盐烟尘或铬酸雾后 4～8 小时，可出现哮喘发作。一旦发生过敏，患者再接触含铬酸盐气溶胶可发生哮喘。

(二)铬溃疡

六价铬化合物有强烈的刺激作用和过敏反应，皮肤接触后可出现针头大小的丘疹或湿疹样改变，并有瘙痒感，极易形成溃疡。溃疡直径 2～8 mm，圆形，边缘隆起，深底部有渗出物，称为铬溃疡或铬疮。铬溃疡多见于电镀工和鞣皮工以及生产铬酸、铬酸盐、重铬酸盐的化学工业工人。铬酸、铬酸盐、重铬酸盐可灼伤皮肤，并可通过灼伤的皮肤吸收，引起全身性中毒，主要出现肝、肾损害。

(三)口服铬中毒

患者口服铬酸盐和重铬酸盐后数分钟至数小时，可有恶心、呕吐、上腹痛、咽下困难、腹泻、便血。由于频繁呕吐和腹泻可发生脱水，严重者烦躁不安、脉搏加快、呼吸急促，失水过多者血压下降以至休克。发病 2～3 天后，可出现神经系统症状，如痉挛、惊厥、癫痫样发作、昏迷、瞳孔散大等。也可发生严重肝肾功能损害，表现为肝大、触痛、肝功能异常，尿中出现红细胞、白细胞、颗粒管型、蛋白质等，严重者无尿甚至肾功能衰竭。

二、慢性中毒

长期反复接触铬酸或铬酸盐烟尘，可引起铬鼻病、鼻中隔穿孔、上呼吸道炎，也可通过刺激作用和过敏作用发生接触性皮炎以及肝、肾、血液系统损害与肺部癌变。

（一）慢性上呼吸道炎

反复或长期接触低浓度铬化合物的镀铬工人，可发生慢性结膜炎、咽炎、支气管炎或哮喘样症状。

（二）铬鼻病和鼻中隔穿孔

鼻黏膜最易遭受铬损伤。长期吸入铬酸盐或铬酸盐烟尘，鼻中隔黏膜充血、肿胀、干燥或萎缩，逐渐出现黏膜糜烂、溃疡，鼻中隔软骨部穿孔。早期有流涕、鼻塞、鼻出血、干燥、鼻灼痛、嗅觉减退等症状。鼻中隔穿孔多见于镀铬工人。

（三）接触性皮炎

长期接触铬酸、铬酸盐及含铬水泥，通过刺激与过敏作用可引起慢性皮炎，多发于面、颈、手、前臂等裸露部位，呈红斑、水疱、丘疹，重症者发生糜烂，甚至形成溃疡，其边缘肥厚、坚硬、稍隆起，呈钱币状，无痛。变应性接触性皮炎常呈湿疹样并瘙痒，继发感染，迁延呈亚急性或慢性皮炎。

（四）肝肾及血液系统损害

接触铬化合物工人肝脏肿大较多，可有黄疸及肝功能异常。接触铬化合物工人尿蛋白、β_2-微球蛋白含量增多，溶菌酶、N-乙酰-β-葡萄糖苷酶（NAG）活性均显著增高。铬酸盐可引起红细胞增多，白细胞减少，单核细胞及嗜酸性粒细胞增多。尚可引起高铁血红蛋白血症。

（五）肺癌

流行病学调查发现，铬化合物烟雾、铬矿烟尘等均是潜在的致癌物，其潜伏期为10～20年，可能以小细胞癌为主。国际癌症研究机构（IARC）及美国政府工业卫生协会均确认六价铬化合物具有致癌性。六价铬所致肺癌已纳入我国职业性肿瘤的范畴。

【实验室检查】

一、尿铬

由于饮食中含铬量不同，尿铬水平波动较大，其正常值多在 1.9 μmol/L（100 μg/L）以下。尿铬增高仅仅反映机体内有过多的铬摄入，但不能判断是否为铬中毒。

二、血铬

正常人血铬水平多小于 30 μg/L。该指标升高仅反映近期有过量铬摄入，无法判断是否发生铬中毒；由于 Cr^{3+} 不能跨越红细胞膜，故检测红细胞铬浓度更有助于反映近期 Cr^{6+} 的接触情况。

三、皮肤斑贴试验

使用 0.5％重铬酸铵做皮肤斑贴，铬变应性接触性皮炎患者可呈阳性反应。

【诊断及鉴别诊断】

一、诊断

铬中毒的主要症状是六价铬引起的眼结膜、呼吸道黏膜刺激症状，皮肤铬溃疡、鼻中隔穿孔、肺癌是铬中毒的特殊表现。急、慢性中毒患者可有肝肾损害和血液变化。目前，尚无职业性铬中毒的国家诊断标准，铬引起的哮喘可参考《职业性哮喘的诊断》(GBZ 57—2019)；铬鼻病诊断可参考《职业性铬鼻病的诊断》(GBZ 12—2014)；铬所致皮肤损害可参考《职业性皮肤病的诊断　总则》(GBZ 18—2013)、《职业性接触性皮炎的诊断》(GBZ 20—2019)等进行处理；六价铬所致肺癌可参考《职业性肿瘤的诊断》(GBZ 94—2017)进行诊断。

二、鉴别诊断

铬中毒发生的呼吸道刺激反应需与刺激性气体、镍化合物、五氧化二钒中毒相鉴别；鼻中隔穿孔应与五氧化二钒中毒、砷中毒、梅毒、结核、外伤等相鉴别；铬过敏性哮喘应与其他过敏原引起的哮喘相鉴别；铬溃疡、接触性皮炎等与其他皮疹、皮炎、皮肤癌等相鉴别。

【治疗】

一、急性中毒

(一)吸入中毒

吸入大量铬酸或铬酸盐时，需将患者迅速转移到空气新鲜处，保持呼吸道通畅，给氧，可用 5％碳酸氢钠溶液雾化吸入，哮喘患者可给予地塞米松静脉滴注或注射，同时镇咳、平喘、化痰及预防感染等。

(二)皮肤接触

若皮肤接触铬酸或铬酸盐，应立即用清水清洗创面；溅入眼内应用生理盐水冲洗。溃疡面可用 10％抗坏血酸溶液湿敷，或用 10％ EDTA 膏或 5％硫代硫酸钠软膏涂抹溃疡处，如久治不愈，可手术治疗。

(三)口服中毒

口服中毒者，立即催吐，用温水或 1％亚硫酸钠或硫代硫酸钠溶液洗胃，随后给 50％硫酸镁溶液 60 mL 导泻，服牛奶、蛋清或氢氧化铝凝胶保护胃黏膜；对呕血或便血者，洗胃须慎重。如果患者出现高铁血红蛋白血症，给予亚甲蓝 100 mg(1% 10 mL)加入 25%葡萄糖溶液 20～40 mL 缓慢静脉注射，或加入 5%葡萄糖溶液 500 mL 内滴注，必要时可重复。注意水、电解质平衡，防止休克。保护肝肾功能，防止肾功能衰竭。急性肾功能衰竭可考虑血液净化疗法。

二、慢性中毒

(一)皮炎

皮炎患者避免接触铬化合物。急性期可用炉甘石洗剂或单纯粉剂止痒，渗液多时用生理盐水或 3%硼酸溶液做冷湿敷。亚急性期用 40%氧化锌油或氧化锌软膏。变应性皮炎可用氢化可的松或地塞米松霜等，内服抗组胺药。

(二)铬溃疡

铬溃疡可用 10%抗坏血酸溶液湿敷，也可用 10%$CaNa_2$-EDTA 软膏或 5%硫代硫酸钠软膏。铬溃疡深，久治不愈，可考虑手术治疗。

(三)铬鼻病

铬鼻病，局部可用 10%抗坏血酸溶液擦洗，或涂抹 5%硫代硫酸钠软膏，以促进溃疡愈合。已形成鼻中隔穿孔时，可进行鼻中隔修补术。

【预防】

电镀车间电镀槽边抽风排出铬酸雾，槽内可用酸雾抑制剂。车间装设专门水龙头，以便及时冲洗皮肤和眼睛。从事铬酸和铬酸盐相关工作的工人工作时须戴手套，工作前检查皮肤有无破损。鼻腔可涂油膏保护，工作后冲洗鼻腔。

加强职业健康监护，每年体检一次，内容包括血常规、尿常规、肝功能、肺功能、X 线胸片等检查。注意上呼吸道炎、皮肤溃疡、肺癌、支气管哮喘、皮炎等为职业禁忌证。

第八节　镍及其化合物

【理化性质】

镍(Ni)是银白色金属，原子量 58.71，熔点 1453 ℃，沸点 2800 ℃。镍具有耐高温、抗腐蚀的性能，加热到 700～800 ℃时仍不被氧化，并能保持一定强度；镍在潮湿的环境中，表面可形成氧化膜，阻止其继续氧化；在酸、碱、盐的环境中，也具抗腐蚀性。镍具有良好的机械强度和可塑性，加工性能好，在低温情况下，也可具有这种特性。因此，镍是制备高温合金、不锈钢合金的重要元素。常见的镍化合物有一氧化镍（NiO）、三氧化二镍（Ni_2O_3）、氢氧化镍[$Ni(OH)_2$]、氢氧化高镍[$Ni(OH)_3$]、硫酸镍（$NiSO_4$）、三硫化二镍（Ni_2S_3）、氯化镍（$NiCl_2$）、硝酸镍[$Ni(NO_3)_2$]、羰基镍[$Ni(CO)_4$]等。

【职业接触】

镍矿石开采及冶炼的焙烧、熔炼及电解获得金属镍的过程中，作业工人可接触镍烟雾；镀镍作业，制备不锈钢、软磁合金及镍铬、铜镍、镍铝等耐高温合金的过程；机械制造医疗器械、仪器仪表，作为热中子的机械断续器，制造镍镉电池等均可接触；日常生活中使用镀镍手表、眼镜架、首饰、汽车门把手及镀镍餐具等均有机会接触镍及其化合物。

【毒代动力学】

镍是人体必需微量元素，主要由食物通过胃肠道以可溶性镍及镍盐的形式吸收，人体对镍的日需要量约为 0.3 mg，金属镍粉几乎不被胃肠道吸收。镍及其化合物可由呼吸道吸收，但吸收缓慢，可长期沉积于肺及淋巴结达数年之久。镍进入血液后，主要与白蛋白结合，并分布于肾、肺、脑等各个组织脏器，其中以肾及肺蓄积量最高，经口摄入的镍，主要经粪便排出（90%），而经静脉、皮下、腹腔注入以及吸入的镍，则主要由尿液排出。成人尿内镍正常范围 0～0.187 μmol/L。

【中毒机制】

镍的毒性取决于镍化合物的溶解度、剂量及侵入途径。可溶性镍盐毒性大于金属镍。经静脉、皮下注射镍盐的毒性大于口服与吸入。

一、组织器官的损伤机制

口服或注射镍盐后，动物可产生明显的神经和内脏的损害，包括心肌、脑、肺、肝和肾等组织细胞水肿、出血和变性坏死。这可能与镍化合物抑制体内各种酶有关。镍可抑制肝琥珀酸脱氢酶、苹果酸脱氢酶、心肌细胞色素氧化酶等酶活性，可使肝、肾、睾丸、肾上腺等器官发生退行性病变。镍可影响内分泌，对胰岛素有拮抗作用，致使血糖升高，血脂增加，干扰垂体功能，促使肾上腺皮质激素的分泌增加，催乳素分泌减少，肾上腺皮质功能减退。

镍可引起血中钾、钙、镁下降，钠、氯增高，导致心肌传导与兴奋降低，以及肌肉抽搐、肌无力等。

二、呼吸系统的损伤机制

吸入金属镍粉或镍盐后，可刺激呼吸道，使血管通透性增加，引起巨噬细胞及淋巴细胞浸润，半年左右出现弥漫性肺纤维化，气管旁淋巴结肿大，淋巴细胞增生，淋巴窦扩张及粉尘积聚。

三、致癌作用

镍冶炼工人肺癌高发已得到证实，其机制可能与镍引起染色体畸变、基因突变、DNA断裂、DNA蛋白交联、DNA修复与合成变化等细胞分子水平遗传基因改变有关。镍引起苯并芘在体内蓄积及细胞免疫功能降低，这都是致癌的因素。

四、致敏作用

镍属致敏物，低分子量的镍离子作为半抗原可与体内大分子结合形成抗原-载体复合物，通过T淋巴细胞导致机体过敏反应，表现为细胞介导的皮肤过敏。镍也可诱发速发型变态反应，引起呼吸道过敏性哮喘。

【临床表现】

一、过敏性皮炎和湿疹

镍是较常见的致敏性金属，工业上电解镍与镀镍过程中，工人接触镍粉或硫酸镍后两个月左右，在皮肤暴露部位如手、手腕、前臂等处出现皮疹，逐渐蔓延到面颈部、腿以及全身。皮疹呈丘疹、疱疹和红斑，患者剧烈瘙痒，被称为"镍痒疹"或"镍疥"。个别敏感性较高的人戴镀镍表带、饰品等也可发生皮疹。这种皮疹一般在脱离后1～2周自愈，再次接触可重新发病，反复接触可逐渐呈慢性湿疹或苔藓样变。个别病例也可表现出荨麻疹样改变。

二、呼吸道损伤

吸入高浓度金属镍粉及其镍化合物可引起急性呼吸道化学性炎症，长期接触可逐渐出现咳嗽、咳痰、胸闷、气短、胸痛等慢性气管炎的症状。X线胸片可见肺门影增大，肺纹理增粗、紊乱及肺间质或肺嗜酸性粒细胞增多症。

从事镍冶炼、镍电镀的工人，由于长期接触硫酸镍及其蒸气，可发生鼻咽炎、鼻窦炎、鼻中隔穿孔，表现为鼻塞、流涕、咽痛及异物感、鼻干燥及嗅觉减退或丧失。继续长时间接触可发生鼻黏膜非典型上皮化生，有发生鼻癌的危险。

三、呼吸道癌

某些国家对镍开采与应用较早，对镍致鼻窦癌、鼻甲癌、肺癌的报道也比较早。我国对镍的开采与利用已有几十年历史，对部分接触硫酸镍及可溶性镍的人群进行流调，发现肺癌高发与职业因素有密切关系。在因肿瘤死亡病例中，接镍工龄为18.5年，平均死亡年龄53.2岁，较全国肺癌死亡年龄提前6.3岁。

四、其他表现

长期接触高浓度镍烟尘及硫酸镍者，可有口中金属味、食欲不振、头晕、头痛、精神不振及体力下降等症状。

【实验室检查】

一、人体生物材料中镍含量测定

人体生物材料中镍含量测定可作为镍吸收的生物性监测指标，用以反映职业和环境的污染状况及体内镍的吸收水平，镍作业工人血及尿中镍含量多见增高。全血中镍含量均值约为 0.082 μmol/L(4.8 μg/L)，范围为 0.29～0.7 μg/L(原子吸收法)，故有人建议将血镍的生物阈限值定为 10 μg/L。若超过此值，应加强对工人的劳动防护。

二、皮肤斑贴试验及细胞免疫检查

皮肤斑贴试验有助于镍接触性过敏性皮炎的确诊，将 1% 硫酸镍贴敷于皮肤上，72 小时后，如皮肤产生水疱、湿疹等改变，即为阳性。以镍为抗原的淋巴细胞转化试验、白细胞移动抑制试验等细胞免疫的体外检查若呈现阳性，也可作为机体对镍过敏的证据。

三、其他检查

其他检查包括常规检查及肝肾功能检查等，还可进行过氧化损伤检测、免疫组织化学检测、病理学检查等。

【诊断及鉴别诊断】

目前，我国尚无镍中毒国家诊断标准。

一、急性中毒

临床上具有高浓度镍或镍化合物的接触史，有确定的呼吸道刺激症状，胸部 X 线检查有炎症性阴影，排除其他原因的疾病后，可考虑为镍所致急性中毒。

二、慢性中毒

尽管长期接触金属镍和镍盐的工人，肺癌、鼻癌和鼻咽癌发病率明显增高，但目前尚无确切证据表明上述癌症与镍接触有内在联系，仍需进一步积累资料数据。目前，我国的职业性肿瘤病因分类尚未将镍列入。

三、镍致皮肤过敏的诊断

镍致皮肤过敏的诊断可依据《职业性皮肤病的诊断　总则》(GBZ 18—2013)、《职业性接触性皮炎的诊断》(GBZ 20—2019)等。

【治疗与预防】

镍皮炎可按一般接触性皮炎处理。急性镍盐中毒时，如体内镍含量较高，可考虑驱镍治疗。镍的有效络合剂有依地酸钙钠、二乙烯三胺五乙酸三钠钙以及二乙基二硫代氨基甲酸钠，三者均可使体内离子状态的镍被络合，成为无毒的络合物排出体外，二乙基二硫代氨基甲酸钠效果较好。

做好上岗前职业健康查体及加强职业健康监护体检，做好职业培训及职业卫生知识教育。加强个人防护，从事镍作业工人工作前检查皮肤有无破损，工作时需佩戴口罩、手套，班后淋浴及更衣。

第九节　羰基镍

【理化性质】

羰基镍[$Ni(CO)_4$]是一种剧毒金属有机化合物，是由镍和 CO 在一定温度和压力下反应生成的，常温下为无色透明液体，受日光照射后可变成棕黄色或草灰色液体，具有潮湿的尘土气味。分子量 170.7，密度 1.29 g/cm³（25 ℃），其蒸气比空气重 5.9 倍，熔点 −25 ℃，沸点 43 ℃。不溶于水，溶于乙醇、苯、氯仿等多数溶剂中。羰基镍在 −25 ℃时变为结晶状态，在 45 ℃时沸腾成具有特殊煤烟气味的气体，在空气中能燃烧，60 ℃以上分解并可能发生爆炸。

【职业接触】

制备羰基镍，进行高压羰化，进行粗羰基镍精炼时，可接触到羰基镍。提炼纯度极高的镍粉，用来制造高级钢，当一氧化碳通入金属镍反应釜中起反应时，可有羰基镍逸出。另外，在有机合成、橡胶和石油工业中，$Ni(CO)_4$用作催化剂。在电子工业和精密仪表工业，$Ni(CO)_4$还用于镍的喷涂。

【毒代动力学】

羰基镍是在动物及人体内吸收最快、最完全的镍化合物，急性中毒主要是呼吸道吸收所致，经皮肤吸收也是引起急性中毒的途径之一。羰基镍的蒸气及气溶胶，可大量迅速经呼吸道吸入，并通过肺的毛细血管进入血液循环。吸入的羰基镍约有 30%由呼气以原形排出体外，其余部分在体内新陈代谢，在细胞内分解，释放出二价镍和 CO。其中，CO 经呼吸道排出；二价镍与细胞内核酸、蛋白质结合，在肺、肝、脑中含量较高。经过 4～6小时，镍几乎全部从尿中排出。羰基镍也可经胃肠道以及完整的皮肤吸收，但吸收的速度和量均逊于呼吸道。

职业暴露人群中，呼吸道吸入所致的急性中毒最为常见，其他途径吸收速度较慢，临床意义不大。但意外吞服经胃肠道途径吸收也可导致急性中毒。

【中毒机制】

羰基镍属高毒类，第一次世界大战中被德国军队用作杀伤性战剂。急性肺损伤是急性羰基镍中毒最突出的表现，羰基镍引起的急性肺损伤可能是早期的直接毒性和继发炎症反应的复合作用所致。羰基镍气溶胶吸入肺，透过肺泡壁作用于毛细血管上皮细胞，Ⅰ型上皮细胞最先受到侵害，发生变性、坏死、脱落、基底膜裸露，气-血屏障大为减弱，血管内皮细胞亦发生损伤，结果使毛细血管通透性增强，血浆中水分和蛋白质渗出至肺间质及肺泡内形成肺水肿。

近年来，研究结果提示氧化应激和脂质过氧化反应在急性肺损伤中可能占重要地位，镍诱发脂质过氧化作用可能是镍及其化合物的主要毒性作用。实验发现，羰基镍的脂溶性使其可穿透细胞膜进入细胞内，而 0 价的金属镍需在细胞内被氧化为二价镍才能获得生物活性。由于羰基镍的亲脂性，一些毒性物质，包括脂质过氧化的产物，损害Ⅰ型与Ⅱ型肺泡上皮细胞，破坏肺泡表面活性物质，使肺泡间质渗出增加，加重肺水肿的形成，与此同时，肝、肾上腺、肾实质、肾小管、脾脏均受到不同程度的损害。

此外，通过动物实验发现羰基镍有致癌、致畸、致突变的毒性作用。

【临床表现】

一、急性中毒

短时间内大量吸入羰基镍可产生急性中毒，根据吸入浓度和剂量的不同，多数患者在 5～30 分钟内出现早发症状，主要表现为神经系统症状和呼吸道黏膜刺激症状，上述呼吸道和黏膜刺激症状及神经系统症状很快减轻，并经 8～36 小时不等的潜伏期后，部分较重患者出现晚发症状，如气短、咳嗽突然加重，呼吸快而浅，心跳加速；咳出多量泡沫血痰、面色青紫、端坐呼吸。查体发现两肺有大量干、湿性啰音，心动过速，血压下降，脑缺氧导致抽搐、呼吸衰竭及昏迷。

肺部 X 线检查初时，可见肺纹理增多，肺野模糊，肺门阴影致密、增大；肺部损害加剧时，两肺可产生广泛的斑片状或云絮状阴影，可融合成大片状或蝶状，出现肺泡性肺水肿临床表现，还可出现呼吸窘迫综合征，血气分析呈重度低氧血症等严重呼吸衰竭表现。

尿镍通常在中毒后迅速增高，并于中毒后第1～2天达最高峰，其排出量可超过正常人尿镍含量的数倍至数十倍。中毒后7～10天可恢复或接近正常。急性中毒患者愈后可能会有肺纤维化表现，多数肺功能可维持正常，中毒致多器官损害中，肝功能恢复较慢。

二、慢性中毒

长期接触低浓度羰基镍可以引起神经衰弱综合征和呼吸系统损害等慢性中毒，表现为头晕、头痛、疲乏无力、夜间失眠、白天嗜睡、多梦、记忆力减退等神经系统功能紊乱，以及咳嗽、胸闷、胸痛、气短等呼吸系统症状。胸部X线检查可有肺纹理增多、紊乱。部分患者可有通气功能损害，脑电图出现轻度或中度异常，尿镍含量增高。少数患者可有心、肝功能异常，过敏性皮炎表现。

【实验室检查】

尿镍早期检查有价值，吸入羰基镍8小时内的尿镍浓度作为判断中毒程度的参考指标，正常人尿镍＜0.17 μmol/L。其他检查可有血常规、肝肾功能、血气分析、X线胸片、肺功能等。

【诊断及鉴别诊断】

一、诊断

诊断依据《职业性急性羰基镍中毒诊断标准》(GBZ 28—2010)。诊断原则：根据短期内接触较大量羰基镍的职业史，出现以急性呼吸系统损害为主的临床表现及胸部X线表现，结合血气分析，参考现场职业卫生学调查及血镍和(或)尿镍测定结果，综合分析，排除其他病因所致类似疾病后，方可诊断。

接触反应，接触羰基镍后出现下列表现之一者，可诊断为接触反应：①一过性头晕、头痛、乏力、胸闷、咽干、恶心等症状；②一过性轻咳、胸闷等呼吸系统症状，肺部无阳性体征，胸部X线检查无异常表现。

二、诊断及分级

(一)轻度中毒

在接触反应表现基础上，出现咳嗽、咳痰、胸痛等症状；体检可见眼结膜和咽部充血，两肺出现散在干、湿性啰音，胸部X线检查显示两肺纹理增多，符合急性气管支气管炎表现。

（二）中度中毒

轻度中毒症状明显加重，出现发热、烦躁不安、咳嗽、痰多、呼吸增快，两肺出现广泛干性或湿性啰音；胸部 X 线检查显示肺门阴影增大，两肺纹理粗乱、模糊，出现点片状阴影或肺透亮度降低，呈磨玻璃样改变，符合急性支气管肺炎或急性间质性肺水肿。血气分析呈轻度至中度低氧血症。

（三）重度中毒

在中度中毒病情基础上，具有下列表现之一者，可诊断为重度中毒：①咳大量白色或粉红色泡沫样痰，明显呼吸困难、发绀，两肺弥漫性湿性啰音；胸部 X 线检查显示两肺野有大小不一、边缘模糊的大片状或云絮状阴影，符合肺泡性肺水肿。②血气分析呈重度低氧血症。③急性呼吸窘迫综合征。④昏迷。

【治疗及预防】

急性中毒患者应立即撤离现场，脱去被污染的衣物，清除体表污染物，卧床休息，禁止活动，尽量减少氧耗。为防治肺水肿、脑水肿，应早期、足量、短程使用肾上腺糖皮质激素，对较轻患者，也要观察 48～72 小时以上。如已出现肺水肿、心肌损害及脑病，根据呼吸困难程度、泡沫痰量、发绀程度、肺部啰音及血气分析等变化随时调整用药。

预防羰基镍中毒关键是切实防止羰基镍的直接吸入，采用羰化法提炼纯镍时，应注意设备和管道的密闭化，采用多级分解或燃烧方法，破坏残气、尾气中的羰基镍，并回收镍粉。注意个人防护及定期体格检查，慢性阻塞性肺病是该岗位职业禁忌证。

第十节　铊及其化合物

【理化性质】

铊（Tl）为银白色柔软金属。原子量 204.39，密度 11.58 g/cm^3，熔点 303.5 ℃，沸点 1457 ℃。室温下易氧化，易溶于水、硝酸和硫酸。其水溶液无色、无味、无臭。铊的化合价有＋1 价和＋3 价，后者不稳定，遇碱或水变为一价化合物。铊能与有机物结合生成有机铊化合物，也易与其他金属结合形成合金。常见的铊化合物有醋酸铊（CH_3COOTl）、硫酸铊（Tl_2SO_4）、溴化铊（TlBr）和碘化铊（TlI）。

【职业接触】

铊在工业上主要用于制造光电管、合金、低温温度计、颜料、染料、焰火。溴化铊和碘化铊是制造红外线滤色玻璃的原料。硫酸铊可制造杀虫剂和杀鼠剂。醋酸铊、碘化铊、硫酸铊曾用于脱发剂，治疗头癣。铊制剂治疗量与中毒致死量很接近，因此极易引起中毒。

此外，铊广泛存在于铁、铝、铜、锌等矿石中，这些矿石的开采与冶炼过程中可接触铊。铊盐制造、误服非法流产偏方、自服、投毒等均可导致中毒。

【毒代动力学】

铊是人体非必需元素，是一种蓄积性毒物，进入人体的途径主要是呼吸道与消化道，可溶性铊盐也可经皮肤吸收。铊被吸收入血后，大约 2 小时达高峰，24～48 小时血铊浓度急剧下降并以离子状态转运，蓄积于细胞内。铊在肾、肝、脑的浓度较高，肌肉、骨骼、心脏、胃肠、脾、睾丸次之，皮肤和毛发也有一定蓄积。

铊主要通过肾和肠道排出，少量可从乳汁、汗腺、泪液、毛发和唾液排出。铊在体内排出缓慢，高钾食物能增加肾对铊的清除，推测钾能竞争性阻断肾小管对铊的重吸收，同时动员细胞中的铊，使血铊含量增加，因而经尿排铊也增加。

【中毒机制】

铊属高毒类，具有极强的神经毒性与蓄积性，对胃肠道和肾脏也有一定损害，无论一价铊或三价铊，化合物均有脱发作用，醋酸铊用于脱发剂量为 8 mg/kg，与成人最小致死量 12 mg/kg 接近，所以易发生中毒。铊中毒的机制目前尚不十分清楚，可能的机制：由于钾与铊都是一价离子，并有相近的半径，因此，铊能模仿钾的活动，在细胞内蓄积，并激活膜上的 Na^+-K^+-ATP 酶，而影响细胞的正常功能。由于铊对神经细胞和肌肉中的 Na^+-K^+-ATP 酶、微粒体磷酸酶的亲和力比钾大 10 倍，故铊易与酶分子或蛋白巯基结合，尤其与线粒体膜的巯基结合，抑制氧化磷酰化过程，干扰含硫氨基酸代谢，抑制细胞有丝分裂。对急性或慢性铊中毒大鼠肾、肝、肠、脑等细胞的超微结构检测发现，这些组织细胞均有线粒体肿胀，线粒体嵴和颗粒部分或全部消失。铊与半胱氨酸上的巯基结合，影响角蛋白的合成，导致毛发、指(趾)甲生长障碍及脱发等。

铊中毒出现的某些神经系统表现与核黄素缺乏症相似，这是由于铊在体内与核黄素结合，使黄素蛋白合成减少和黄素二腺苷代谢紊乱，导致丙酮酸代谢和其他有关的代谢发生障碍。

铊可透过血脑屏障使脑组织中琥珀酸脱氢酶和鸟嘌呤脱氢酶活性减弱，加速脑组织过氧化，导致儿茶酚胺代谢紊乱。铊可能干扰突触前递质释放，对神经-肌肉接头产生损害，导致周围神经病变；铊对甲状腺的损害影响脑的发育成熟和骨骼系统的生长发育。

【临床表现】

一、急性中毒

急性铊中毒多数为非职业性中毒，多由误服或将铊化合物作为药用引起。职业性急性铊中毒较为少见，其发生原因主要系吸入大量含铊烟尘、蒸气，或可溶性铊盐经皮肤吸收。急性铊中毒有一定潜伏期，潜伏期长短与接触剂量有关，一般在接触后 12～24 小时出现症状，早期为消化道症状，数天后出现明显的神经系统障碍。

（一）神经系统

中毒后短则 12 小时，长至 1 周，一般 2～5 日开始感到双下肢酸、麻、蚁走感，足趾、足底及足跟疼痛，并逐渐向上蔓延，轻触皮肤即感疼痛难忍，双足踏地时剧烈疼痛，以致不能站立与行走。因此，下肢特别是足部痛觉过敏是铊中毒周围神经病的突出表现。运动障碍出现稍晚，开始双下肢发沉、无力，继而下肢麻痹，不能站立或行走，严重时出现肢体瘫痪、肌肉萎缩，一般上肢受累较轻。铊中毒时颅神经常受累及，可发生视神经、动眼神经、三叉神经和面神经麻痹，表现为视力减退、球后视神经炎、视神经萎缩、上睑下垂、眼肌麻痹、周围性面瘫、构音障碍及咽下困难。中枢神经系统障碍时，轻者头痛、睡眠障碍、情绪不稳、焦虑不安及癔症样表现；重者出现急性中毒性脑病，表现嗜睡、谵妄、惊厥、癫痫发作、昏迷，亦可出现精神失常、行为改变、幻觉、痴呆。自主神经功能紊乱表现为心动过速、心律失常、血压升高、发热、唾液增多、多汗及尿潴留等。

（二）胃肠系统

经口中毒者胃肠道症状出现早，表现为恶心、呕吐、食欲减退、腹绞痛或隐痛、顽固性便秘、后期腹泻，也可见到口腔炎、舌炎、牙龈糜烂、胃肠道出血。有些病例可发生中毒性肝病。

（三）脱发

脱发为铊中毒的特异性表现，一般于急性中毒后 1～3 周内出现，也有报道可短至 4 天发生。头发呈一束束脱落，表现为斑秃或全秃，亦可伴眉毛脱落，但眉毛内侧 1/3 常不受累。严重病例胡须、腋毛、阴毛和眉毛可全部脱落。一般情况下，脱发是可逆的，大约在第 4 周开始再生，至 3 个月完全恢复，然而严重铊中毒可致永久性脱发。

（四）皮肤

中毒 3～4 周皮肤干燥、脱屑，并可出现皮疹、皮肤痤疮、色素沉着、手掌及足跖部角化过度、指(趾)甲营养不良,于中毒后第 4 周出现白色横纹(Mees 纹)。

(五)肌肉与骨骼

关节疼痛,关节局部肿胀、发热、压痛,运动时疼痛加重。肌肉痛以腓肠肌痛最常见,伴明显压痛,其他部位肌肉亦可受累。

(六)其他

部分病例有心肌、肝、肾损害,如肝肿大、血清转氨酶升高,蛋白尿、管型尿、血尿等。急性铊中毒后,特别是患有严重周围神经病及中枢神经系统障碍时,常留有不同程度的后遗症。

二、慢性中毒

慢性中毒多见于职业性铊中毒,如生产和加工铊的工人,工业含铊废水污染水源或土壤,人们食用该土壤生长的蔬菜、瓜果或饮用污染水后可以发病。

慢性中毒起病缓慢,临床表现与急性铊中毒基本类似。早期表现为类神经症,如头痛、头晕、嗜睡、失眠、多梦、记忆力减退、倦怠、无力。随后可出现毛发脱落,如斑秃或全秃。此外,可有食欲减退、呕吐、腹痛、腹泻。视力下降是突出表现,严重者只有光感。眼底显示视网膜炎、球后视神经炎、视神经萎缩。有时发生周围神经病,表现为双下肢麻木、疼痛,肢体感觉、运动障碍。部分患者可有低热、心动过速、心前区疼痛、高血压、肝肿大,还有皮肤色素沉着、指甲 Mees 纹。

【实验室检查】

一、铊含量的测定

尿铊超过 0.015 mmol/L(0.3 mg/L)有诊断意义,急性铊中毒患者 24 小时尿铊超过 5～10 mg,慢性铊中毒患者发铊含量可在 80～435 μg/100 g,除尿铊与发铊外,从粪便、指(趾)甲、唾液中均可测得铊。成人每日经饮食和呼吸道进入体内的铊约为 2 μg,成人每日约排泄铊 1 μg,尿中几乎测不出铊。

二、其他检查

脑电图可有不同程度的改变,重度中毒者可出现慢波或棘波;肌电图可显示神经源性改变,可出现正锐波、纤颤电位,小力收缩时运动单位平均时限延长,感觉与运动神经传导速度减慢,远端潜伏期延长;还可做肝肾功能、心电图等其他检查。

【诊断及鉴别诊断】

依据《职业性铊中毒诊断标准》(GBZ 266—2010)进行诊断。

一、诊断原则

根据接触铊的职业史，结合出现相应的临床表现及实验室检查结果，参考职业卫生学调查资料，进行综合分析，排除其他原因所致类似疾病后，方可诊断。

二、接触反应

短时间内接触较大量铊后出现头晕、头痛、乏力、咽部烧灼感、恶心、呕吐、腹痛等症状，尿铊增高。

三、诊断及分级

（一）急性中毒

1.轻度中毒　除具有头晕、头痛、乏力、食欲减退、腹痛症状及尿铊明显增高外，同时具备以下一项症状者，可诊断为轻度中毒：①四肢远端特别是下肢痛觉过敏、麻木、疼痛，或痛觉、触觉减退呈手套、袜套分布，可伴有跟腱反射减弱；②明显脱发，指（趾）甲出现 Mees 纹；③神经肌电图显示有神经源性损害。

2.中度中毒　在轻度中毒基础上，同时具有以下一项症状者，可诊断为中度中毒：①四肢远端痛觉、触觉障碍达肘、膝以上，伴跟腱反射消失；或深感觉明显障碍伴感觉性共济失调；②四肢受累肌肉肌力减退至 4 级；③脑神经损害；④发生轻度心、肺、肝、肾、脑损害之一。

3.重度中毒　在中度中毒基础上，同时具有以下一项症状者，可诊断为重度中毒：①四肢受累肌肉肌力减退至 3 级，或四肢远端肌肉明显萎缩；②发生中至重度心、肺、肝、肾、脑损害之一。

（二）慢性中毒

1.轻度中毒　长期接触后出现乏力或下肢无力，连续两次检测尿铊增高，同时具有以下一项者，可诊断为轻度中毒：①双下肢疼痛、麻木，出现对称性袜套样分布的痛觉、触觉或音叉振动觉障碍，伴跟腱反射减弱；②明显脱发；③轻度视神经病或视网膜病；④神经肌电图显示有神经源性损害。

2.重度中毒　在轻度中毒基础上，同时具有以下一项者，可诊断为重度中毒：①四肢远端感觉障碍，跟腱反射消失，伴四肢肌力减退至 3 级或四肢远端肌肉萎缩；②视神经萎缩。

四、鉴别诊断

（一）急性铊中毒

急性铊中毒可出现多水平的神经系统损害，其周围神经病变以下肢为主，常见足部麻木伴烧灼样疼痛，痛觉过敏为其最突出的临床特征。诊断时需注意排除吉兰-巴雷综合征、肉毒杆菌毒素中毒以及其他毒物导致的中毒性周围神经病。

（二）慢性铊中毒

慢性铊中毒起病隐袭，以周围神经、视神经损害及脱发为其主要临床表现。诊断必须根据确切的职业接触史，结合临床表现以及特殊化验、检查综合分析，并注意与糖尿病及其他毒物导致的周围神经病相鉴别。

【治疗与预防】

经口急性中毒者，应立即给予催吐、洗胃、导泻。洗胃应以1%碘化钾溶液或碘化钠溶液洗胃，使形成不溶性碘化铊，再给予口服活性炭0.5～1.0 g/kg以吸附尚未吸收的毒物，同时应用硫酸镁导泻。如系吸入中毒，立即将患者移至空气新鲜处，吸氧，保持呼吸道通畅。皮肤污染时用肥皂水彻底清洗。眼部接触时用大量清水冲洗。

普鲁士蓝（Prussian blue）治疗：普鲁士蓝是一种无毒色素，对急、慢性铊中毒有明显疗效。其作用机制是铊可置换普鲁士蓝上的钾而形成普鲁士蓝-铊复合物，随粪便排出。普鲁士蓝用量一般为每日250 mg/kg，分4次服用，每次溶入15%甘露醇50 mL；用药时间可持续到24小时尿铊含量小于0.5 mg，给药同时用硫酸镁导泻。该药无不良反应，治疗时，粪、尿均排出铊，且粪铊含量超过尿铊。治疗后不出现反跳现象。

对严重中毒病例，使用血液灌流比血液透析效果好，因铊主要分布在细胞内，血液中含量少，如血液透析与血液灌流合用，效果更好。

对症与支持疗法：维持呼吸、循环功能，给予足够的营养和B族维生素。目前，研究者认为金属络合剂对治疗铊中毒无明显疗效。慢性铊中毒可使用含硫氨基酸，如胱氨酸、甲硫氨酸、半胱氨酸等，有一定作用。氯化钾能增加铊的排出，但会使血铊含量一过性增高，临床病情加重，除非与血液透析和普鲁士蓝合用，否则要慎重使用。

铊作业者严格遵守操作规程，加强个人防护，禁止在操作时吸烟、进食。对铊化合物要严格管理，严禁将铊盐作为毒鼠剂和脱发剂。

第十一节　钡及其化合物

【理化性质】

钡（Ba）为一种稍有光泽的银白色金属。原子量137.33，密度3.5 g/cm^3，熔点725 ℃，沸点1640 ℃，质坚硬，略具延展性。钡的化学性质十分活泼，与水可发生剧烈反应，放出氢气，在常温下可与氧及卤素发生强烈反应。钡可还原若干金属的氧化物、卤化物和硫化物而获得相应的金属。由于钡易氧化，需浸于矿物油中保存。工业生产中常用的钡化合物有氯化钡($BaCl_2$)、碳化钡(BaC_2)、氢氧化钡[$Ba(OH)_2$]、碳酸钡($BaCO_3$)和硫化钡(BaS)等。

【职业接触】

自然界中钡的主要矿物为重晶石($BaSO_4$)和毒重石($BaCO_3$)。钡矿开采、冶炼、制备和使用钡化合物时可接触钡。金属钡主要用于制造各种合金，用作消气剂，作为球化剂和脱气合金，用于制造球墨铸铁和精炼金属。

氯化钡用于钢材淬火，并作为杀虫剂。碳酸钡用作杀鼠剂，并用于玻璃、陶瓷和搪瓷工业。硫酸钡与硫化锌、氧化锌混合形成的锌钡白俗称“立德粉”，是一种常用的白色颜料。硫酸钡用作胃肠造影剂及纺织品、橡胶、肥皂、水泥、塑料的充填剂。另外，一些钡盐还可用作试剂。硝酸钡、碳酸钡则用于制造焰火和信号弹。

【毒代动力学】

不溶性钡化合物在胃肠道吸收甚微。可溶性钡化合物如氯化钡口服后进入胃内，可被胃酸溶解成二价的钡离子，迅速通过肠黏膜吸收。口服 $BaCl_2$后 1 小时，血浆钡浓度可达最高峰，然后大部分迅速转移至骨骼(约占体内总量的 65%)、肝、肾和肌肉，小部分在血浆内可形成不溶性磷酸钡，并缓慢地被吞噬细胞吞噬。钡不能经完整的皮肤吸收。

钡由粪便和尿自体内排出，其排出量取决于进入的方式。口服氯化钡在 24 小时内，约有食入量的 20%的钡由粪便排出，5%～7%经尿排出，唾液也能排出微量钡。可溶性钡盐经静脉注入时，尿中钡的排泄量可明显增高，注射后 10 小时内可排出注入量的 10%～15%。钡可通过胎盘屏障进入胎儿体内，也可经由乳汁进入乳儿体内。婴幼儿组织中的钡浓度高于成人。

【临床表现】

一、急性中毒

职业性中毒见于生产和使用钡化合物过程中的意外事故，生活性中毒多由于将钡盐误作碱面、食盐、明矾、发酵粉等误食引起。生产中吸入可溶性钡化合物烟尘引起的急性中毒与口服氯化钡引起的急性中毒，临床表现相仿，但吸入中毒消化道反应较轻。

急性钡中毒的潜伏期可短至数分钟，亦有长达 48 小时者，但多数在 0.5～4 小时内发病。起病有头晕、头痛、全身无力及肢体麻木感。口服中毒时，有明显的恶心、呕吐、腹痛、腹泻等胃肠道症状，吸入中毒时，则有咽痛、咽干、咳嗽、胸闷、气短症状。重症患者的典型表现为进行性肌麻痹，初为肌力减弱，站立不稳，持物困难，肌力及肌张力降低呈进行性，最终可发展为完全性瘫痪。若呼吸肌麻痹则可危及生命。同时，因低钾和钡离子对心肌的直接毒性作用导致心功能异常，表现为心率增快或减慢，伴心律失常，如早搏、心房颤动、心室颤动、心室扑动等。

重症中毒者体温可升至 38～39 ℃，尿中出现蛋白质和管型，肾功能可受损害。死亡原因多为心律失常和呼吸肌麻痹。

二、慢性损害

长期接触钡化合物的工人可产生上呼吸道和眼结膜的慢性刺激症状，表现为口腔黏膜肿胀糜烂、鼻炎、咽炎、结膜炎。从事氯化钡粉碎和浸析，以及包装碳酸钡的部分工人尚发现有高血压和心脏传导功能障碍。加工和使用不溶性钡化合物的工人，如开采重晶石矿的工人，以及加工锌钡白的工人，长期吸入钡粉尘，可发生钡尘肺。

【实验室检查】

实验室检查显示血清钾降低，可低至 2 mmol/L 以下。心电图显示频发的或多源性早搏、束支或室内传导阻滞、房颤或室颤，并有低血钾所见：ST 段下降，T 波平坦、双相、倒置，QT 间期延长，出现明显的 U 波。

【诊断及鉴别诊断】

诊断依据《职业性急性钡及其化合物中毒的诊断》(GBZ 63—2017)进行。

一、诊断原则

根据短期内吸入或受损皮肤吸收大量可溶性钡化合物的职业接触史，出现以胃肠道刺激症状、低钾血症、肌肉麻痹、心律失常为主的临床表现，结合心电图、血清钾的检查结果，参考工作场所职业卫生学资料，综合分析，排除其他原因所致类似疾病后，方可诊断。

二、接触反应

短期内吸入或经受损皮肤吸收大量可溶性钡化合物后，出现头晕、头痛、咽干、恶心、乏力等症状，肌力、心电图、血清钾无异常发现，48 小时内症状明显减退或消失。

三、诊断分级

(一)轻度中毒

头晕、头痛、咽干、恶心、乏力加重，出现呕吐、胸闷、心悸、腹痛、麻木等症状，3.0 mmol/L≤血清钾＜3.5 mmol/L，并具有下列表现之一者，可诊断为轻度中毒：①肌力 4 级[见《职业性急性化学物中毒性神经系统疾病诊断标准》(GBZ 76—2024)]；②低钾心电图改变、阵发性室上性心动过速、单源频发室性期前收缩、莫氏Ⅰ型房室传导阻滞等心律失常表现之一[见《职业性急性化学物中毒性心脏病诊断标准》(GBZ 74—2009)]。

(二)中度中毒

轻度中毒症状加重,可出现肢体运动无力等表现,并具有下列表现之一者,可诊断为中度中毒:①2.5 mmol/L≤血清钾<3.0 mmol/L;②肌力 2～3 级[见《职业性急性化学物中毒性神经系统疾病诊断标准》(GBZ 76—2024)];③阵发性室性心动过速、多源室性期前收缩、心房颤动、心房扑动、成对室性期前收缩、RonT 型期前收缩、莫氏Ⅱ型房室传导阻滞等心律失常表现之一[见《职业性急性化学物中毒性心脏病诊断标准》(GBZ 74—2009)]。

(三)重度中毒

中度中毒症状加重,可出现肢体瘫痪等表现,具有下列表现之一者,可诊断为重度中毒:①血钾<2.5 mmol/L;②肌力 0～1 级[见《职业性急性化学物中毒性神经系统疾病诊断标准》(GBZ 76—2024)];③呼吸肌麻痹、心室颤动、心室停搏、Ⅲ度房室传导阻滞、尖端扭转型室性心动过速等心律失常表现之一[见《职业性急性化学物中毒性心脏病诊断标准》(GBZ 74—2009)];④猝死[见《职业性化学源性猝死诊断标准》(GBZ 78—2010)]。

四、鉴别诊断

肌力下降应与低钾周期性麻痹、肉毒杆菌毒素中毒、重症肌无力、进行性肌营养不良、周围神经病、急性多发性神经根炎等疾病相鉴别;恶心、呕吐、腹绞痛等胃肠道症状应与食物中毒相鉴别;若患者有低钾血症,应详细询问其摄食、出汗情况,胃肠道症状,排尿及夜尿情况,利尿剂使用情况,并与代谢性碱中毒、家族性周期性麻痹、原发性醛固酮增多症等疾病相鉴别;心律失常应与洋地黄中毒、器质性心脏病等疾病相鉴别。

【治疗】

一、现场处理

接触高浓度钡化合物烟尘者,应及时撤离现场,反复漱口。口服产生急性中毒时,应先用温水或 5%硫酸钠洗胃,然后再服硫酸钠,使之与胃肠道内尚未吸收的可溶性钡盐结合为无毒的硫酸钡,同时还能导泻,加速钡的排出。硫酸镁因含镁离子,有抑制呼吸作用,不宜使用。洗胃和导泻后,可再用硫酸钠静脉点滴,无静脉注射用硫酸钠时,可采用 20%硫代硫酸钠溶液。

二、补钾治疗

及时纠正低钾血症是抢救急性钡化合物中毒的关键。补钾药物:①氯化钾:最常用,含钾约 13.4 mmol/g。②枸橼酸钾、醋酸钾:分别含钾约 9 mmol/g、10 mmol/g。③谷氨酸钾:含钾约 4.5 mmol/g。③L-门冬氨酸钾镁:含钾、镁分别约 3.0 mmol/10 mL、

3.5 mmol/10 mL。轻度低钾血症口服或鼻饲补钾，以氯化钾为首选，常用剂量是 60～100 mmol/d，分次进行；危重患者可静脉内补钾，补钾浓度 20～40 mmol/L，不超过 10～20 mmol/h，若出现危及生命的低钾血症，可以通过中心静脉并使用微量泵应用更高浓度(每 100 mL 溶液中最高含钾 40 mmol)和更高速度(最高达 40 mmol/h)的补钾，但必须严密监测血清钾、肌张力及心电监护。病情缓解后，减慢补钾速度或改为口服。部分病例就诊时血清钾浓度正常，但病情仍可能迅速恶化，因此仍需积极补钾。缺镁时单纯补钾常不能奏效，应注意同时补镁，常用 L-门冬氨酸钾镁，补镁对 QT 间期延长发生尖端扭转型室性心动过速有较好终止作用。

三、心律失常

低血钾导致的恶性心律失常和呼吸肌麻痹是急性钡化合物中毒的主要死亡原因，表现为突发心跳或呼吸骤停，多于病程中出现。呼吸肌麻痹需要密切观察血气分析，一旦发生呼吸衰竭甚至呼吸骤停，需立即插管机械通气，必要时行气管切开。控制心律失常应用抗心律失常药物、能量合剂、肌苷或大剂量维生素 C 以保护心肌。

四、其他治疗

迅速大量补钾治疗后，部分病例病情仍持续性恶化，可考虑血液净化治疗，建议使用高浓度钾离子的透析液。当硫化钡中毒时，除钡离子的毒作用外，在环境中尚可产生硫化氢从而引起相应的中毒，在诊断治疗时应加以注意。

【预防】

作业场所应装设专门的喷淋装置，以便及时冲洗皮肤和眼睛；加强个人防护，直接接触钡化合物者必须穿戴手套及防护服装，班后淋浴更衣；加强职业卫生宣传教育，严格执行职业健康监护，体格检查应重点询问有无周期性麻痹、进行性肌营养不良等钾代谢障碍疾病。钾代谢障碍及慢性器质性心脏病是该岗位职业禁忌证。

第十二节　锌及其化合物

【理化性质】

锌(Zn)是一种银白色略带蓝灰色且有光泽的金属，导热性和导电性差，但高温下具有良好的延展性，加热至 110～150 ℃时可压成板或拉成丝，加热到 210 ℃时变脆，易压成碎片。锌不溶于水，溶于强酸及碱液，并具有极强的还原能力，在空气中燃烧时呈现蓝绿色火焰。常见的锌化合物有氧化锌(ZnO)、氯化锌($ZnCl_2$)、硫化锌(ZnS)、硫酸锌($ZnSO_4$)、磷化锌(Zn_3P_2)和硬脂酸锌[$Zn(C_{18}H_{35}O_2)_2$]等。

【职业接触】

在熔炼锌和有色金属铜、镍、铅时，可吸入白色的氧化锌烟尘；在镀锌时，可吸入氧化锌烟气；在制造锌白、电焊铁板或气割涂有锌白的旧料时，也可吸入氧化锌烟雾；镀锌铁板磨光时，则可吸入锌的粉尘。

另外，氯化锌用于木材防腐、电镀及干电池的制造，硫酸锌用于电镀、鞣革、人造丝和棉织品的漂白，因而在这些生产中都可接触到锌。

【毒代动力学】

锌是人体的必需微量元素。人体内的锌主要来源于食物，经口摄入的锌主要是在小肠内吸收，胃和大肠几乎不吸收锌。口服后吸收的锌全部进入血液。职业接触时，锌主要是以氧化锌粒子的形式经由呼吸道进入体内，锌不能经完整的皮肤进入体内。进入血液中的锌主要位于红细胞中，红细胞中锌浓度是血浆锌浓度的 10 倍。锌在血液中不滞留，可很快转移至肝，随后肌肉和骨骼中锌的含量明显增高。

粪便是锌的主要排泄途径，约占排泄总量的 70%，肾对体内锌含量无明显调节作用，汗液中约含锌 150 μmol/L。因此，在高温环境下从事体力劳动且大量出汗时，可排出较多的锌。

【中毒机制】

金属加热刚超过沸点时，释放出高能量的直径 0.2～1 μm 的粒子，如大量氧化锌吸入呼吸道深部可引起金属烟热。生产环境中氧化锌浓度＞15 mg/m^3 时，可发生金属烟热。凡直径＜1 μm 的金属粒子均可吸入肺泡。目前，对金属烟热的发病机制，有以下几种解释：

(1)致热原：早在 1961 年佩尔尼斯(Pernis)就认为，金属离子被体内中性粒细胞吞噬，释放出内源性致热原，刺激体温中枢，产生热反应，而导致机体发热及呼吸道临床表现。

(2)金属直接毒性作用：研究者认为，患者初次接触氧化锌烟就发冷、发热、咳嗽等，不像是由免疫机制引起的，以金属烟直接损伤肺泡，释放出变性蛋白而产生临床症状来解释比较合适。

(3)变态反应：梅科德(Mecord)于 1968 年提出吸入金属氧化物粒子损伤肺组织，金属与蛋白质结合成金属-蛋白质复合物，成为抗原，抗原与抗体形成抗原-抗体复合物，可引起临床症状。

(4)炎症反应：根据接触焊接产生的锌烟后，患者支气管肺泡灌洗液中存在与接触剂量有关的中性粒细胞增多，推测中性粒细胞数之所以增加可能与细胞因子有关。

【临床表现】

一、急性损害

锌的主要工业危害是吸入氧化锌烟雾引起的锌烟热，多见于在通风不良条件下进行手把焊和切割，以及锌铜或锌与其他金属的合金铸造。一般在吸入 4～6 小时后发病，初期口内有金属味、咽干、口渴、疲乏、胸闷、咳嗽等，常在离开现场后出现发冷、发热，体温可高达 38～39 ℃，伴四肢酸痛、全身疲乏无力，症状酷似流感。症状多在 1～2 天内消失，退热时出汗。本病预后良好、无后遗症，但无持久免疫力，再接触时可再发作。如持续发热不退，考虑有并发症发生。

吸入高浓度的氯化锌烟雾可引起化学性肺炎，症状为气憋、胸骨后疼痛、频咳、痰中带血。铬酸锌和氯化锌对黏膜、皮肤均有强烈的刺激性和腐蚀性，可引起结膜炎、角膜炎、鼻黏膜溃疡和皮炎。皮肤灼伤后皮面发白、充血，中心形成溃疡，有剧痛，然后结痂、脱落，遗留少量瘢痕。

经口食入大量可溶性锌盐(200 mg 或更多)可引起急性锌中毒。症状为口有烧灼感、咽痛，以及恶心、呕吐、腹痛、腹泻等急性胃肠炎症状。严重时可引起脱水和休克。

二、慢性损害

长期吸入硬脂酸锌粉尘可引起肺部损害。有进行性气短、胸闷、咳嗽、咳痰症状；胸部 X 线检查显示肺纹理增粗、胸膜增厚、肺门有小结节阴影及轻度肺气肿。肺通气功能可有轻度损害。

【实验室检查】

外周血白细胞增高，以中性粒细胞为主，核左移；血沉增快，多在退热后出现，持续 12 小时左右；可有血锌增高[正常范围 11.5～18.4 μmol/L(0.75～1.2 μg/L)]、尿锌增高[正常范围 15.3 μmol/L(1 mg/L)]。另外，血清肌酸激酶同工酶 CK-MM 和 CK-MB 可升高，可有尿蛋白、糖尿、卟啉尿和管型；胸部 X 线检查无特殊发现或肺纹理轻度增多。

【诊断及鉴别诊断】

依据《金属烟热诊断标准》(GBZ 48—2002)进行诊断。

一、诊断原则

根据金属氧化物烟的职业接触史，有典型骤起的临床症状，特殊的体温变化及血白细胞数增多，参考作业环境，综合分析，排除类似疾病后，方可诊断。

二、诊断标准

金属烟热常在接触金属氧化物烟后数小时内骤起发病。首先是头晕、疲倦、乏力、胸闷、气急、肌肉痛、关节痛，以后发热、血白细胞数增多，较重者伴有畏寒、寒战。

三、鉴别诊断

金属烟热应与疟疾、感冒、急性气管炎、急性支气管炎等疾病相鉴别。金属烟热在发病前的 12 小时内有密切金属氧化物烟接触史，在发病期间有典型的体温升高，并伴有血白细胞数增多，病情在一天内不经特殊处理可自愈。

【治疗及预防】

吸入氧化锌烟雾引起的锌烟热，一般不需特殊药物治疗。较重者，根据病情给予对症治疗。若误服可溶性锌盐，应立即用清水洗胃，不用高锰酸钾，口服牛奶、豆浆，静脉补充液体以及其他对症治疗。依地酸钙钠有促排锌的作用。

冶炼锌和生产含锌合金的生产流程应机械化。加强密闭操作，以防止氧化锌烟尘和有害气体外逸。电焊、气割镀锌铁皮时要加强局部通风。加强个人防护，电焊气割时戴面罩，加强健康监护。

第十三节 钒及其化合物

【理化性质】

钒(V)是银灰色金属，原子量 50.95，密度 6.11 g/cm^3，熔点(1910±10) ℃，沸点 3420 ℃。常见价态有 4 种：+2、+3、+4、+5 价，自然界中主要以+3 价存在。五氧化二钒(V_2O_5)是最常见的钒化合物，熔点低(690 ℃)，加热形成气溶胶，直径可达 2 μm；溶于水溶液呈酸性，遇碱根据 pH 值不同形成不同的钒酸盐(VO_4^{3-})或偏钒酸盐(VO_3^-)，均为强氧化剂。V_2O_5还原可形成 VO_2、V_2O_3、VO，V_2O_5与卤素形成三氯氧化钒($VOCl_3$)、三氟氧化钒(VOF_3)、三溴氧化钒($VOBr_3$)等。几乎所有的钒化合物都有刺激性。

【职业接触】

75%～85%的钒用于钢铁工业，以钒铁加工合金形成特殊钢。V_2O_5和偏钒酸盐（钠、铵）是无机和有机化学工业中的重要催化剂，如V_2O_5可用作合成硫酸的催化剂，V_2O_5和偏钒酸铵（NH_4VO_3）用作生产苯二酸酐、马来酸酐、苯胺等的催化剂，三氯氧化钒用作乙烯、丙烯等烯烃共聚合的催化剂。硫酸氧钒、偏钒酸铵、三氧化二钒可用作媒染剂。V_2O_5和偏钒酸铵用作陶瓷釉料，硫酸氧钒用作玻璃的着色剂。另外，钒的氧化物和偏钒酸盐用于生产印刷油墨、墨汁和黑色染料；钒的化合物用作显影剂、敏化剂、底片和印片的染料等。

【毒代动力学】

可溶性钒化合物可经呼吸道吸收，吸入后沉积于肺，吸收率与化合物的粒子大小、溶解度有关，钒化合物不易由胃肠道吸收，钒通过皮肤吸收甚少。人体吸收钒后，主要由血浆转运，在血浆中钒77%与转铁蛋白结合。钒吸收后30分钟内分布于所有器官，主要贮存于骨，其次为肝、肾、肺，钒可通过血脑屏障进入脑。钒在体内排出较快，由呼吸道吸入的钒化合物主要由尿排出，食入的钒化合物主要由粪便排出。

【临床表现】

钒中毒的主要症状是呼吸道和眼的刺激症状。

一、急性中毒

（一）眼、鼻黏膜损害

初期症状类似上呼吸道感染，接触后半小时至数小时出现眼、鼻、咽刺激症状：眼烧灼感、流泪，流鼻涕、打喷嚏，咽痛、发痒和烧灼感。6～12小时后发生干咳，咳少量黏液，胸痛，胸骨后痛，疲乏无力，偶有腹泻。停止接触后2～3天症状消失。

（二）呼吸系统损害

接触量大者，除有结膜和上呼吸道刺激症状外，还出现咳嗽、阵发性干咳。严重时，呼吸困难，哮喘长时间持续，肺有广泛干、湿性啰音和痰鸣音，但无持久性症状，往往有胃肠运动障碍，包括呕吐和腹泻，反复钒接触可引起平滑肌痉挛，舌可有墨绿色苔。

严重者可出现支气管炎和支气管肺炎，全身性症状也较明显，如头痛、恶心、腹泻、心悸、出汗、周身无力、手震颤。胸部X线检查可见肺纹理增强，或两下肺有分布不规则的斑片状模糊阴影。

（三）皮肤损害

短期接触大量钒尘或五氧化二钒时，皮肤损害比较多见，多数人当天或一周内，颜面、颈部、前臂等外露皮肤出现瘙痒、烧灼感、刺痛，可见粟粒大小散在、孤立的红色丘疹，与毛孔部位无固定关系。皮肤损害程度与主要临床表现并不一致，而且缺乏明显的剂量-反应关系，一般脱离作业环境 3～5 日瘙痒消失，皮疹自然消退。但由于发生皮肤损害的急性钒中毒患者均未做皮肤过敏试验，很难判断此种皮肤损伤是钒酸酐的刺激作用还是钒化合物的过敏反应。

二、急性口服中毒

患者感觉头晕、乏力、恶心、呕吐、全身不适，继而出现腹胀、腹痛、频繁呕吐、腹泻、面色苍白、口唇发绀、精神淡漠、舌苔绿色，症状逐渐加重，陷入昏迷。心电图检查见心律失常，ST 段压低。尿钒浓度增高。

三、慢性中毒

接触 V_2O_5 等钒化合物烟尘数月至数年，可感觉头晕、乏力、失眠、耳鸣、恶心、食欲不振。由于钒对眼和呼吸道黏膜的刺激作用，可发生慢性结膜炎、慢性咽炎、慢性鼻炎。长期接触高浓度钒的烟尘可发生慢性支气管炎、支气管扩张。有些人在接触高浓度钒时出现哮喘，肺部有干啰音。停止接触后数日症状消失。X 线胸片可见肺纹理增多。

【诊断及鉴别诊断】

诊断依据《职业性急性钒中毒的诊断》（GBZ 47—2016）进行。

一、诊断原则

根据短时间内接触过量的钒化合物烟尘后出现以呼吸系统损害为主的临床表现，结合胸部辅助检查结果，参考工作场所职业卫生学调查资料，经综合分析，排除其他病因所致类似疾病后，方可诊断。

二、接触反应

短时间内接触过量钒化合物烟尘后，患者出现一过性眼烧灼感、眼痒、流泪、流涕、咽痛、咳嗽等眼及上呼吸道黏膜刺激症状，可见“绿色舌苔”，肺部无阳性体征，胸部 X 射线检查无异常。脱离接触后 24 小时内症状减轻或消失。

三、诊断分级

（一）轻度中毒

短时间内接触过量钒化合物烟尘后，患者出现眼烧灼感、流泪、咽痛、剧烈咳嗽、气短等眼及上呼吸道黏膜刺激症状，双肺呼吸音增粗，肺部有干性啰音，胸部 X 射线检查显示肺纹理增多、增粗、边缘模糊等征象，符合急性气管炎或急性支气管炎临床表现。

（二）中度中毒

具有下列情况之一者，可诊断为中度中毒：①急性支气管肺炎[见《职业性急性化学物中毒性呼吸系统疾病诊断标准》（GBZ 73—2009）]；②急性间质性肺水肿[见《职业性急性化学物中毒性呼吸系统疾病诊断标准》（GBZ 73—2009）]。

（三）重度中毒

具有下列情况之一者，可诊断为重度中毒：①肺泡性肺水肿[见《职业性急性化学物中毒性呼吸系统疾病诊断标准》（GBZ 73—2009）]；②急性呼吸窘迫综合征[见《职业性急性化学物中毒性呼吸系统疾病诊断标准》（GBZ 73—2009）]。

四、鉴别诊断

本病应与上呼吸道感染、流行性感冒、肺炎、其他刺激性气体中毒相鉴别。职业史和尿钒测定有助于鉴别诊断。

【治疗及预防】

急性中毒时，立即脱离现场，注意观察病情变化。根据具体情况给予吸氧、止咳、祛痰、平喘等对症治疗，合并感染者应选择敏感抗生素。排钒疗法：用大量维生素 C 和依地酸钙钠治疗钒中毒，可加速钒的排出。

生产钒及钒化合物的设备加强密闭通风、操作自动化。注意个人防护，穿工作服，戴防尘口罩，工作后淋浴。严重的慢性呼吸系统疾病、严重的慢性皮肤病、明显的心血管疾病为职业禁忌证。同时，定期体检，保持车间空气中钒浓度不超过我国最高容许浓度。

第十四节　锑及其化合物

【理化性质】

锑（Sb）是具有光泽的银白色金属，质脆而硬，无延展性；原子量 121.76，密度 6.68 g/cm^3，熔点 630.5 ℃，沸点 1750 ℃；化学稳定性好，在常温环境下不被氧化，能耐酸腐蚀，是性能极好的合金添加剂。

主要的锑矿有方锑矿（Sb_2O_3）、辉锑矿（Sb_2S_3）、硫氧锑矿（$Sb_2S_3 \cdot Sb_2O$）、硫汞锑矿（$HgS \cdot 2Sb_2S_3$）等。常见的锑化合物有三氧化二锑（Sb_2O_3）、五氧化二锑（Sb_2O_5）、三硫化二锑（Sb_2S_3）、五硫化二锑（Sb_2S_5）、三氟化锑（SbF_3）、三氯化锑（$SbCl_3$）、锑化氢（SbH_3）等。

【职业接触】

工业中接触锑的危害常见于锑的冶炼，锑金属及化合物的碾磨、粉碎、加工中的粉尘危害，锑精炼过程中的金属烟雾，含锑金属酸处理时，可释出锑化氢等。锑的工业应用主要见于制造合金，锑白(Sb_2O_3)用作阻燃剂、颜料、防火涂料等，硫化锑用作橡胶硬化剂及发烟剂，纯金属锑及三氯化锑等常用于电子工业，锑化合物在制药工业中(如制酒石酸锑钾)作为原材料。

【毒代动力学】

锑及其化合物主要以粉尘或蒸气状态经呼吸道吸收。锑的化合物如三氯化锑灼伤皮肤后，可通过破损的皮肤吸收。锑的盐类也可由消化道吸收。进入体内的锑，广泛分布于体内各脏器。三价锑可存在于红细胞中，而五价锑则主要存在于血浆中，并贮存于肝脏，不溶性锑可沉积于肺。经由胃肠道进入的锑末，大部分可由粪便直接排出，进入血液循环的锑，也可由粪及尿排出，其中三价锑大部分(50%)从粪便排出，而五价锑大部分由尿排出。

【临床表现】

一、急性中毒

急性中毒由短期内接触较高浓度的锑粉尘及烟雾所致，一般于2～12小时后发病。

(一)全身症状

中毒者几乎均有程度不等的疲乏无力、头晕、头痛、四肢肌肉关节酸痛等症状。吸入熔炼时的氧化锑蒸气后，可发生金属烟热症状。

(二)黏膜刺激症状

接触后立即表现眼刺痛、流泪、鼻痒、流涕、咽痛、声音嘶哑、咳嗽、胸闷、气短等症状。体检有眼结膜、鼻咽部黏膜充血，喉头、声带水肿，炎性溃疡，肺部存在干、湿性啰音，胸部X线检查可见两肺纹理紊乱、增粗或片絮状阴影等。

吸入高浓度锑的卤族化合物，可造成急性化学性支气管炎、肺炎，甚至肺水肿。皮肤沾染锑后，可造成灼伤，锑可由局部破损的皮肤吸收，并造成全身中毒。食入锑的化合物或被含锑容器污染的食物后，可出现胃肠道黏膜刺激症状，如恶心、呕吐、上腹灼痛、腹泻，呕吐物及粪便中常带血。

(三)内脏损害症状

急性中毒者常见心肌及肝肾损害。心肌损害表现为心电图ST段降低，T波低平或倒置,QT 间期延长等;血液心肌酶异常。重者可出现频繁的室性早搏,或形成二联律,室性心动过速,心室颤动。患者可突然失去知觉,面色苍白,口唇发绀,抽搐,心音消失,呼吸暂停,发生阿-斯(Adams-Stokes)综合征。

患者出现肝损害时,常有肝大、压痛、肝功能异常,重症患者可出现黄疸、腹水或肝昏迷等急性或亚急性肝坏死的表现。肾受损常有蛋白尿、血尿,或出现肾功能衰竭。

(四)溶血作用

吸入高浓度的锑化氢后,可引起急性溶血,排出酱油色尿,甚至发生急性肾功能衰竭。

(五)皮肤灼伤

锑的卤族化合物沾染皮肤后可造成灼伤,皮肤初期变白,而后发红、疼痛,逐渐形成水疱、溃疡、炎性渗出、结痂。锑尚可经破损的皮肤吸收引起全身症状。

二、慢性影响

长期接触较低浓度的锑或锑化合物粉尘或烟雾后可造成机体慢性损害。

(一)黏膜刺激性作用

黏膜刺激性作用,如慢性结膜炎、鼻咽炎、鼻旁窦炎、鼻中隔糜烂、穿孔等。慢性支气管炎症状,并常伴有肺气肿、肺部感染等。

(二)肺沉着病

长期吸入含锑粉尘或锑烟雾后,可发生肺锑末沉着症。我国已经将包括锡、铁、锑、钡及其化合物在内的"职业性金属及其化合物粉尘肺沉着症"列入职业病名单。锑末沉着症呈良性过程,症状轻微,仅有轻度咳嗽、咳痰、胸闷、气短等。X 线表现为肺门阴影增大,密度增高,肺野透明度减低,呈毛玻璃状,分布于中、下肺野,随病情进展,可遍布全肺,但无融合趋向,合并结核者甚少。

(三)皮肤改变

接触锑及其化合物可出现皮疹,皮疹多发生于夏季,具有接触性过敏性质,脱离岗位 3～7 天后可缓解,但再接触又可出现。

(四)全身症状

全身症状,如头痛、头晕、失眠、乏力、四肢酸痛、食欲减退、腹痛、胃肠功能紊乱、胸闷、虚弱等。

【实验室检查】

在炼锑工人中,可见多形核白细胞减少,淋巴细胞相对增多,嗜酸粒细胞增多,并可有轻度贫血。血、尿、粪及毛发中锑含量可增高。

【诊断及鉴别诊断】

一、急性与亚急性锑中毒

目前国内尚无锑中毒诊断标准，急性中毒可参考《职业性急性化学物中毒的诊断总则》(GBZ 71—2013)进行诊断。诊断原则为有较高浓度锑的职业接触史，临床出现急性或亚急性呼吸道(包括上呼吸道)的化学性炎症，可伴有其他脏器损害，排除其他类似疾病后，即可进行诊断。

二、慢性锑中毒

慢性锑中毒可依据《职业性金属及其化合物粉尘(锡、铁、锑、钡及其化合物等)肺沉着病的诊断》(GBZ 292—2017)进行诊断。

(一)诊断原则

根据可靠的锡、铁、锑、钡及其化合物粉尘职业接触史，以胸部X射线影像学表现为主要依据，结合工作场所职业卫生学、流行病学调查资料及职业健康监护资料，参考临床表现和实验室检查结果，综合分析，排除其他类似肺部疾病后，方可诊断。

(二)诊断

职业接触锡、铁、锑、钡及其化合物粉尘五年以上，X射线高千伏或数字摄影(digital photography，DP)后前位胸片表现为双肺弥漫性的小结节影。可伴有不同程度咳嗽、胸闷等呼吸系统损害临床表现。

(三)鉴别诊断

本病主要与其他原因引起的细支气管炎、过敏性肺炎、尘肺病、结节病、肺泡微结石症、肺癌或肺转移瘤及血行播散型肺结核等疾病相鉴别。

三、皮肤损害

锑化合物所致皮肤灼伤可依据《职业性化学性皮肤灼伤标准》(GBZ 51—2009)作出诊断，皮炎可根据《职业性皮肤病的诊断　总则》(GBZ 18—2013)及《职业性接触性皮炎的诊断》(GBZ 20—2019)进行诊断。

【治疗及预防】

一、巯基类金属解毒药

巯基类金属解毒药，如二巯基丙磺酸钠、二巯基丙醇、二巯基丁二酸钠等，均有驱排体内锑的效能。二巯基丁二酸钠治疗锑中毒效果较好，其效力比二巯基丙醇大约高10倍，而且不良反应较小，用于急性中毒时，成人首次剂量2 g，溶于10～20 mL注射用水，缓慢静脉注射，以后每次1 g，每天4～6次，持续时间视病情而定；对极严重病例，除首次剂量外，以后每次 1 g，每小时 1 次，共 4～5 次；亚急性中毒者，每天用 2～4 次，共 3～5 天；慢性中毒者，每次 1 g，每天 1 次，用 3 天停 5 天为 1 个疗程，可间断使用 2～3 个疗程。

二、对症治疗

治疗各种内脏损害，使用保护肝脏、心肌药物。溴苄胺治疗锑剂中毒所致的各型心律失常效果较好，剂量为 3～5 mg/kg，此药亦可肌内注射或口服。

三、锑的呼吸道刺激性炎症

除对症治疗外，尚应使用抗生素以防治感染。吸入高浓度锑化氢后，应进行防止与控制体内溶血的处理，如出现明显溶血或急性肾功能衰竭，应及时进行血液透析等处置。

四、锑性皮炎

锑性皮炎可以局部使用润肤剂、类固醇激素及免疫抑制剂等治疗，系统治疗可用免疫抑制剂及锑脱敏治疗等。

五、锑肺沉着症

锑肺沉着症对症支持治疗等。

六、预防

加强个人防护，定期进行职业健康查体等。

第十五节　锡及其无机化合物

【理化性质】

锡(Sn)是银白色微带蓝色的金属。原子量 118.70，密度 7.28 g/cm^3，熔点 231.89 ℃，沸点 2260 ℃。锡具有延展性大、抗腐蚀性好、熔点低、沸点高的特性，在常温下不与稀硫酸、稀盐酸发生反应，但可溶于稀硝酸和热碱。在 13.2 ℃以下时，锡可发生同素异形转变，成为粉状的灰锡。锡的常见价态有＋2 价和＋4 价。

【职业接触】

锡用作金属的保护涂面，如食品罐头的内层、镀锡电线等。锡常用于焊接金属，锡镉合金作为机器部件的涂料。锡的无机化合物还常用于纺织、玻璃、搪瓷等工业。而接触锡机会较多的为开采锡矿的工人及锡冶炼工人，锡冶炼工人主要接触二氧化锡烟尘。

【毒代动力学】

锡非人体必需元素，也未证实其有重要的生物学作用。锡摄入后经消化道吸收很少，注射锡盐后可有少量吸收。锡盐注入动物体内后，分布于全身，但当组织锡浓度下降时，脾脏的锡含量增加。经口摄入的锡主要由粪便排出，吸收的锡主要通过尿排泄，且轻度碱中毒时尿锡排出量增加。

金属锡及无机锡化合物粉尘经呼吸道吸入可引起肺部良性的锡末沉着病；接触高浓度无机锡可引起眼、喉及呼吸道刺激症状以及肺部X线改变，接触锡烟可引起金属烟雾热。

【临床表现】

一、急性中毒

急性中毒患者有恶心、呕吐、腹泻等急性胃肠炎症状。此需与急性细菌性胃肠炎相鉴别，并给予对症支持治疗。

二、锡及其无机化合物粉尘肺沉着病

锡冶炼工人在有锡烟尘的环境中工作，会导致锡粉尘肺沉着病的发生。临床症状一般较轻微，有咳嗽、咳痰、胸闷等症状，多数患者无肺功能改变。胸部X线典型表现为两肺野广泛分布的成簇状圆形或类圆形小斑点状阴影，似分瓣的小桂花朵，但彼此不融合，其直径可达3～5 mm，密度高，边缘锐利，肺门常无扩大，肺纹理多数不能辨认或仅隐约可见。

三、慢性全身影响

长期接触四氯化锡的工人可有呼吸道刺激症状和消化道症状，四氯化锡尚可引起皮肤溃烂和湿疹。

【诊断及鉴别诊断】

目前国内尚无锡中毒诊断标准，急性中毒可参考《职业性急性化学物中毒的诊断总则》(GBZ 71—2013) 进行诊断。

锡金属及锡化合物粉尘肺沉着病，可依据《职业性金属及其化合物粉尘（锡、铁、锑、钡及其化合物等）肺沉着病的诊断》(GBZ 292—2017)进行诊断。

一、诊断原则

根据可靠的锡、铁、锑、钡及其化合物粉尘职业接触史，以胸部X射线影像学表现为主要依据，结合工作场所职业卫生学、流行病学调查资料及职业健康监护资料，参考临床表现和实验室检查结果，综合分析，排除其他类似肺部疾病后，方可诊断。

二、诊断

职业接触锡、铁、锑、钡及其化合物粉尘五年以上，X射线高千伏或数字摄影(DP)后前位胸片表现为双肺弥漫性的小结节影。可伴有不同程度咳嗽、胸闷等呼吸系统损害临

床表现。

三、鉴别诊断

本病主要与其他原因引起的细支气管炎、过敏性肺炎、尘肺病、结节病、肺泡微结石症、肺癌或肺转移瘤及血行播散型肺结核等疾病相鉴别。

【治疗与预防】

以对症治疗为主。在预防上，锡冶炼、粉碎等工序要机械化、密闭化，加强通风排尘。对接触锡烟尘的工人，除加强个人防护外，应定期做好健康监护。

第十六节　有机锡化合物

【理化性质】

有机锡化合物通常有四种类型：一烃基锡化合物（$RSnX_3$）、二烃基锡化合物（R_2SnX_2）、三烃基锡化合物（R_3SnX）和四烃基锡化合物（R_4Sn）。式中 R 代表烃基，可为烷基或苯基等；X 可为无机或有机酸根，或氟、氯、溴、碘、氧等。

本类物质具有高度或中度毒性。动物实验证明，其毒性大小存在以下规律：①$R_3SnX > R_2SnX_2 > RSnX_3$，$R_4Sn$ 与 R_3SnX 毒性相似，因前者在体内可经肝脏转化为后者；②带侧链者毒性较正异构体大；③碳原子数增加则毒性减小；④烷基基团被卤族等阴离子基团取代后，则毒性增大，其中以氯的衍生物毒性最高。

【职业接触】

有机锡化合物有着广泛的用途，可用作塑料稳定剂、杀菌剂，而氯化三乙基锡在工业上用作电缆、油漆、造纸、木材等的防腐剂。在有机锡化合物的生产和使用过程中，可因违章操作、设备陈旧而未及时维修或防护不周而造成大量接触，导致中毒。

【毒代动力学】

有机锡化合物一般可通过呼吸道、消化道和皮肤进入机体。三甲基锡不易透过无损皮肤，而三乙基硫酸锡则相反。有机锡进入体内后，首先吸收到血液。有机锡化合物在体内大部分经肝微粒体酶脱烷基而代谢转化，如四乙基锡经代谢转化为三乙基、二乙基和一乙基锡化合物，二乙基锡可转化成一乙基锡。进入体内的有机锡主要经肾脏和消化道排出，一乙基锡、三乙基锡可通过肾脏排出；而二乙基锡则通过胆汁排入肠道后，随粪便排出。某些种类的有机锡可从唾液、乳汁排出，而四乙基锡还可从呼吸道黏膜排出。

【临床表现】

一、急性中毒

(一)潜伏期

潜伏期的长短因毒物种类、进入途径、剂量，个体原有健康状况、敏感性等不同而长短不一，一般为1～5天。大量接触后，亦可在短期内出现头痛、头晕等症状。

(二)主要临床表现

有机锡品种较多，由于其对人体的作用不同，故其临床表现亦不尽相同。

1.二烷基锡中毒　急性中毒病例相对较为少见，主要累及肝胆系统，可见肝肿大、肝功能异常、胆道功能异常等。某些二烷基锡，如二氯二丁基锡和二月桂酸二丁基锡，对眼和上呼吸道黏膜有刺激作用，轻度中毒时，即可引起眼部刺痛、流泪、流涕、打喷嚏、咽喉干燥、干咳等。严重时可发生肺炎和肺水肿。

2.三甲基锡中毒　急性中毒早期多以弥漫性的中枢神经系统功能障碍为主要临床表现，潜伏期与接触剂量有关，但病情进展迅速。早期可有头痛，但其主要出现边缘系统和小脑功能受损的临床表现，如耳鸣、听力减退、定向力障碍、多语、遗忘、攻击行为、食欲亢进、性功能障碍、眼球震颤、共济失调等症状，并可有抽搐。精神表现为早期常较兴奋，出现多语、易激动、失眠等症状。但如出现嗜睡、对周围事物淡漠等明显抑制状态，常表示病情严重。早期血压波动，心率正常或稍偏慢。如血压突然升高，心率低于50次/分，常提示病情恶化。

神经系统检查早期可正常，亦可有手指震颤、四肢肌张力减退等症状。患者如出现腹壁、提睾反射消失，常为昏迷的先兆。严重中毒者尚可出现锥体束征阳性。眼底检查多正常，亦可有眼底乳头边缘模糊、充血及水肿，故不能以眼底检查正常，而否定脑水肿的存在。

低钾血症发生率较高，多在全身症状出现前发生，少数在发病1周后出现，部分患者尚可伴有不同程度的肌力下降及低血钾早期心电图表现。

3.三乙基锡中毒　除有流泪、鼻干、眼部不适等黏膜刺激症状外，主要表现为中枢神经系统症状，即急性脑水肿和颅内压增高表现。头痛为首发症状，且最常见。严重病例可因脑疝而突然昏迷、抽搐，死亡常由中枢性呼吸衰竭导致。

4.四乙基锡中毒　症状与三乙基锡中毒相似，可供参考。

二、慢性中毒

国外报道慢性三甲基锡中毒的临床表现与急性三甲基锡中毒类同。国内调查结果则显示，长期接触有机锡化合物可对工人产生慢性影响，表现为神经衰弱综合征。

三、皮肤损害

有机锡引起的皮损主要为接触性皮炎，多见于夏季，常在暴露部位出现丘疹、疱疹、糜烂和溃疡。脱离接触后，可逐渐恢复。有时亦可出现荨麻疹，麻疹样或猩红热样皮损。

【实验室检查】

一、尿锡定量测定

尿锡量可增高，但与中毒严重程度可能不完全平行，故仅用作接触指标，即使尿锡量正常，也不能排除急性中毒诊断。

二、血液检查

急性三甲基锡中毒时，血清钾有时偏低，严重者可降低至 2.0 mmol/L，可持续 1 周以上；肝功能异常，如血清转氨酶常增高。

三、脑电图检查

早期脑电图检查大多正常，少数重病者可出现 δ 波或 θ 波。急性三甲基锡中毒患者尚可出现一侧或双侧颞叶发作性的尖波或棘波。

【诊断及鉴别诊断】

诊断依据《职业性急性三烷基锡中毒诊断标准》(GBZ 26—2007)进行。

一、诊断原则

根据短期内接触较大量三烷基锡化合物的职业史，出现以中枢神经系统损害为主的临床表现，结合有关实验室检查结果，参考现场职业卫生学调查资料，进行综合分析，排除其他病因所致类似疾病后，方可诊断。

二、接触反应

具有下列情况之一者，可诊断为接触反应：①接触三烷基锡后出现乏力、头晕、恶心等症状(部分接触者可出现眼、鼻、咽部刺激症状)，脱离接触后，在短时期内消退者；②接触三甲基锡后，血清钾低于正常值，但无全身中毒表现者。

三、诊断及分级标准

(一)急性三烷基锡中毒

1.轻度中毒　接触后经数小时至数日潜伏期出现较明显的全身乏力、头痛、头晕、睡眠障碍、精神萎靡，可伴有恶心、呕吐、食欲不振等症状，并具有下列情况之一者，可诊断为轻度中毒：①低钾血症；②轻度情感障碍，如近事记忆障碍、焦虑、注意力不集中等；③单纯部分性癫痫发作。

2.中度中毒 除上述表现加重外，具有下列情况之一者，可诊断为中度中毒：①明显的情感障碍，如思维迟缓、淡漠、抑郁、烦躁、易激惹等；②复杂部分性或全身强直-阵挛性癫痫发作。

3.重度中毒 具有下列情况之一者，可诊断为重度中毒：①精神病样症状，如幻觉、妄想、暴怒、错构、虚构、行为异常等；②重度意识障碍；③癫痫持续状态；④小脑共济失调。

（二）急性三乙基锡中毒

1.轻度中毒 接触后经数小时至数日潜伏期出现下列情况之一者，可诊断为轻度中毒：①轻度意识障碍；②轻度颅内压增高表现，如头痛、恶心、呕吐，并可伴有库欣（Cushing）反应。

2.中度中毒 除上述表现加重外，具有下列情况之一者，可诊断为中度中毒：①中度意识障碍；②中度颅内压增高表现，如剧烈头痛、频繁呕吐、视乳头水肿，可伴有锥体束征阳性、浅反射减弱或消失；③明显的情感障碍，如烦躁、易激惹、欣快感，可伴有一过性幻觉；④全身强直-阵挛性癫痫发作。

3.重度中毒 具有下列情况之一者，可诊断为重度中毒：①重度意识障碍；②重度颅内压增高表现，如视乳头高度水肿或出血、去大脑强直状态、脑疝等。

四、鉴别诊断

有机锡化合物中毒因早期症状无特异性，仅有头晕、头痛症状，而误诊为感冒；亦可因患者过度兴奋、行为失常而误诊为癔症或神经官能症。故对可疑中毒者，应密切观察并及时掌握病情变化，以便及早明确诊断。此外，有机锡化合物中毒并发脑水肿时，应与颅内占位病变相鉴别。

【治疗】

急性有机锡中毒患者应立即脱离现场。皮肤或眼受污染者，立即用清水彻底冲洗。早期应强调卧床休息，密切观察病情变化，并予对症支持治疗。

接触反应者需医学监护5～7天，密切观察血清钾测定值，给予必要的检查及处理。

锡中毒目前尚无特效解毒剂，以对症支持治疗为主，应积极改善脑组织代谢。三甲基锡中毒时，应注意控制精神症状及抽搐，对低血钾患者，应早期足量补钾，以静脉补钾为主，配合口服。三乙基锡中毒应积极防治脑水肿，控制液体入量，并给予糖皮质激素、高渗脱水剂、利尿剂等。中、重度中毒患者可使用高压氧治疗。

【预防】

生产过程应密闭化、管道化，并应在负压下操作，避免手工操作。有机锡化合物较空气重，因此，排气设备应设置在下方。工作服、手套等防护用品宜采用塑料或合成纤维类材料。对接触有机锡的工人，应进行健康监护。患有神经系统疾病、肝肾功能不全者，不宜接触有机锡。妊娠及哺乳期应脱离接触。

第三章　其他元素及其化合物中毒

第一节　砷及其化合物

【理化性质】

砷(As)元素有灰、黄和黑色三种同素异形体,质脆而硬,具有金属性。原子量74.92,密度5.73 g/cm³(14 ℃),熔点817 ℃,沸点613 ℃(升华),不溶于水。砷酸钙及亚砷酸钙仅微溶于水,但砷酸钠及亚砷酸钠则易溶于水。砷在潮湿的空气中易被氧化生成三氧化二砷(As_2O_3)。三氧化二砷又名亚砷酐,俗称"砒霜""砒石""信石""白砒",为白色粉末,微溶于水,易升华(193 ℃)。

【职业接触】

在自然界中,砷主要以硫化物的形式存在,如雄黄(As_4S_4)、雌黄(As_2S_3)等,并常以混合物的形式分布于各种金属矿石中。冶炼和焙烧雄黄矿石或其他掺杂砷化物的金属矿石时,可接触到所生成的三氧化二砷。三氧化二砷曾用作外用中药、杀鼠药、杀虫剂、消毒防腐剂,在生产和使用过程中,均有与之接触的机会。

【毒代动力学】

三价砷化物(如三氧化二砷、亚砷酸盐)及五价砷化物(砷酸盐)皆可经呼吸道、皮肤及消化道吸收。职业中毒主要通过呼吸道吸收,砷化物经皮肤吸收较慢。非职业中毒则多为口服中毒。在潮湿的空气中砷可被氧化成三氧化二砷,即砒霜,剧毒,人口服10～50 mg即可引起急性中毒,致死量为60～600 mg。

进入体内的砷,95%～97%即迅速与细胞内血红蛋白的珠蛋白结合,于24小时内分布至肝、肾、肺、胃肠道壁及脾脏中。五价砷与骨组织结合，可在骨中储存数年之久，但其大部分皆在体内被还原为三价砷，有机砷在体内也转变为三价砷。三价砷主要毒理学机制为抑制含巯基酶的活性、促进氧化磷酸化解偶联、对血管壁的直接损伤作用、诱导促进生长的细胞因子大量合成、干扰 DNA 合成与修复。

砷主要通过肾脏排泄，尚有少量进入胆汁由粪便排出。经口中毒者，粪便中排砷较多。砷还可通过胎盘损及胎儿。

【临床表现】

一、急性中毒

(一)吸入中毒

工业生产中的急性砷化合物中毒甚为少见。亚急性中毒多在通风不良的条件下加热含砷物质时吸入高浓度砷的氧化物后发生。皮肤常发生接触性皮炎，并常伴有眼结膜充血、咽部红肿、口唇起疱等黏膜刺激症状。吸入中毒者出现咳嗽、咳痰等上呼吸道症状，可能与生产环境中同时存在二氧化硫的刺激作用有关。

(二)口服中毒

急性中毒常由误服砷化合物污染的食品或水，或自服三氧化二砷引起。早期消化道症状表现为咽喉及食管有烧灼感，声嘶、恶心、呕吐、吞咽困难、腹痛、腹泻等。呕吐物可有蒜样气味，为胃内容物及米泔水样物，随后出现呕血及胆汁样呕吐物。重症患者极度虚弱，可有水样便及血便，很快发生不同程度的脱水、酸中毒以至休克，同时有皮肤出血、头晕、头痛、烦躁、谵妄、昏迷、心悸、呼吸困难、四肢麻木、腓肠肌痉挛等。严重患者可在 24 小时至数日内出现多脏器功能衰竭，少数患者可在中毒后迅速休克、死亡。

(三)迟发性神经病

急性砷化物中毒 1～3 周上述症状好转后，患者出现不同程度的“感觉型”或“感觉运动型”多发性神经病的临床症状。首先是肢体麻木或针刺样感觉异常，继而出现运动力减弱，下肢比上肢受累较早、较重，自肢体远端向近端对称扩展，多数患者脚底出现烧灼样疼痛。体征常见四肢远端感觉减退或消失，并呈手套、袜套样分布，肌力减退亦以远端显著，重者常见垂足或垂腕，肢体远端往往迅速出现肌肉萎缩，一般两侧对称分布，极少数患者亦可有不对称的肌肉萎缩。

(四)皮肤及附件改变

急性中毒 1 周后，皮肤可出现糠秕样脱屑，继之色素沉着。急性中毒 40～60 天后，几乎所有患者指(趾)甲上都可出现 1～2 mm 宽的白色横纹(Mees 纹)，随指(趾)甲生长由甲根移向甲尖，约 5 个月后消失。手足掌皮肤也常有过度角化及脱屑，肢端皮肤温度可以降低或有多汗及发绀。

二、慢性中毒

（一）皮肤损害

皮肤损害最突出的临床表现为皮肤色素沉着、角化过度及疣状增生，三者可并存。在接触砷数年内逐渐加剧，停止接触后不消失。色素沉着可遍及全身，尤其以暴露部位为多，呈弥漫性黑色或棕褐色色素沉着（俗称“砷斑”）。色素沉着和脱失可同时存在，呈小点状或花斑状，胸部和大腿多见。角化过度多见于手掌、足底，典型表现为手掌尺侧出现谷粒状或角状隆起，俗称“砷疔”，可联合成较大的疣状物或坏死，继发感染，形成经久不愈的溃疡。砷性溃疡呈锅底状，边缘整齐，溃疡面常有坏死组织及分泌物，剧痛，不易愈合，有的则转化为皮肤癌。

（二）神经损伤

周围神经损伤的临床表现常常不典型，起病隐袭，呈渐进性发展，以末梢感觉障碍为主，也可乏力、四肢麻木、痛觉减退及跟腱反射减退等，亦可无明显体征。

长期接触砷还会引起头痛、头晕、失眠、多梦、记忆力减退等中枢神经系统症状。

（三）其他表现

消化系统症状可见消化不良、腹泻、消瘦及肝脾肿大等；黏膜刺激症状可以有鼻咽部干燥、鼻炎、鼻出血甚至鼻中隔穿孔，结膜炎、齿龈炎、口腔炎等。

【实验室检查】

一、急性中毒

主要检查有血、尿、大便常规，肝肾功能，心肌酶谱检查，心电图、脑电图及神经肌电图等。急性砷中毒数小时后尿砷即明显增高，与吸收量的多少有关，停止接触后尿砷水平即逐渐下降。一次接触砷化物，尿砷持续增高 7～14 天。

二、慢性中毒

发砷对慢性砷中毒的诊断有参考价值。测定方法：用钼蓝比色法和二乙基二硫代氨基甲酸银比色法。

【诊断及鉴别诊断】

依据《职业性砷中毒的诊断》（GBZ 83—2013）进行诊断。

一、诊断原则

（一）职业性急性砷中毒

根据短时间内接触大量砷及其化合物的职业史，出现以呼吸、消化和神经系统损伤为主的临床表现，结合尿砷等实验室检查结果，参考现场职业卫生学调查综合分析，排除其他类似疾病后，方可诊断。

（二）职业性慢性砷中毒

根据长期接触砷及其化合物的职业史，出现以皮肤、肝脏和神经系统损害为主的临床表现，结合尿砷或发砷等实验室检查结果，参考现场职业卫生学调查，综合分析，排除其他类似疾病后，方可诊断。

二、接触反应

短时接触大量砷及其化合物后出现一过性的头晕、头痛、乏力，或伴有咳嗽、胸闷、眼结膜充血等黏膜刺激症状，经24～72小时观察，上述症状消失或明显减轻。

三、诊断

（一）急性中毒

接触反应的症状加重，并具备以下一项者，可诊断为急性中毒：①急性气管支气管炎、支气管肺炎［见《职业性急性化学物中毒性呼吸系统疾病诊断标准》（GBZ 73—2009）］；②恶心、呕吐、腹痛、腹泻等急性胃肠炎表现，头晕、头痛、乏力、失眠、烦躁不安等症状。

（二）慢性中毒

1.轻度中毒　长期密切接触砷及其化合物后出现头痛、头晕、失眠、多梦、乏力、消化不良、肝区不适等症状，尿砷或发砷超过当地正常参考值，并具有下列情况之一者，可诊断为轻度中毒：①手、脚掌跖部位皮肤角化过度，疣状增生，或躯干部及四肢皮肤出现弥漫的黑色或棕褐色的色素沉着，可同时伴有色素脱失斑；②慢性轻度中毒性肝病［见《职业性中毒性肝病诊断标准》（GBZ 59—2024）］；③慢性轻度中毒性周围神经病［见《职业性慢性化学物中毒性周围神经病的诊断》（GBZ/T 247—2013）］。

2.中度中毒　轻度中毒的症状加重，并具有下列情况之一者，可诊断为中度中毒：①全身泛发性皮肤过度角化、疣状增生，或皮肤角化物脱落形成溃疡，长期不愈合；②慢性中度中毒性肝病［见《职业性中毒性肝病诊断标准》（GBZ 59—2024）］；③慢性中度中毒性周围神经病［见《职业性慢性化学物中毒性周围神经病的诊断》（GBZ/T 247—2013）］。

3.重度中毒　在中度中毒的基础上，具有下列表现之一者，可诊断为重度中毒：①肝硬化；②慢性重度中毒性周围神经病［见《职业性慢性化学物中毒性周围神经病的诊断》（GBZ/T 247—2013）］；③皮肤癌［见《职业性肿瘤的诊断》（GBZ 94—2017）］。

【治疗】

急性中毒患者应立即脱离与砷的接触，应用络合剂加速驱排体内的砷，并给予对症治疗。口服中毒者应及早洗胃，胃管内注入活性炭等以除去胃内残余的砷化合物及导泻。尽早使用络合剂二巯丙磺钠、二巯基丁二酸钠等。患者如有肾功能障碍，可在血液透析的配合下，采用小剂量驱排。特效解毒剂的用法：5%二巯丙磺钠5 mL，肌内注射，第 1 天，每 6～8 小时 1 次；第 2 天，每 8～12 小时 1 次；以后改为每天 1 次或每天 2 次，7 天为一个疗程。根据病情制订相应的疗程。或二巯基丁二酸钠首剂 2 g，加入 20 mL 液体中缓慢静脉注射 10～15 分钟，以后每次 1 g，每小时 1 次，共用 4～5 次，可用数日，直至症状缓解。

急性期的对症治疗应注意防止或纠正脱水、休克及电解质紊乱。出现迟发性神经病时，进行对症处理。

慢性砷中毒一经诊断，应立即进行驱砷治疗，5％二巯丙磺钠 5 mL，肌内注射，3 日为一个疗程，4 日后根据情况开始下一个疗程治疗；也可用二巯基丁二酸胶囊口服制剂。角化过度的皮肤病变可外用 5％二巯基丙醇油膏和可的松软膏，部分患者能获好转。砷性皮肤原位癌常系多发，局部切除仍不能完全防止复发与转移。

【预防】

应改善生产条件，提高自动化、机械化和密闭化程度，加强个人防护；对各种含砷的废气、废水与废渣应予以回收和净化处理，严防污染环境；作业工人应每年定期查体，监测尿砷；有严重肝脏、神经系统、造血系统和皮肤疾病的人员，不宜从事砷作业。

慢性肝病、多发性周围神经病、严重慢性皮肤疾病为砷作业职业禁忌证。

第二节 砷化氢

【理化性质】

砷化氢（AsH_3）又名砷化三氢，常温下为无色气体，带有大蒜样臭味，但无明显刺激性。分子量 77.95，熔点－116.3 ℃，沸点－55 ℃，液态时密度为 2.66 g/mL。砷化氢略溶于水，可溶于酸、碱、乙醇、甘油等，加热至 230 ℃可分解为单质砷及氢气。

【职业接触】

本品在工业上无直接用途，是某些工业生产过程中所产生的废气。职业接触由于多种金属矿石中常含有硫化砷，含砷矿石在冶炼、加工、贮存过程中与工业硫酸或盐酸等酸类反应，可产生砷化氢。生产和使用乙炔、电解法生产硅铁、氰化法提取金银等也可产生砷化氢，由无机砷或有机砷水解生成。

【毒代动力学】

砷化氢属高毒类物质，主要经呼吸道吸入，吸入后除极少部分以原形随呼气排出外，95%以上迅速进入血液，与红细胞结合，形成砷-血红蛋白复合物和砷的氧化物，随血液循环分布于全身各脏器，其中以肝脏含量最高，其次为肾、心及大脑。本品以随尿排出为主，部分可随粪便排出。砷的氧化物可较长期蓄积于毛发、骨骼及指(趾)甲中。其中毒机制可能与砷化氢引起血管内溶血以及红细胞内还原型谷胱甘肽含量下降有关。急性肾衰竭的发生是由于红细胞大量破坏后，砷-血红蛋白复合物、红细胞碎片、血红蛋白管型等阻塞肾小管所致。另外，砷化氢对肾脏有直接毒性，对全身主要器官如心、肝、肺以及神经等均有毒性。

【临床表现】

本病潜伏期随吸入浓度和接触时间而异，一般为半小时至数小时，很少超过 24 小时，吸入极高浓度者可在数分钟内发病，但未见有吸入后立即死亡的临床报道。潜伏期愈短，病情愈严重。

本病起病急，依次出现以急性血管内溶血及急性肾功能损害为主的各种表现。常先有头晕、头痛、乏力、四肢酸痛等，伴有恶心、呕吐、食欲不振、腹部隐痛，少数有腹泻等症状，呼气中有蒜臭味。溶血可在数分钟内开始，也有在 20 小时左右发生者，而多数为 3 小时以内。开始时常有畏寒、发热，随即出现黄疸，尿呈深黄色、暗红色，胃肠道症状逐渐加重，乏力明显，常伴有烦躁不安、睡眠障碍等症状，肾区疼痛、肝区胀痛也较多见。

严重中毒病例常由于短期内吸入高浓度砷化氢气体所致。潜伏期在半小时之内，常有寒战，继之高热起病，伴剧烈头痛、眩晕、倦怠、意识模糊、恶心、持续呕吐，不能进食，肾区胀痛明显，有时呈绞痛性质，向两侧下腹部放射。黄疸很快出现，巩膜深度黄染，皮肤呈古铜色，肾功能试验明显异常，并可出现心脏损害如心肌兴奋性降低、传导阻滞、心室颤动，甚至心搏骤停。

【实验室检查】

血红细胞计数、血红蛋白总量降低，白细胞升高；网织红细胞初期正常，在病程中逐渐升高。尿蛋白定性阳性，有红细胞及管型，尿胆原呈强阳性反应，尿潜血阳性。血清总胆红素增高，间接胆红素明显增高。血、尿砷定量超过当地正常参考值。

急性砷化氢中毒所致溶血具自限性，一般在 2～3 天内达高峰后不再继续溶血。故这类患者经治疗后，黄疸先消退，其他症状、体征也在数日内逐渐好转，乃至完全康复。

【诊断及鉴别诊断】

诊断应依据《职业性急性砷化氢中毒的诊断》(GBZ 44—2016)进行。

一、诊断原则

根据短期内吸入较高浓度砷化氢气体的职业接触史，出现以急性血管内溶血为主的临床表现，结合有关实验室检查结果、辅助检查结果，参考现场职业卫生学调查资料，综合分析，排除其他原因引起的类似疾病后，方可诊断。

二、接触反应

短期内吸入较高浓度砷化氢气体后，患者出现乏力、头晕、头痛、恶心等症状，无血管内溶血体征，实验室检查指标无异常，脱离接触后48小时症状明显减轻或消失。

三、诊断分级

(一)轻度中毒

短期内吸入较高浓度砷化氢气体后，可出现畏寒、发热、乏力、头痛、头晕、恶心、呕吐、腰背酸痛等症状及巩膜黄染，茶色或酱油色尿等体征，具备外周血红细胞及血红蛋白降低、网织红细胞计数增高、血清间接胆红素增高和尿血红蛋白阳性等急性轻度血管内溶血的表现[见《职业性急性化学物中毒性血液系统疾病诊断标准》(GBZ 75—2010)]。

(二)中度中毒

短期内吸入较高浓度砷化氢气体后，出现急性轻度血管内溶血的表现，同时具备下列表现之一者，可诊断为中度中毒：①急性轻度或中度中毒性肾病[见《职业性急性中毒性肾病的诊断》(GBZ 79—2013)]；②急性轻度或中度中毒性肝病[见《职业性中毒性肝病诊断标准》(GBZ 59—2024)]。

(三)重度中毒

短期内吸入较高浓度砷化氢气体后，具备下列表现之一者，可诊断为重度中毒：①发病急剧，出现寒战、高热、巩膜深度黄染、重度贫血、尿血红蛋白强阳性等急性重度溶血性贫血表现[见《职业性急性化学物中毒性血液系统疾病诊断标准》(GBZ 75—2010)]；②在急性血管内溶血的基础上，出现急性重度中毒性肾病或急性重度中毒性肝病或中毒性多器官功能障碍综合征表现[见《职业性中毒性肝病诊断标准》(GBZ 59—2024)、《职业性急性中毒性肾病的诊断》(GBZ 79—2013)、《职业性急性化学物中毒性多器官功能障碍综合征的诊断》(GBZ 77—2019)]。

四、鉴别诊断及误诊原因

本病早期临床症状无特异性，易造成漏诊、误诊。典型的砷化氢中毒诊断并不困难，呼吸带有蒜臭味，腰痛并有酱油色尿，尿潜血强阳性及有急性暴露史等，均具有提示作用。误诊主要是不了解接触史。常见情况：①将本病早期畏寒、发热、腹痛等误诊为感冒、急性胃肠炎;②出现黄疸后,常误诊为急性病毒性肝炎,甚至在接触砷化氢的同一工作环境中发生数次多例急性中毒仍误诊为急性病毒性肝炎。

【治疗】

一、治疗原则

阻断或减轻血管内溶血以及保护肾脏为治疗重点。肾脏损害的程度是决定急性砷化氢中毒预后的主要因素,一旦发生急性肾功能衰竭,各种致命性的并发症即可在这一基础上发生,故预防肾脏损害在疾病早期十分关键。

二、控制溶血

急性砷化氢中毒所致溶血具自限性,一般在1～7天内自行停止。根据溶血程度,可适当输新鲜血液(不宜用库存血),以增强机体抵抗力及改善症状。极严重中毒可考虑用血液净化疗法。

三、保护肾脏,防治急性肾功能衰竭

具体措施包括:①及时纠正血容量。②补充碱性溶液。③甘露醇渗透利尿,防止急性肾功能衰竭的发生。④呋塞米(速尿):可使肾内血流量从髓质回到皮质而起利尿作用。⑤中药治疗:使用川芎、复方丹参等。以上措施,皆应及早施行,以防治急性肾衰。

四、及时应用血液净化疗法

及时应用血液净化疗法对重度中毒者有良效。糖皮质激素、低分子右旋糖酐、还原型谷胱甘肽等药物,从多方面起到阻断病情发展、保护肾功能等作用。目前多不主张应用金属络合剂。

【预防】

由于砷化氢为工业生产中的废气,故应遵守各种操作规程,针对企业可能发生砷化氢中毒的情况,制定针对性预防措施,并严格执行,这是预防中毒的主要方案。有就业禁忌证者不得从事可能发生砷化氢中毒的各种有关作业。慢性肾脏疾病、血清葡萄糖-6-磷酸脱氢酶缺乏症是该岗位职业禁忌证。

第三节 磷及其化合物

磷

【理化性质】

磷(P)是一种非金属元素,有四种同素异形体:黄磷(白磷)有剧毒;红磷(赤磷)毒性较小;紫磷及黑磷非常少见,毒性很小,不易点燃。黄磷是无色蜡样晶体,曝光变黄色,有蒜臭味。磷原子量为30.97。黄磷分子量为123.88,密度1.82 g/cm³(20 ℃),熔点44.1 ℃,沸点280 ℃,燃点40 ℃,蒸气密度4.3 mg/cm³,室温下可蒸发、自燃或摩擦起火,性质活泼,自然界中不以游离状态存在,在空气中易氧化成三氧化二磷和五氧化二磷,呈白色烟雾,黑暗中可发出淡绿色荧光。黄磷不溶于水,难溶于酒精及乙醚,较易溶于松节油,易溶于二硫化碳、氯仿及苯。黄磷蒸气遇湿空气可氧化为次磷酸和磷酸。黄磷易与金属、卤素及氢气等化合生成磷化物。

【职业接触】

黄磷从磷矿石或磷酸钙中提取,是制造红磷、磷化合物等物质的原料,也是石油化工做缩合催化剂、特殊干燥剂及制药、生产化肥等必不可少的原料。在生产和使用黄磷及其制品的行业中,均有接触黄磷蒸气、粉尘、液体等引起急/慢性中毒的可能。

【毒代动力学】

黄磷属高毒类物质,其他磷的同素异形体毒性很小。黄磷在人体内吸收量大于1 mg/kg即可致死。其可经呼吸道、消化道及皮肤进入体内,主要靶器官为肝脏和骨骼,对其他脏器也有损害。黄磷肝损害的机制主要有脂质过氧化学说和钙稳态失调学说。黄磷骨损害的机制主要是黄磷进入体内可转化成磷酸,导致钙磷比例失调,引起脱钙,致骨质疏松和坏死。黄磷蒸气对骨质有溶解作用,对牙齿和下颌骨具有特殊亲和力。另外,黄磷还可引起物质代谢障碍。黄磷可能通过谷胱甘肽S-转移酶(GST)与还原型谷胱甘肽(GSH)结合而降低毒性作用,最终以磷酸盐的形式自尿排出,少量随呼吸、汗液及粪便排出。

【临床表现】

一、急性中毒

职业性中毒多发于生产事故中，由熔化的磷灼伤，经皮肤吸收和吸入黄磷蒸气引起。

(1)吸入黄磷蒸气后数小时，出现头昏、乏力、恶心、心动过缓或过速、血压偏低等症状，2～3 日后，上腹疼痛、肝脏肿大、黄疸、血清转氨酶升高及肝功能异常。严重者出现急性肝坏死、肝功能衰竭、肝昏迷，可伴有肾功能异常或衰竭，亦可累及其他脏器。

(2)皮肤灼伤：黄磷灼伤后，创面有蒜样臭气烟雾，呈棕褐色或黑色，可深达骨骼，于暗处可见荧光。若创面处理不及时或处理方法不当，黄磷可经创面吸收入体，多于 1～10 天后引起中毒，血、尿磷可升高，以致发生急性肝、肾、心功能衰竭。

(3)误服黄磷及其制品后半小时，口腔及胃部有烧灼感，出现恶心、呕吐、腹痛、腹泻，可有呕血、便血。呕吐物及大便有蒜臭味，于暗处可见荧光。数日内出现黄疸，肝、肾等损害或死亡。

二、慢性中毒

黄磷职业危害主要是慢性中毒，多由呼吸道长期吸入黄磷蒸气及其粉尘所致。磷的无机化合物多为酸性毒物，对呼吸道黏膜有明显的刺激作用，可引起呼吸道慢性炎症和牙周、牙体及下颌骨的进行性损伤。严重者可致下颌骨坏死、坏疽及畸形等，可伴有肝、肾损害。

【实验室检查】

血清丙氨酸转氨酶(ALT)、前白蛋白及 γ-谷氨酰转肽酶(γ-GT)等升高，胆红素、血清胆汁酸及血清天冬氨酸转氨酶(AST)异常可作为诊断指标。轻度中毒性肝病 ALT、AST 常无异常，血清胆汁酸、吲哚菁绿消除试验(ICG)较敏感。血磷可升高，血钙可降低。

尿常规检查可见蛋白质，红细胞、白细胞及各种管型，尿素氮及血浆肌酐升高。

摄下颅骨左、右侧位及病牙像，病情需要时，加照上颌骨像。

【诊断及鉴别诊断】

诊断依据《职业性磷中毒诊断标准》(GBZ 81—2002)进行。

一、诊断原则

(1)根据短时期内吸入大量黄磷蒸气或黄磷灼伤的职业史，有以急性肝、肾损害为主的临床表现，综合分析，并排除其他病因所致的类似疾病后，方可诊断为急性磷中毒。

(2)根据长期密切接触黄磷蒸气或含黄磷粉尘的职业史，有以进行性牙周组织、牙体及下颌骨损害为主的临床表现，也可有肝、肾损害，结合现场劳动卫生学资料等综合分析，排除其他病因所引起的类似疾病后，方可诊断为慢性磷中毒。

二、观察对象

长期密切接触磷蒸气或含黄磷粉尘后，出现牙周萎缩、牙周袋加深、牙松动等症状，下颌骨X线片可见两侧齿槽嵴轻度吸收，呈水平状。

三、诊断及分级标准

（一）急性磷中毒

1.轻度中毒　吸入高浓度黄磷蒸气数小时后或黄磷灼伤后1～10天，出现头痛、头晕、乏力、食欲不振、恶心、肝区疼痛等症状，并有肝脏肿大及压痛，伴有肝功能试验异常，符合急性轻度中毒性肝病的表现；可有血尿、蛋白尿、管型尿，符合急性轻度中毒性肾病的表现。

2.中度中毒　上述症状加重并出现下列情况之一者，可诊断为中度中毒：①肝脏明显肿大及压痛，肝功能明显异常，符合急性中度中毒性肝病的表现；②肾功能不全，尿素氮及血浆肌酐升高，符合急性中度中毒性肾病的表现。

3.重度中毒　在上述临床表现的基础上出现下列情况之一者，可诊断为重度中毒：①急性肝功能衰竭；②急性肾功能衰竭。

（二）慢性磷中毒

1.轻度中毒　临床动态观察1年以上，经对症治疗，上述症状呈进行性加重，齿槽骨吸收超过根长1/3，牙周膜间隙增宽、骨硬板增厚，下颌骨体部可见骨纹理增粗或稀疏，排列紊乱；可有呼吸道黏膜刺激征及消化系统症状。

2.中度中毒　上述症状加重，下颌骨后牙区出现对称性骨质致密影，周界不清，可有颏孔增大，边缘模糊。

3.重度中毒　在上述临床表现的基础上，下颌骨出现颌骨坏死或有瘘管形成。

四、鉴别诊断

急性中毒应与其他化学物灼伤、中毒性肝病、中毒性肾病、病毒性肝炎等相鉴别；慢性磷中毒的牙周、牙体及下颌骨病变，多发生于双侧后牙，常累及多颗牙齿，往往两侧对称，以下颌骨为多，经1年以上治疗仍进行性加重，并常伴有呼吸道黏膜刺激症状及消化系统症状，可与其他口腔疾病相鉴别，其他口腔疾病多为单牙或双牙发病，且部位不固定、不对称，亦很少有其他系统症状伴随。

【治疗】

一、急性磷中毒

(一)病因治疗

吸入高浓度黄磷蒸气后,应迅速离开现场,移至空气新鲜处;黄磷灼伤皮肤后,应立即用清水冲洗,灭磷火,清除嵌入组织中的黄磷颗粒,阻止黄磷吸收,可参照《职业性化学性皮肤灼伤诊断标准》(GBZ 51—2009)进行治疗。

(二)对症及支持治疗

对症及支持治疗可适当选用肾上腺皮质激素、氧自由基清除剂、钙通道阻滞剂等;注意保持水、电解质及酸碱平衡;对中毒性肝病采用保肝及营养疗法等对症治疗;对中毒性肾病,注意采用防治血容量不足、改善肾脏微循环等对症治疗与支持治疗,必要时可采用血液净化疗法。

二、慢性磷中毒

注意口腔卫生,及时治疗各种口腔疾患,尽早修复牙体;下颌骨坏死或骨髓炎者应及时给予手术治疗;注意保护肝、肾功能,并给予对症治疗。

【预防】

生产和使用黄磷及其制品时,应加强密闭、通风和排毒,严防跑、冒、滴、漏。黄磷存放于水中,严防暴露在空气中自燃。加强个人防护,减少接触和吸入黄磷,防止黄磷灼伤,养成良好卫生习惯,做好健康监护工作。职业禁忌证有牙周、牙体、颌骨明显病变,慢性肝、肾疾病。

磷化氢

【理化性质】

磷化氢(PH_3)为无色气体,有腐鱼样臭味。分子量 34.04,熔点 −133.5 ℃,沸点 −87.4 ℃;常态下磷化氢溶于水,17～20 ℃、1 atm 时,每 100 mL 水可溶解 26 mL 磷化氢;磷化氢微溶于乙醇、乙醚;易自燃,当空气中浓度达 2%～8%时,可以发生爆炸。

【职业接触】

磷化锌与磷化铝的制造、包装、运输,使用磷化铝、磷化锌熏蒸粮食、中草药、皮毛均可接触到较高浓度的磷化氢。乙炔气制造及硅铁运输因原料中磷化钙遇水或空气潮解,也会产生磷化氢。工业制备镁粉、黄磷等，一定条件下均有可能接触到较高浓度的磷化氢。粮食储存也用磷化氢作为熏蒸剂。

【毒代动力学】

磷化氢主要经呼吸道吸收入血，随血液循环到各组织、器官；磷化锌、磷化铝经口进入，在胃肠道遇酸、遇水释放磷化氢，再吸收入血。磷化氢在体内存留时间不长，部分磷化氢以原形气体经呼吸道排出，其他部分则在体内结合为无机磷酸类化合物随尿液排出。经呼吸道接触磷化氢的动物，脱离接触 12 小时后，体内器官中已测不出磷化氢。金属磷化物经口进入体内，测出磷化氢的时间与固体物质在消化道的存留时间有关。

【临床表现】

一、急性中毒

潜伏期一般在 24 小时内，多数患者在 1～3 小时内发病。吸入中毒的早期症状主要是神经系统与呼吸系统症状，口服中毒者胃肠道症状发生早而且重。

(一)神经系统

无论是吸入中毒还是口服中毒，都以中枢神经系统障碍为主要表现，有头痛、头晕、乏力、失眠、精神不振、烦躁、复视、共济失调，严重者出现意识障碍、昏迷、抽搐等。

(二)呼吸系统

中毒患者常有鼻咽部发干、咽部充血、咳嗽、气短、胸闷、发绀，严重者出现肺水肿。

(三)消化系统

中毒患者特别是口服中毒患者常见恶心、频繁呕吐，呕吐物有特殊电石气臭味，食欲不振，腹胀；少数病例有腹泻、胃肠道出血。肝脏病变表现为肝肿大、肝区有压痛、黄疸及肝功能异常。

(四)心血管系统

中毒患者早期血压降低，甚至休克。心肌受损较为多见，心电图显示 ST 段降低或抬高、T 波低平或倒置。此外，可见心律失常与传导阻滞。心肌损害时，可见血清肌酸磷酸激酶(CPK)与乳酸脱氢酶(LDH)升高。

(五)肾脏损害

肾脏症状一般较轻，少数患者尿中检出红细胞、白细胞、管型与蛋白质，个别严重者出现少尿、急性肾功能衰竭。

二、慢性影响

慢性影响可有嗅觉减退、鼻咽部发干、咽部充血、胸闷、气短、咳嗽等。

【诊断及鉴别诊断】

诊断依据《职业性急性磷化氢中毒的诊断》(GBZ 11—2014)进行。

一、诊断原则

根据短期吸入磷化氢气体的职业史,出现以中枢神经系统、呼吸系统损害为主的临床表现,结合胸部影像学检查,参考现场职业卫生学调查资料,综合分析,并排除其他病因所致类似疾病后,方可诊断。

二、接触反应

短期吸入磷化氢气体后,出现一过性头痛、头晕、乏力、恶心、咳嗽等症状,肺部无阳性体征,脱离接触后,经过 24～48 小时医学观察,上述症状明显减轻或消失。

三、诊断分级

(一)轻度中毒

短期吸入磷化氢气体后,出现明显头痛、头晕、恶心、呕吐、咳嗽、胸闷、胸痛等症状,并具有下列表现之一者,可诊断为轻度中毒:①轻度意识障碍[见《职业性急性化学物中毒性神经系统疾病诊断标准》(GBZ 76—2024)];②急性气管支气管炎[见《职业性急性化学物中毒性呼吸系统疾病诊断标准》(GBZ 73—2009)]。

(二)中度中毒

轻度中毒症状加重,并具有下列表现之一者,可诊断为中度中毒:①中度意识障碍[见《职业性急性化学物中毒性神经系统疾病诊断标准》(GBZ 76—2024)];②急性支气管肺炎[见《职业性急性化学物中毒性呼吸系统疾病诊断标准》(GBZ 73—2009)];③急性间质性肺水肿[见《职业性急性化学物中毒性呼吸系统疾病诊断标准》(GBZ 73—2009)]。

(三)重度中毒

中度中毒症状加重,并具有下列表现之一者,可诊断为重度中毒:①重度意识障碍[见《职业性急性化学物中毒性神经系统疾病诊断标准》(GBZ 76—2024)];②肺泡性肺水肿[见《职业性急性化学物中毒性呼吸系统疾病诊断标准》(GBZ 73—2009)];③急性呼吸窘迫综合征[见《职业性急性化学物中毒性呼吸系统疾病诊断标准》(GBZ 73—2009)];④休克;⑤猝死[见《职业性化学源性猝死诊断标准》(GBZ 78—2010)]。

四、鉴别诊断

磷化氢中毒需要与呼吸系统感染、中枢神经系统感染、脑血管病、胃肠炎、传染性肝炎、心血管疾病等相鉴别。

【治疗】

磷化氢中毒者立即脱离中毒现场,保持安静并休息。吸入高浓度者至少需观察 24～

48小时，利于早期发现病情变化，尤其是迟发性肺水肿。

如系口服磷化锌、磷化铝中毒，立即给予催吐、洗胃，并给予活性炭吸附毒物，再用硫酸钠或硫酸镁导泻，禁用油脂类物质。

磷化氢中毒无特效解毒药。对于磷化氢中毒患者，给予吸氧、及早应用糖皮质激素和纠正水电解质紊乱；早期要积极处理脑水肿、肺水肿；保护心、肝等。对严重中毒患者，可应用血液透析或血液灌流。

【预防】

应用磷化铝、磷化锌熏仓灭虫时，严格执行安全操作规程。硅铁在冶炼、贮存及运输时，应防止受潮，并加强通风。磷化锌、磷化铝贮藏时，应防潮、防火和严格管理。对从事磷化氢作业的工人，需进行就业体检，有器质性神经系统疾病及明显的呼吸系统慢性疾病者不宜从事该项作业。

磷化锌

磷化锌(Zn_3P_2)是深灰色有闪光的结晶粉末，密度4.55 g/cm^3，熔点419.4 ℃，沸点1100 ℃，可溶于碱和油，不溶于水，有类似磷化氢的鱼臭味，遇酸产生磷化氢。

磷化锌是常用的灭鼠剂及粮仓熏蒸杀虫剂。职业中毒主要发生于粮仓熏蒸作业，生活性中毒以口服自杀或误服为主。磷化锌不经过皮肤吸收，经胃肠道吸收快，进入血液后很快在体内均匀分布。

磷化锌属于剧毒类物质，遇水或胃酸则迅速生成磷化氢和氯化锌，两者主要造成中枢神经系统和呼吸系统及消化道黏膜、心、肝、肾等的广泛损害。

三氯化磷

【理化性质】

三氯化磷(PCl_3)又名氯化亚磷，为无色、透明、有刺激性臭味的发烟液体；混有黄磷时，色黄而混浊；分子量137.33，密度1.574 g/cm^3，熔点−112 ℃，沸点75.5 ℃，溶于水、乙醇、氯仿、乙醚及二硫化碳。三氯化磷是磷的不完全氯化物，在空气中蒸发，遇水或潮湿的空气后即分解，生成亚磷酸和盐酸，并释放大量热。

【职业接触】

三氯化磷在医药、农药、染料、塑料、香料等行业中作为氯化剂、催化剂和溶剂使用。

在农药工业中，三氯化磷主要用于制造敌百虫、甲胺磷等有机磷农药的原料；在医药工业中，用于生产磺胺嘧啶等；在染料工业中，主要用作色酚类的缩合剂；也可用于制造磷酰氯和五氧化二磷。

【毒代动力学】

三氯化磷毒性比五氯化磷大，经口灌胃属于中度毒性，经呼吸道吸入属于高度毒性。

三氯化磷吸入呼吸道后，遇水迅速变成亚磷酸和盐酸，并释放大量热，可导致呼吸道黏膜充血、水肿、坏死。高浓度接触时，有强烈刺激和腐蚀作用；经呼吸道吸入时，以呼吸系统急性损伤为主，轻者表现为呼吸道刺激症状，重者可直接造成或继发心、肝、肾等实质性脏器损害，并出现气胸、肺大疱、纵隔气肿、肺纤维化等症状。

皮肤灼伤属于酸和热的复合作用，创面可较一般无机酸灼伤深。

【临床表现】

三氯化磷属于刺激性毒物，三氯化磷蒸气对眼、呼吸道黏膜和皮肤均有强烈的刺激作用，进入体内后，迅速分解成盐酸和亚磷酸，造成组织损害。

一、急性中毒

吸入高浓度三氯化磷蒸气后，可发生支气管炎、肺炎或肺水肿，甚至急性呼吸窘迫综合征(acute respiratory distress syndrome，ARDS)。急性中毒早期主要为眼和上呼吸道刺激症状，之后可出现急性中毒症状，表现为头痛、头晕、咽干、呼吸困难及全身乏力；8～24 小时出现中毒症状的高峰期，严重者可发生喉头水肿、急性肺水肿，如抢救不及时，可导致死亡。

二、眼损害

本品对眼有刺激作用和腐蚀作用，可造成眼结膜充血、流泪、畏光。液体溅入眼内可造成灼伤，发生眼结膜坏死，角膜溃疡、穿孔，甚至失明。

三、皮肤灼伤

皮肤接触三氯化磷液体或较浓的气体，可发生不同程度灼伤，出现皮肤潮红、水肿、溃烂、渗出、水疱、坏死。

【实验室检查】

一、血液检查

部分患者可出现外周血白细胞、淋巴细胞及中性粒细胞计数升高，血氧饱和度下降，血气分析可有低氧血症。肺功能检查可出现通气功能障碍等。

二、胸部影像学检查

胸部影像学检查主要表现为急性肺水肿，化学性支气管炎和支气管肺炎，阻塞性肺气肿和(或)肺不张，机化性肺炎和肺间质纤维化。

【诊断与鉴别诊断】

根据短期内接触较高浓度三氯化磷的职业史，患者发病较快，出现以呼吸系统急性损害为主的临床表现，结合胸部影像学检查及现场职业卫生学调查资料，并排除其他病因所致的支气管炎、肺炎、肺水肿等类似疾病后，急性三氯化磷中毒的诊断即可确立。

三氯化磷中毒需注意与上呼吸道感染、慢性支气管炎急性发作、支气管肺炎、支气管哮喘和心源性肺水肿等进行鉴别。

【治疗】

吸入中毒者应迅速脱离现场，移动到空气新鲜处。保持呼吸道通畅，积极防治咽喉水肿和肺水肿，早期、足量、短程应用糖皮质激素等。

皮肤污染者应立即脱去污染衣物，先用棉花或吸水纸等吸出创面的液体，然后就近用大量流动清水冲洗 20 分钟以上，然后再用碱性溶液冲洗、湿敷。

眼睛灼伤时，尽早用大量清水、1%～2%的硼酸溶液或生理盐水冲洗，纤维结合蛋白眼药水滴眼，涂抹抗生素眼膏。角膜灼伤者应注意散瞳。

其他对症及支持治疗，如保肝、强心、利尿、增强机体免疫功能等。

磷酸

磷酸(H_3PO_4)为无色结晶，潮湿性强，分子量 98.0，熔点 42.35 ℃。磷酸为高沸点酸，溶于水和乙醇，不易分解，几乎没有氧化性。磷酸用于制造磷酸盐、清凉饮料、酿造制品、油脂、药品和进行金属表面处理等。

磷酸在空气中产生白雾，对眼、鼻、喉、肺有明显的刺激性。皮肤接触本品后产生明显刺激作用，可出现皮肤炎症。吸入本品蒸气后，可引起鼻咽发干、鼻黏膜萎缩，个别病例可发生鼻中隔穿孔，严重者可发生化学性肺炎、肺水肿、纵隔气肿，甚至 ARDS。

第四节　硫及其无机化合物

二氧化硫

【理化性质】

二氧化硫(SO_2)又名亚硫酸酐,分子量 64.07,熔点－75.5 ℃,沸点－10 ℃,为无色有强烈辛辣刺激味的不燃性气体。二氧化硫溶于水以及甲醇、乙醇、醋酸和乙醚等多种有机溶剂,易与水混合,生成亚硫酸,可进一步氧化为硫酸。

【职业接触】

硫化矿石的熔炼,硫磺的烧制,制造硫酸和亚硫酸,燃烧含硫燃料、硫化橡胶,制冷,漂白,消毒,熏蒸杀虫,镁冶炼,石油精炼,某些有机合成等作业工人和有关人员皆有可能接触二氧化硫。同时,二氧化硫是最常见的工业废气和大气污染物的成分之一。

【毒代动力学】

二氧化硫主要经上呼吸道吸收,亦可由眼结膜吸收,吸收后迅速进入血液,随血流分布至全身各器官,以气管、肺门淋巴结和食道中含量最高。吸入的二氧化硫部分以原形从呼吸道排出,进入体内的部分生成亚硫酸盐,被肝、心、肾等组织中的亚硫酸氧化酶氧化成硫酸盐随尿排出。本品属中等毒性物质,对眼和呼吸道有强烈刺激作用,吸入高浓度二氧化硫可引起喉水肿、肺水肿、声带水肿及(或)痉挛,甚至窒息。

【临床表现】

一、急性中毒

吸入二氧化硫后很快出现流泪,畏光,视物不清,鼻、咽、喉部烧灼感及疼痛,咳嗽等眼结膜和上呼吸道刺激症状。较重者可有声音嘶哑、胸闷、胸骨疼痛、剧烈咳嗽、心悸、气短、头痛、头晕、乏力、恶心、呕吐及上腹部疼痛等症状。严重者发生支气管炎、肺炎、肺水肿,甚至呼吸中枢麻痹。

二、慢性影响

长期接触低浓度二氧化硫,引起嗅觉、味觉减退,甚至消失,头痛,乏力,牙齿酸蚀,慢性鼻炎,咽炎,气管、支气管炎,肺气肿,弥漫性肺间质纤维化及免疫功能减退等。

【诊断及鉴别诊断】

诊断依据《职业性急性二氧化硫中毒的诊断》(GBZ 58—2014)进行。

一、诊断原则

根据短时间内接触较高浓度二氧化硫气体的职业史，出现以急性呼吸系统损害为主的临床表现和胸部影像学改变，结合实验室检查结果，参考现场职业卫生学资料，综合分析，排除其他原因引起的类似疾病后，方可诊断。

二、接触反应

短时间内接触较高浓度二氧化硫气体后，出现畏光、流泪、眼痛、眼部灼热感或异物感等眼部刺激症状，以及咽痛、咳嗽、咳痰、胸闷、气促等上呼吸道刺激症状，肺部无阳性体征，胸部X射线检查无异常，经48小时医学观察，上述症状消失或明显减轻。

三、诊断分级

(一)轻度中毒

短时间接触较高浓度二氧化硫后，出现畏光、流泪、眼痛、眼部灼热或异物感，并出现咽痛、咳嗽、咳痰、胸闷和气促等症状，且具有下列表现之一者，可诊断为轻度中毒：①急性气管支气管炎[见《职业性急性化学物中毒性呼吸系统疾病诊断标准》(GBZ 73—2009)]；②一度至二度喉阻塞。

(二)中度中毒

在轻度中毒的基础上，具有下列情况之一者，可诊断为中度中毒：①急性支气管肺炎[见《职业性急性化学物中毒性呼吸系统疾病诊断标准》(GBZ 73—2009)]；②急性间质性肺水肿[见《职业性急性化学物中毒性呼吸系统疾病诊断标准》(GBZ 73—2009)]；③三度喉阻塞。

(三)重度中毒

在中度中毒的基础上，具有下列情况之一者，可诊断为重度中毒：①肺泡性肺水肿[见《职业性急性化学物中毒性呼吸系统疾病诊断标准》(GBZ 73—2009)]；②急性呼吸窘迫综合征[见《职业性急性化学物中毒性呼吸系统疾病诊断标准》(GBZ 73—2009)]；③四度喉阻塞和(或)窒息；④猝死[见《职业性化学源性猝死诊断标准》(GBZ 78—2010)]。

四、鉴别诊断

二氧化硫中毒主要应与急性氯气、氨气等其他刺激性气体中毒相鉴别。

【治疗】

立即将患者移离中毒场所，呼吸新鲜空气或吸入氧气。以碳酸氢钠、氨茶碱、地塞米松、抗生素等雾化吸入。用生理盐水或清水彻底冲洗眼结膜囊及被液体二氧化硫污染的皮肤。对吸入高浓度二氧化硫有明显刺激症状但无体征者,应密切观察不少于48小时,并对症治疗。

早期、足量、短程应用糖皮质激素,积极防治肺水肿。对症及支持治疗,防治感染,合理输液,纠正水电解质紊乱及抗休克治疗。

【预防】

生产、运输和使用二氧化硫时,应严格按照刺激性气体有害作业要求操作并做好个人防护,生产和使用场所空气中二氧化硫浓度不应超过最高容许浓度。有明显呼吸系统及心血管系统疾病者,禁止从事与二氧化硫有关的作业。

硫化氢

【理化性质】

硫化氢(H_2S)为具有臭鸡蛋气味的无色易燃气体,分子量34.08,密度1.54 g/L,沸点−60.3 ℃,自燃点260 ℃,易溶于水生成氢硫酸,亦溶于乙醇、汽油、煤油,能与大部分金属反应生成黑色硫化物。

【职业接触】

职业性硫化氢中毒多由于生产设备损坏,输送硫化氢管道和阀门漏气,违反操作规程,生产故障以及硫化物车间失火等致使硫化氢大量逸出所致;或由于含硫化氢的废气、废液排放不当,以及在疏通阴沟、粪池时意外接触所致。

【毒代动力学】

硫化氢为剧毒气体,主要经呼吸道进入机体,亦可经消化道吸收。硫化氢虽可经皮肤吸收,但吸收甚慢。吸入后的硫化氢很快在上呼吸道被湿润的黏膜所溶解,并与钠离子结合成硫化钠。进入血液的硫化氢主要分布在脑、肝、肾、胰和小肠中。

进入体内的硫化氢如未及时被氧化解毒,能与氧化型细胞色素氧化酶中的二硫键或三价铁结合,使之失去传递电子的能力,造成细胞内窒息,表现为神经系统症状。高浓度硫化氢可作用于颈动脉窦及主动脉化学感受器,引起反射性呼吸抑制,且可直接作用于延髓呼吸及血管运动中枢,使呼吸麻痹,造成"电击型"死亡。

【临床表现】

一、中枢神经系统损害

患者表现为头痛、头晕、恶心、呕吐、全身乏力、焦虑、烦躁、意识障碍、抽搐、昏迷、大小便失禁、全身肌肉痉挛或强直，最后可因呼吸麻痹而死亡。高浓度吸入可使患者立即昏迷，甚至在数秒钟内猝死。

二、眼部刺激

眼部刺激主要表现为眼刺痛、异物感、流泪、畏光、视物模糊、视物时有彩晕。检查可见眼睑痉挛，眼睑水肿，结膜充血、水肿，角膜浅表浸润及糜烂，甚或角膜点状上皮脱落及混浊。

三、呼吸道刺激

硫化氢中毒常致流涕、咽喉部灼痛、声音嘶哑、咳嗽咳痰、胸闷、胸痛、发烧、咯血，肺部可闻及干、湿性啰音或肺实变体征。X线胸片表现为支气管炎、支气管周围炎或肺炎。严重者出现肺水肿，表现为呼吸困难、发绀、烦躁、咳大量白色或粉红色泡沫样痰，两肺可闻及弥漫性干、湿啰音，X线胸片早期显示间质性肺水肿，随着病情发展，出现肺泡性肺水肿，严重时可并发喉头水肿、皮下和纵隔气肿、急性呼吸窘迫综合征及继发感染。

四、心肌损害

心肌损害可见Ⅱ、Ⅲ、aVF、T波倒置，ST段呈弓背型抬高，有时可出现不典型Q波，酷似心肌梗死。心肌酶有不同程度升高，其中AST、肌酸激酶(CK)增高最为显著。此外，还可出现窦性心动过速、过缓。

长期接触低浓度硫化氢可引起头痛、头晕、记忆力减退、乏力等类神经症表现，以及多汗、手掌潮湿、皮肤划痕征阳性等自主神经功能紊乱。

【诊断及鉴别诊断】

诊断依据《职业性急性硫化氢中毒诊断标准》(GBZ 31—2002)进行。

一、诊断原则

根据短期内吸入较大量硫化氢的职业接触史，出现以中枢神经系统和呼吸系统损害为主的临床表现，参考现场劳动卫生学调查，综合分析，并排除其他类似表现的疾病后，方可诊断。

二、接触反应

接触硫化氢后出现眼刺痛、羞明、流泪、结膜充血、咽部灼热感、咳嗽等眼和上呼吸道刺激表现，或有头痛、头晕、乏力、恶心等神经系统症状，脱离接触后在短时间内消失。

三、中毒分级

(一)轻度中毒

具有下列情况之一者,可诊断为轻度中毒:①明显的头痛、头晕、乏力等症状,并出现轻度至中度意识障碍;②急性气管支气管炎或支气管周围炎。

(二)中度中毒

具有下列情况之一者,可诊断为中度中毒:①意识障碍,表现为浅至中度昏迷;②急性支气管肺炎。

(三)重度中毒

具有下列情况之一者,可诊断为重度中毒:①意识障碍程度达深昏迷或呈植物状态;②肺水肿;③猝死;④多脏器衰竭。

四、鉴别诊断

在现场立即陷入昏迷的患者应与一氧化碳、氰化物、芳香烃化合物等急性中毒,脑血管意外和心肌梗死相鉴别。只要问清毒物接触史及病史,详细全面检查,鉴别诊断并不困难。

【治疗】

急性硫化氢中毒猝死率高,救助者应注意自身防护,这对避免发生多人急性硫化氢中毒事故或发生猝死非常重要;中毒致呼吸停止者应尽量采用人工呼吸器,救助者应避免采用口对口人工呼吸,以防救助者发生中毒。

(1)迅速将患者脱离现场,脱去被污染衣服,让患者吸氧,保持安静,卧床休息,密切观察病情变化。

(2)防治肺水肿和脑水肿,宜早期、足量、短程应用糖皮质激素以预防肺水肿及脑水肿,可用地塞米松 10 mg 加入葡萄糖溶液静脉滴注,每日 1 次。对肺水肿及脑水肿进行治疗时,地塞米松剂量可增大至 40~80 mg,加入葡萄糖溶液静脉滴注,每日 1 次,对症治疗。对重度中毒者,应尽快送高压氧舱治疗。

(3)猝死抢救,立即进行人工心肺复苏术,迅速建立有效的血液循环和呼吸,恢复全身血氧供应。胸部按压和气管插管加压呼吸时,要保持呼吸道通畅。用 5%碳酸氢钠溶液 200 mL 静脉滴注,纠正酸中毒。

(4)眼部刺激处理,先用自来水或生理盐水彻底冲洗眼睛,局部用红霉素眼药膏和氯霉素眼药水处理,每 2 小时 1 次,预防和控制感染,同时,局部滴鱼肝油以促进上皮生长,防止角膜、球结膜粘连。

【预防】

凡有产生硫化氢的生产过程,都应保持密闭及安装通风排毒装置,确保硫化氢气体不逸散。在进入矿坑、巷道、井底、阴沟、蓄粪池、藏鱼舱室、纸浆槽等作业时,千万不可贸然进入,应先通风排气,并放入小动物观察有无硫化氢中毒现象,或戴供氧防毒面具,身上缚以救护带,留 1～2 人在危险区外监护并准备好救护设备。

从事硫化氢作业者要进行就业体检及定期健康监护。职业禁忌证有明显的呼吸系统疾病、神经系统器质性疾病及精神疾患,明显的器质性心、肝、肾疾患。

二硫化碳

【理化特性】

二硫化碳分子式 CS_2,分子量 76.14,熔点 −111.6 ℃,沸点 46.3 ℃,为易挥发的液体,纯品无色,具有醚样气味,工业品为黄色,有烂萝卜味。二硫化碳几乎不溶于水,可与油脂、乙醇、醚及其他有机溶剂混溶。

【职业接触】

二硫化碳主要用于黏胶纤维生产。在玻璃纸和四氯化碳制造,橡胶硫化,谷物熏蒸,石油精制,油漆、石蜡溶解以及有机溶剂提取油脂时可接触到二硫化碳。长期密切的职业接触史是指直接接触二硫化碳作业工龄在 1 年以上,车间空气中二硫化碳浓度高于国家标准最高容许浓度(10 mg/m^3)数倍,偶尔短时出现高于十多倍的情况。

【毒代动力学】

二硫化碳可通过呼吸道、消化道及皮肤吸收进入体内,但皮肤吸收量较少,常可忽略。吸入的二硫化碳有 40%被吸收,2-硫代噻唑烷-4-羧酸是二硫化碳经细胞色素 P450 活化与还原型谷胱甘肽结合所形成的特异性代谢产物。二硫化碳损害中枢和周围神经系统,并可影响脂质代谢。其毒作用机制目前还不十分清楚,可能与能量代谢障碍、神经细胞丝蛋白共价交联、影响脑啡肽神经调节系统、与金属离子络合、影响神经递质功能、导致维生素 B_6 缺乏、影响脂质代谢等有关。

【临床表现】

一、急性中毒

急性中毒多为生产条件下意外接触高浓度二硫化碳所致。轻者可有头痛、头晕、恶心及眼鼻刺激症状，或出现醉酒样感觉，步态不稳，可出现轻度意识障碍，无其他阳性体征。重度中毒可出现明显的神经精神症状和体征，如兴奋、难以控制的激怒、情绪迅速改变，出现谵妄性躁狂、幻觉妄想、自杀倾向、记忆障碍、严重失眠、噩梦等。

二、慢性中毒

（一）神经系统

神经系统症状包括中枢和外周神经损伤，毒作用表现多样，可从轻微的易疲劳、嗜睡、记忆力减退到严重的神经精神障碍；外周神经病变为感觉运动性病变，常由远及近、由外至内进行性发展，表现为感觉丧失、肌张力减退、肌肉萎缩等。外周与中枢神经病变常同时存在。

（二）心血管系统

二硫化碳对心血管的影响屡有报道，但目前对低浓度长期接触二硫化碳是否可致心血管系统损害尚有分歧。

（三）视觉系统

视觉系统症状可见眼底形态学改变，包括灶性出血、渗出性改变、视神经萎缩、微血管瘤和血管硬化等。职业流行病学调查发现，长期接触二硫化碳浓度达 10 mg/m^3，上述视觉系统异常的检出率增高，提示即使接触低浓度二硫化碳，眼部病变仍然是早期检测指标。

（四）生殖系统

二硫化碳对女性生殖系统的影响主要表现为月经周期异常，出现经期延长、周期紊乱、排卵功能障碍；对男性生殖系统可能造成器质性或功能性的损害，出现性功能障碍、性欲减退，甚至出现阳痿，精子生成障碍、数量减少，精子畸形率增加，性激素分泌紊乱等。

【诊断及鉴别诊断】

一、诊断

依据《职业性二硫化碳中毒诊断标准》（GBZ 4—2022）进行诊断。

二、诊断原则

（一）急性中毒

根据短期接触较高浓度二硫化碳的职业史，出现以中枢神经系统损害为主的临床表现，结合辅助检查结果及工作场所职业卫生学调查资料，综合分析，排除其他原因引起的类似疾病后，方可诊断。

（二）慢性中毒

根据密切接触二硫化碳1年及以上的职业史，出现以多发性周围神经损害和中枢神经系统损害为主的临床表现，结合神经-肌电图检查结果及工作场所职业卫生学调查资料，综合分析，排除其他病因引起的类似疾病后，方可诊断。

二、诊断分级

（一）急性中毒

1.轻度中毒　短期接触较高浓度二硫化碳后，出现头痛、头晕、恶心、呕吐、乏力、失眠多梦、易激惹或四肢麻木、疼痛等症状，可伴有晕厥或肢体抽搐等表现，同时具有下列表现之一者，可诊断为轻度中毒：①轻度意识障碍，如意识模糊、嗜睡状态等[见《职业性急性化学物中毒性神经系统疾病诊断标准》(GBZ 76—2024)]；②步态蹒跚、醉酒样改变。

2.中度中毒　在轻度中毒基础上，具有下列表现之一者，可诊断为中度中毒：①中度意识障碍，如谵妄状态、混沌状态[见《职业性急性化学物中毒性神经系统疾病诊断标准》(GBZ 76—2024)]；②癫痫大发作样抽搐[见《职业性急性化学物中毒性神经系统疾病诊断标准》(GBZ 76—2024)]。

3.重度中毒　在中度中毒基础上，具有下列表现之一者，可诊断为重度中毒：①重度意识障碍，如浅昏迷、中度昏迷、深昏迷、植物状态[见《职业性急性化学物中毒性神经系统疾病诊断标准》(GBZ 76—2024)]；②癫痫持续状态[见《职业性急性化学物中毒性神经系统疾病诊断标准》(GBZ 76—2024)]；③出现明显的精神症状，如定向障碍、幻觉、妄想等[见《职业性急性化学物中毒性神经系统疾病诊断标准》(GBZ 76—2024)]；④脑局灶损害[见《职业性急性化学物中毒性神经系统疾病诊断标准》(GBZ 76—2024)]。

（二）慢性中毒

1.轻度中毒　密切接触二硫化碳1年及以上后，出现头痛、头晕、乏力、失眠多梦、易激惹、记忆力减退或四肢无力、麻木、疼痛等症状，同时具有下列表现之一者，可诊断为轻度中毒：①四肢远端对称性手套、袜套样分布的痛觉、触觉障碍或音叉振动觉减退，同时伴有跟腱反射减弱；②四肢受累肌肉肌力减退至4级[见《职业性急性化学物中毒性神经系统疾病诊断标准》(GBZ 76—2024)]；③神经-肌电图检查提示轻度周围神经损害[见《职业性慢性化学物中毒性周围神经病的诊断》(GBZ/T 247—2013)]。

2.中度中毒　在轻度中毒基础上，具有下列表现之一者，可诊断为中度中毒：①四肢痛觉、触觉障碍水平达肘、膝以上，跟腱反射消失，或深感觉明显障碍伴感觉性共济失调[见《职业性慢性化学物中毒性周围神经病的诊断》(GBZ/T 247—2013)]；②四肢受累肌肉肌力减退至3级，可伴有四肢远端肌肉萎缩[见《职业性急性化学物中毒性神经系统疾病诊断标准》(GBZ 76—2024)]；③神经-肌电图检查提示明显周围神经损害[见《职业性慢性化学物中毒性周围神经病的诊断》(GBZ/T 247—2013)]。

3.重度中毒　在中度中毒基础上，具有下列表现之一者，可诊断为重度中毒：①四肢受累肌肉肌力减退至2级及以下[见《职业性急性化学物中毒性神经系统疾病诊断标准》(GBZ 76—2024)]；②神经-肌电图检查提示严重周围神经损害[见《职业性慢性化学物中毒性周围神经病的诊断》(GBZ/T 247—2013)]；③中毒性脑病；④中毒性精神障碍。

三、鉴别诊断

以中枢神经系统功能障碍为主要表现的急性二硫化碳中毒需要与急性脑血管病、外伤、癫痫、急性药物中毒、中枢神经系统感染性疾病等相鉴别。

以周围神经损害为主的慢性二硫化碳中毒需要排除其他职业性、药源性、环境性等原因引起的周围神经病，如磷酸三邻甲苯酯、甲基正丁基甲酮、正己烷、砷及其氧化物、氯丙烯、丙烯酰胺、呋喃类、异烟肼等中毒，并与糖尿病、感染性多发性神经炎等疾病相鉴别。

【治疗】

目前，二硫化碳中毒尚无特效药物。急性中毒者应立即脱离接触现场，移动至空气新鲜处，保持呼吸道通畅，脱去污染衣物，清洗污染皮肤，及时纠正脑缺氧，改善脑循环，防治脑水肿，并给予营养神经、镇静解痉、营养心肌等治疗；有明显意识障碍者可短期使用糖皮质激素治疗。

慢性中毒治疗以促进神经修复、再生为主，如应用B族维生素、神经修复营养药物，采用中医中药及康复等对症治疗。

【预防】

严格执行我国车间空气中的二硫化碳职业卫生标准，黏胶纤维生产过程应加强生产设备的密闭，并采用吸风装置，加强作业环境监测，做好就业前体检和定期健康检查。患有中枢神经系统器质性疾病、多发性周围神经病、视网膜病变的劳动者，禁止从事接触二硫化碳的工作。

第五节　硒及其化合物

硒

【理化性质】

硒(Se)属类金属，有三种同素异形体。硒不溶于水和乙醇，可溶于乙醚及二硫化碳。硒的化学性质与硫相似，能直接与氧或氢化合。常见的硒化合物有二氧化硒(SeO_2)、三氧化硒(SeO_3)、二氯氧化硒($SeOCl_2$)、硒酸钠(Na_2SeO_4)、亚硒酸钠(Na_2SeO_3)、硒化氢(H_2Se)等。

【职业接触】

含硒矿石火法冶炼时，可逸出二氧化硒和硒的烟尘。石油工业中，硒作为催化剂和芳香族化合物的脱氧剂。在橡胶工业中，硒可作为橡胶的添加剂，以增强橡胶的耐磨性。化学工业用二氯氧化硒作为增塑剂。硒与硫化镉等可配制成红、黄色颜料。

【毒代动力学】

硒的毒性根据其化合物不同而差别较大，单质硒由于不易溶解和吸收，其实无毒。亚硒酸钠毒性较硒酸钠大，硒化氢是硒化物中毒性最大的，其毒性比二氧化硒大5倍。

硒及其化合物可经呼吸道及消化道进入体内。工业硒中毒主要是经呼吸道吸入。口服时，十二指肠是吸收硒的主要部位，胃及大肠吸收很少。除二氧化硒可少量经皮肤侵入体内外，单质硒及其他硒化合物基本上不能经皮吸收。进入血液的硒可与红细胞和血浆中的蛋白质，特别是β-脂蛋白结合成一种稳定的硒-蛋白复合物，然后分布到全身各个组织和器官，其中以肾和肝中含量最高，其次为脾、肺、心肌和脑。硒主要经肾脏随尿排出，少量通过胆汁随粪便排出。约有5%的硒可转化成易挥发的二甲基硒，经肺随呼气呼出，使呼气带有蒜臭味。少量硒也可通过乳汁和汗液排出。硒能通过胎盘进入胎儿体内。

硒的主要毒性机制为抑制体内含硫氨基酸酶的作用，同时它还可以影响体内脱氢酶系统。另外，硒中毒与S-腺苷蛋氨酸的耗竭有关。

【临床表现】

一、急性中毒

急性中毒在工业生产中很少见。大量吸入熔化表面有硒的铝锭和熔烧阳极泥(含硒、锌、铅及砷)过程中逸出的大量烟雾曾引起过急性硒中毒,主要表现为鼻塞、流涕、咽痛、咳嗽、眼刺痛、流泪,呼吸和汗液中有蒜臭味。症状多在2～3日内逐渐消退,无后遗症。大量吸入二氧化硒蒸气可引起化学性支气管炎,个别严重者可发生化学性肺炎和中毒性肺水肿。尿硒含量可不增高。

二、皮肤和眼睛的损害

硒化合物对皮肤和黏膜有较强的刺激性。其中,尤以二氯氧化硒对皮肤的刺激腐蚀作用最强,其腐蚀作用与氢氟酸相仿,损伤皮肤后不易愈合,且可经损伤皮肤吸收引起全身中毒。亚硒酸盐直接接触皮肤可引起灼伤,出现红斑、水疱,以至溃疡,溃疡不易愈合。二氧化硒和氧化硒粉尘可产生接触性皮炎。二氧化硒渗入指(趾)甲下,则可引起甲沟炎和甲床炎。二氧化硒及硒酸盐类溅入眼内可产生睑缘结膜炎、结膜充血、流泪,伴眼睑红肿、疼痛。

三、慢性中毒

地方性硒中毒是由于某些地区土壤、饮水和食物中含硒量过高而引起的,表现为毛发脱落、指(趾)甲粗裂或脱失、四肢感觉迟钝、腱反射亢进,重者四肢软瘫。

【治疗】

急性吸入二氧化硒烟气时,应及时撤离现场,让患者卧床安静休息,吸氧。大量维生素C可促使二甲基硒由肺和汗液排泄。促排药物二巯丙醇可增加硒的毒性作用,依地酸钙钠排硒效果不明显,两者均不宜使用。慢性中毒时,应给予高蛋白质饮食,并给予其他对症治疗。

硒化合物引起的急性皮炎和灼伤,可用10%硫代硫酸钠溶液湿敷或冲洗。有甲沟炎时,要先拔除指(趾)甲,然后用肥皂水冲洗,再用10%硫代硫酸钠溶液或20%氨水浸泡,最后再涂10%硫代硫酸钠软膏。

硒化氢

【理化性质】

硒化氢(H_2Se)是一种无色且具有恶臭的气体,气味酷似腐败的萝卜,分子量 80.98,熔点−65.73 ℃,沸点−41.3 ℃。硒化氢在水溶液中呈弱酸性,易溶于碱性溶液,也可溶于水和二硫化碳,在潮湿空气中可分解成单质硒,遇氧可氧化生成游离的硒。硒化氢可与很多金属结合而生成相应的金属硒化合物。

【职业接触】

在生产过程和化学实验中,硒与酸接触,或高温下与有机物质接触,或氢直接作用于硒,都可产生硒化氢气体,因而不遵守操作规程或发生意外事故生成大量硒化氢气体可发生急性中毒。

【毒代动力学】

硒化氢气体经呼吸道吸入,在体内大部分经代谢形成二甲基硒和甲基硒,小部分可分解成为单质硒而沉着于肺内。硒化氢不能通过完整皮肤吸收,在体内无蓄积作用。大部分以原形或甲基硒的形式随呼气呼出,少量形成的单质硒随尿排出。硒化氢对呼吸道黏膜和眼结膜有强烈的刺激作用。

【临床表现】

吸入大量硒化氢气体可发生急性中毒。硒化氢急性中毒的临床表现与硫化氢急性中毒极为相似。吸入后经数分钟至 1 小时,出现流泪、打喷嚏、咽痛、干咳、胸闷、气短、头痛、头晕,呼气有蒜臭味。严重中毒时,往往在上述症状缓解后 2～4 小时产生中毒性肺水肿表现,患者咳嗽、胸闷症状加重,呼吸窘迫,体温升高达 38～39 ℃,可伴有寒战,咳出大量血性泡沫痰。检查可见:口腔有蒜臭味,眼结膜及咽部充血,口唇发绀,心动过速,肺部可闻及大量干、湿性啰音;X 线胸片可见散在的点片状致密阴影;尿硒含量增加,血白细胞总数增高。

【治疗】

吸入大量砸化氢时,应迅速撤离事故现场,安静休息,密切观察病情变化,并给予氧气吸入,静脉注射地塞米松 5～10 mg。有肺水肿征象时,应立即加压给氧,保持呼吸道通畅，雾化吸入消泡剂，静脉注射高渗葡萄糖溶液和氨茶碱。静脉滴注地塞米松 10～20 mg 或氢化可的松 300 mg。可给予呋塞米（速尿）或甘露醇等利尿脱水药物，应用抗生素防止肺部继发性感染。

第六节　碲及其化合物

【理化性质】

碲（Te）外观呈银白色，属类金属，半导体，有较高的脆性。化学性质与硒、硫相仿，不溶于水，可溶于酸、碱。高温下可与卤族元素及若干金属直接化合生成碲化合物。常见的碲化合物有二氧化碲（TeO_2）、四氯化碲（$TeCl_4$）、六氟化碲（TeF_6）、碲化氢（H_2Te）等。

【职业接触】

碲主要从含碲的铜、铅的硫化矿渣中提取，或从电解精炼的阳极泥中提取。因此，从事碲提取的工人可接触大量的碲。碲及其化合物主要用于制造合金和不锈钢，用作电子工业的半导体材料，陶瓷与玻璃的着色剂，橡胶的硬化剂。另外，化学工业中制造丙烯时，碲作为催化剂，因此从事这些生产的工人也可接触碲。

【毒代动力学】

挥发性的碲化物如碲化氢、二氧化碲、六氟化碲可进入呼吸道，但吸收甚微。食入的碲主要在十二指肠及空肠吸收，有机碲的酯类可经无损的皮肤吸收。碲化合物灼伤皮肤，进入体内后，呼出气可有蒜臭味。

静脉和腹腔注射，或经口食入对碲的分布差异不大，进入体内的碲早期主要分布于肾、肝、甲状腺、脾、肺等器官，其后再转移并蓄积于骨骼。进入血中的碲与血红蛋白相结合，碲可通过血脑屏障进入脑内，也可进入胎盘组织。

食入的各种碲化合物在胃肠道内可被迅速还原为单质碲，未被吸收的由粪便直接排出，粪便呈蓝黑色。静脉注射和经肺吸入的碲化合物，在体内转变成二甲基碲及二乙基碲，主要随尿排出。碲接触者呼气及口腔中有蒜臭味，即由于排出甲基碲所致。水溶性的碲盐和碲酸盐的毒性大于二氧化碲。碲的毒性机制尚未阐明，可能与抑制巯基活性有关，并可影响神经系统。碲与血红蛋白结合可形成碲化血红蛋白，静脉注射高浓度碲酸盐尚可引起溶血。

【临床表现】

一、急性中毒

生产中吸入碲烟或氧化碲烟后，一般只引起长时间的呼气带蒜臭味，无明显的自觉症状。吸入碲化氢(H_2Te)对上呼吸道有刺激作用，急性口服中毒的主要临床表现为呼出气有蒜臭味，大量进入血液后，可引起溶血，出现发绀、黄疸、腰痛、昏迷，严重者可发生多脏器功能衰竭、肺水肿等。但其溶血作用远较砷化氢和硒化氢小。

二、慢性影响

慢性影响可有呼出气和汗液中有蒜臭味，有口干、恶心、食欲不振、嗜睡、多梦、皮肤干燥和瘙痒等症状，被认为是碲慢性影响的特有临床症状。

【实验室检查】

主要实验室检查有血、尿、大便常规，肝肾功能，肌酶谱等。毒物分析：尿碲正常含量小于 0.488 μmol/L(0.06 mg/L)，尿碲升高为碲吸收的有力证据。碲产生呼出气有蒜臭味的空气阈浓度为 0～0.02 mg/m^3。

【鉴别诊断】

急性吸入中毒主要应与砷化氢、硒化氢等可引起急性溶血的有毒气体中毒相鉴别；误服中毒主要应与其他少见中毒，如铊中毒等相鉴别。尿碲测定有助于鉴别诊断。

【治疗】

大量维生素 C 及高渗葡萄糖溶液静脉注射或口服大剂量维生素 C 有助于减轻或消除蒜臭味。维生素 C 可将亚碲酸盐还原成单质碲，使甲基碲形成减少。二巯丙醇与碲可形成二巯基碲络合物，加速碲的排泄，但可加重肾脏损害，故不宜使用。

【预防】

为防止碲从呼吸道吸入，生产过程应进行密闭，操作应尽量机械化和自动化。开放性操作应加强局部通风，工人操作时应戴防护口罩及手套。有明显的呼吸系统疾病及肝肾疾病者不应从事接触碲作业。

第七节　硼及其化合物

硼

【理化性质】

硼(B),原子量 10.8,熔点 2300 ℃,沸点 2550 ℃,为很软的棕色、无定形粉末或硬度似金刚石的棕黑色结晶体。硼化学性质稳定,在一定温度下不受水、溴及氯的影响。新鲜制备而未经灼烧过的硼能溶于热硝酸、硫酸等。最常见的硼无机化合物是硼酸(H_3BO_3)和硼砂($Na_2B_4O_7 \cdot 10H_2O$)。硼酸分子量 61.83,熔点 160 ℃,为白色结晶性粉末或无色微带珍珠状光泽的鳞片或六角三斜晶体;与皮肤接触有滑腻感,无气味,味带酸苦而后甜,露置空气中无变化。硼砂分子量 381.4,熔点 75 ℃,为白色结晶细粒或粉末,微溶于碱性溶液,不溶于乙醇。

【职业接触】

硼在冶金工业上用作脱氧剂,温度表、催化剂、陶器、植物营养剂、大功率半导体零件等生产作业也可接触硼。硼酸用于制备搪瓷和釉,制造染料、纸、皮革和药物制品等,还用于配制缓冲液和各种硼酸盐。硼砂主要用于生产特种玻璃、搪瓷和釉,用作热焊和弧焊的焊剂等,上述职业均有接触机会。

【毒代动力学】

硼是动物、植物的必需元素之一。它对糖的转运、利用以及呼吸过程都起重要作用。硼及硼酸、硼砂可经呼吸道、消化道的黏膜吸收,也可经过破损的皮肤吸收进入人体;完整皮肤也能吸收,量甚微,不具毒理学意义。吸收到体内的硼主要贮存于脑、肝、肾、脂肪组织及骨骼中,以骨骼中最多。体内的硼大多由尿缓慢排出,乳汁、汗液亦可少量排出。

【临床表现】

一、急性中毒

口服中毒常在 48 小时内出现症状,以胃肠道刺激症状为主:恶心、呕吐、腹泻,伴有头痛、烦躁不安,严重者呕吐、腹泻频繁,可有血便;继之发生脱水、休克、神志不清、昏迷;

最后出现少尿、无尿，患者往往死于急性肾功能衰竭。多数病例皮肤出现斑丘疹，以四肢、足心、手掌、面部、颈部最明显，重者可有剥脱性皮炎。

二、慢性中毒

长期由胃肠道及皮肤吸收少量硼酸，可引起食欲不振、恶心、呕吐，并可导致肝、肾损害；皮肤可出现红斑性皮疹，有时出现紫癜。

【实验室检查】

实验室检查主要有血、尿、大便常规，肝、肾功能及心肌酶谱等检查。

【治疗】

中毒时给予一般急救措施和对症治疗，无特殊解毒药物。如系浓硼酸从创伤皮肤上吸收，应彻底清洗局部伤口及皮肤污染区。

三氟化硼

【理化性质】

三氟化硼(BF_3)，分子量 67.81，熔点 −127 ℃，沸点 −100 ℃。三氟化硼常温下为无色气体，带有窒息性、刺激性气味，易溶于水、浓酸和有机溶剂。三氟化硼在空气中迅速水解生成白色烟雾状硼酸及硼氟氧酸。液态三氟化硼溶于水，在热水、乙醇中易分解，在空气中易发烟。固态三氟化硼呈白色。

【职业接触】

三氟化硼常用作有机化学合成催化剂，也用于制造火箭的高能燃料、核设备及烟熏剂。

【临床表现】

急性中毒以干咳、气急、胸部紧迫感等呼吸道症状为主，部分患者出现恶心、食欲减退、流涎。吸入量多时，有震颤及抽搐，并可引起肺炎。慢性影响以头痛、头晕、乏力等神经衰弱综合征为主，也可出现黏膜刺激症状。皮肤长期接触高浓度三氟化硼时，可出现类似氢氟酸灼伤的变化。

【治疗】

本品无特效解毒剂，一般以对症治疗为主。

硼氢化合物和硼烷

【理化性质】

硼烷是由硼和氢组成的一类剧毒化合物，它们容易被氧化，是强还原剂；许多硼烷具有很强的易燃易爆性，在潮湿的空气中或有氧条件下可发生自燃或爆炸；在室温下可水解，生成氢气、硼酸并放热。工业上最常见的三种硼烷是乙硼烷（B_2H_6）、戊硼烷（B_5H_9）和癸硼烷（$B_{10}H_{14}$）。

乙硼烷为无色、有臭味的气体；分子量27.7，熔点－165 ℃，沸点－92.5 ℃，爆炸极限0.8%～88%，自燃点40～50 ℃。戊硼烷系无色挥发性液体，有微甜难闻气味；分子量63.12，熔点－46.6 ℃，沸点60.1 ℃；爆炸极限0.42%，温度超过150 ℃时分解，在空气中可自燃。癸硼烷是白色斜方晶系固体，有强烈的刺激气味；分子量122.2，熔点99.7 ℃，可溶于乙醇、乙醚、苯和氯仿，易溶于二硫化碳；在水中水解缓慢。

【职业接触】

硼烷主要用作火箭和导弹的高能燃料。此外，从事金属或陶器的表面处理、橡胶硫化以及多种有机合成生产等职业者均可接触本品。

【毒代动力学】

三种硼烷均可通过呼吸道、消化道或皮肤吸收。乙硼烷在呼吸道黏膜上很快水解而产生硼酸，但其毒性却超过同等量硼酸，这可能是由于一部分尚未分解的乙硼烷吸收后生成少量毒性更强的高硼烷聚合物。乙硼烷在体内最终可全部分解为硼酸，主要经尿排出。戊硼烷吸收后的分布与转化过程尚不明确，进入体内一段时间后才见到尿中硼的排出。

三种硼烷均属高毒类，其毒作用特点与各自在体内的水解速度及水解产物有关。乙硼烷水解迅速，吸入后可直接损害肺组织而迅速出现呼吸系统中毒症状，其毒性相当于光气，而对中枢神经系统的毒性则不明显。戊硼烷水解缓慢，癸硼烷水解更慢，但二者水解初步产物即具有较高毒性，它们对中枢神经系统的毒性作用较为突出。癸硼烷还可引起心肌损害，但中毒症状出现较晚。

长期接触硼烷可能对肝、肾亦有损害。一般认为，硼烷毒性作用具有蓄积性，反复接触低浓度硼烷所引起的亚急性中毒要比一次接触硼烷引起的急性中毒更为严重。

【临床表现】

一、急性和亚急性中毒

（一）乙硼烷

吸入乙硼烷后，可很快出现胸闷、胸部灼热感、气短、干咳等呼吸道刺激症状；少数患者有食欲不振、恶心、流涎等消化道症状；严重者可发生肺炎、肺水肿，肺部听诊可有啰音，胸部X线检查可见肺部炎症改变。短时间内接触较高浓度者，神经系统症状比较突出，如头痛、头晕、乏力，甚至可有轻度肌肉抽搐，呼吸道症状则不明显。

（二）戊硼烷

过量接触戊硼烷后，患者多迅速发病，亦有患者经过数小时甚至24小时以上的潜伏期后方出现症状。轻者表现为头痛、头晕、乏力、嗜睡，有时出现精神异常；较重者可出现恶心、呃逆、神志模糊、言语不清、眼球震荡、眼睑下垂、眼肌麻痹，轮替运动失调及指鼻试验阳性，可有心、肝、肾功能损伤表现。有些患者可出现精神症状，如欣快感、精神紧张、易激动、恐怖感、精神错乱、定向力障碍等。重症中毒者出现明显的共济失调、肌张力增高、肌痉挛，闭目难立试验阳性，并可有胸闷、流涎、吞咽困难、多汗、恶心、呕吐、寒战、发热，体温可达39 ℃以上。最重者呈半昏迷状态或出现癫痫样抽搐、角弓反张，可以间歇性发作达几十小时，但多无大小便失禁。上述症状经过积极治疗，轻者一周内可恢复，严重者需三周方可恢复，恢复后一般无后遗症。

实验室检查常有暂时性非特异性脑电图改变，出现非局灶性慢波或混合波以及轻度节律紊乱；个别患者在抽搐时，从额部到枕部导联都可出现类似癫痫发作的棘波，发作间歇期可出现高波幅慢波，偶有棘波出现，上述改变一般在3周至10个月恢复正常。较重病例心电图检查可见短暂的心肌损害，数日内即可恢复。有肾损害者出现少尿、无尿。肝损害者表现为肝功能异常。血硼及尿硼含量可升高。

（三）癸硼烷

癸硼烷急性中毒临床表现与戊硼烷中毒相似，但发病较晚，多在接触后经数小时至24小时才开始出现症状。其中枢神经系统症状相对较轻，主要为四肢肌肉颤动或强直性痉挛、共济失调、头昏、嗜睡等；部分患者可有呼吸系统或消化系统症状，如干咳、胸闷、恶心、食欲不振等。所有症状常在数天内恢复。

二、慢性中毒

长期接触低浓度硼烷可出现头痛、头晕、乏力、嗜睡、呼吸困难、胸闷、干咳，以及肝、肾损害。

【治疗】

硼氢化合物和硼烷中毒目前尚无特效解毒剂。急性中毒主要采取对症治疗，并辅以支持疗法，如肺水肿时，给氧或间歇正压吸氧，并用支气管解痉药及激素类药物；肌肉抽搐或震颤时，可酌情使用肌肉松弛剂；有肝脏损害时，使用保肝药物；肾脏损伤严重时，可考虑透析疗法。皮肤污染时，应立即使用1%～5%三乙醇胺或3%氨水彻底清洗。

第八节　硅及其化合物

硅

【理化性质】

硅(Si)原子量28.08，密度2.33 g/cm^3，熔点1410 ℃，沸点2355 ℃。硅有两种同素异形体：一种为黑褐色无定形粉末，另一种为理化性质稳定的晶体。

硅在自然界中通常以二氧化硅(SiO_2)或硅酸盐的形式存在。硅及无机硅化合物为建材、玻璃、陶瓷工业的重要材料，在采矿工业中可接触大量SiO_2粉尘。有机硅化合物属重要的高分子合成材料，如硅橡胶、有机硅树脂、硅油等，在化工、电子、机械、仪器仪表、国防工业中有广泛用途。

四乙氧基硅烷

【理化性质】

四乙氧基硅烷[$Si(C_2H_5O)_4$]又名硅酸乙酯，为无色液体，略有芳香的酯类气味；分子量208.33，沸点168.1 ℃，常温下呈液态；可水解成乙醇及硅酸；由于挥发性较弱，且在空气中易潮解，因此在生产中危害性不大。但本品为易燃液体，在高温下可在空气中产生爆炸性蒸气。

四乙氧基硅烷是制造聚氧硅树脂的中间产品，在工业生产上主要用作建筑材料、混凝土的防水剂及特种涂料的耐热黏合剂，以及用作金属浇铸的模具。

【毒代动力学】

本品属低毒，在 851 mg/m^3 浓度下不会引起动物肺和肾等脏器的损害。在3404 mg/m^{3}浓度下，大鼠连续 30 天每日吸入 7 小时后发生死亡。尸检发现肺部炎症、轻度出血合并水肿，肝肾混浊肿胀，尤以肾脏明显，主要病变位于肾小管。大鼠吸入浓度超过 5000 mg/m^{3}时，除有明显的眼和呼吸道刺激外，可迅速出现呼吸窘迫、震颤、麻醉、抽搐以致死亡。

【临床表现】

由于挥发性低，不易发生吸入中毒。但接触高浓度（约 2000 mg/m^3）时，可产生眼及呼吸道刺激症状，引起流泪、眼刺痛、咽痛及咳嗽。

【治疗】

治疗可参见其他刺激性气体中毒。

三氯硅烷

【理化性质】

三氯硅烷（$SiHCl_3$）又称三氯氢硅或氯硅仿；分子量 135.45，熔点 －127 ℃，沸点 38 ℃；在常温下为液体，但挥发性较乙醚大一倍；遇水可分解生成盐酸烟雾，具有强烈的刺激性气味。三氯硅烷是制备高纯多晶硅的核心前驱体。

【毒代动力学】

三氯硅烷对眼及上呼吸道黏膜有强烈的刺激作用。小鼠的 LC_{50} 为 1.5～2 mg/L。在高浓度作用下可导致呼吸困难、惊厥、呼吸抑制和死亡。动物在慢性中毒实验中可表现为生长发育迟缓，中枢神经系统功能紊乱，气管、支气管卡他性炎症，肺间质纤维增生和贫血。

【临床表现】

接触高浓度三氯硅烷蒸气后数分钟，即可出现流泪、畏光、眼结膜充血、咽干、咽痛、咳嗽、气憋、胸闷、胸痛等眼和上呼吸道刺激症状，伴头昏、头痛、恶心、呕吐、心悸、无力。严重者可发生中毒性肺水肿或化学性肺炎，潜伏期 0.5～4 小时。液体溅入眼内可产生角膜灼伤、混浊。皮肤接触液体三氯硅烷可产生灼伤、坏死。

【防治】

本品为挥发性液体，28 ℃时可以燃烧。若容器周围气温较高，可发生爆炸事故。因此，储存三氯硅烷的容器应当放置在适当温度(室温在 18 ℃以下)的环境中，并避免太阳光的直接照射。

四氯硅烷

【理化性质】

四氯硅烷($SiCl_4$)又称四氯化硅，为无色液体；分子量 169.9，熔点－70 ℃，沸点 57.6 ℃，具有强烈的窒息性气味；遇水迅速分解，遇潮湿空气时发烟；可溶于二硫化碳、四氯化碳等有机溶剂中。

四氯化硅主要用于制造硅酸酯类、有机硅单体、硅树脂、硅橡胶、有机硅油、高温绝缘漆等。

【毒代动力学】

四氯化硅的毒性作用与三氯硅烷相仿。四氯化硅对眼及上呼吸道有强烈的刺激作用，并有一定的腐蚀性，大鼠吸入 6.6～9.9 mg/L 2 小时后多数死亡。高浓度时可引起角膜混浊、支气管炎、肺水肿，吸入大量进入血液后尚可破坏红细胞，产生溶血反应。动物眼中直接滴入四氯化硅原液可致角膜及眼睑严重灼伤。

【临床表现】

四氯化硅蒸气吸入呼吸道可引起上、下呼吸道的刺激性病变，表现为鼻炎、咽喉炎、支气管炎，咽部充血发红、肿痛，伴声音嘶哑、干咳、痰中带血。严重者可发生化学性肺炎及中毒性肺水肿。四氯化硅液体或蒸气进入眼内可引起结膜炎和角膜炎。严重者可产生角膜溃疡及坏死病变，导致角膜出现混浊、瘢痕而影响视力。

皮肤直接接触高浓度四氯化硅液体可引起化学性灼伤，接触浓度较低的液体时可发生接触性皮炎。

【治疗】

急性吸入中毒时应将患者立即移离现场，保温休息，给予氧气吸入，保持呼吸道通畅，早期、足量糖皮质激素静脉注射。眼、鼻、皮肤损害时，应立即用清水冲洗或 2%碳酸氢钠溶液中和，然后再进行其他对症处理。

四氟硅烷

【理化性质】

四氟硅烷（SiF_4）又称四氟化硅，为具有窒息性气味的无色气体，分子量104，熔点−90 ℃，沸点−86 ℃。四氟硅烷在潮湿空气中形成浓烟雾，在水中可分解而放出氟硅酸和氢氟酸。炼钢时使用的萤石可与石英砂发生反应生成本品而存在于炼钢炉的废气中。用冰晶石炼铝、制作人造冰晶石，以及用氢氟酸刻划玻璃时均可接触到四氟硅烷。另外，四氟硅烷也用作过磷酸钙肥料的原料，以及制取氟硅酸。

【毒代动力学】

本品属中等毒类。小鼠吸入2小时的致死浓度为220 mg/m^3，大鼠为530 mg/m^3，家兔为540 mg/m^3。猫的刺激阈浓度为20 mg/m^3。动物急性吸入后，主要产生刺激现象，如抓鼻、打喷嚏、痉挛样呼吸、喘息。尸检可见肺部充血、出血、水肿、局限性肺气肿及小叶性支气管肺炎，肝、肾充血、肿胀。

【临床表现】

人吸入10 mg/m^{3}浓度四氟硅烷，半数人可发生眼、鼻刺激症状，感咽喉发痒、刺痛，口有异味，眼部有辛辣感、流泪、充血，并可有干咳。女性较男性敏感。个别人可诱发支气管哮喘。

【治疗】

迅速脱离现场，吸入新鲜空气，必要时吸入氧气。有眼及呼吸道黏膜刺激时，用清水及2%碳酸氢钠溶液冲洗眼部，并雾化吸入碱性液体。皮肤接触有灼痛时，可给予8%醋酸湿敷，然后局部涂擦氟轻松霜膏。有咳嗽、气促、胸痛等呼吸道症状时，应给予解痉、止咳、抗感染等对症治疗。

硅酸钠

【理化性质】

硅酸钠(Na_2SiO_3)为无色或棕色的固体或黏胶状液体。因含结晶水数量不同而有数种不同分子式的硅酸钠,其在水中的溶解度亦不相同。其物理性质随成品内氧化钠和二氧化硅的比例不同而有所不同。

硅酸钠主要用作肥皂的充填剂和瓦楞纸的黏合剂,用于制造硅酸、硅铝凝胶、人造钠沸石和水泥,以及用于蛋类保藏、饮用水软化等。硅酸钠属低毒类,其水溶液为弱碱性。

【临床表现】

硅酸钠不易挥发,因此在生产中侵入呼吸道的机会很少,但长期与手部皮肤接触,可产生接触性皮炎。另外,要注意熔化物流出时,可因熔化的硅酸钠飞溅而造成皮肤热力灼伤,尤其是溅入眼内可引起眼灼伤,导致角膜和眶内组织损伤,严重时可引起视力丧失。大量误服时可引起消化道碱灼伤。

【治疗】

治疗以对症治疗为主。

第九节　氟及其无机化合物

【理化性质】

自然界中的氟常以无机化合物的形式存在,氟也是人体中重要的微量元素。

常见的无机氟化合物有氟化氢或氢氟酸(HF)、二氟化氧(OF_2)、三氟化氯(ClF_3)、三氟化氮(NF_3)、四氟化二氮(N_2F_4)、五氟化硫(SF_5)、六氟化硫(SF_6)、氟化钠(NaF)、三氟化硼(BF_3)、四氟化硅(SiF_4)等。

无机氟化合物主要以气态、酸雾或粉尘形式经呼吸道、皮肤或胃肠道侵入人体,引起中毒。

氟及其无机化合物中毒分为长期接触过量无机氟及其化合物为主的慢性中毒及接触较高浓度的氟化氢及其液态溶液氢氟酸所致的急性中毒。

无机氟及其化合物

【职业接触】

制造药物、农药、灭菌剂、杀虫剂、冷冻剂、有机反应催化剂等均可接触无机氟及其化合物;无机氟及其化合物在轻工业生产中用于腐蚀玻璃、搪瓷和釉料等;航天工业中用于制造火箭系统的高能燃料等。

【发病机制】

长期过量接触无机氟及其化合物主要引起以骨骼系统为主的损害,导致氟骨症,也可累及机体其他组织器官。

(1)破坏正常钙、磷代谢:人体的矿物质以钙、磷最多,氟对钙有特殊的亲和力,过量氟进入机体,与钙结合形成氟化钙,大部分沉积在骨骼中,使骨质硬化,密度增加,少量沉积在软组织内,使骨膜、肌腱和韧带等硬化。

(2)羟基置换反应形成氟磷灰石:骨组织的骨盐由羟基磷灰石构成。由于氟离子的大小和电荷与羟基相当,因此易与骨盐中的羟基发生置换反应,形成氟磷灰石。

(3)氟对破骨细胞的影响:骨骼新陈代谢中破骨细胞和成骨细胞处于平衡状态。氟化物可以影响类骨组织的产生,少量的氟有刺激破骨细胞,造成骨质疏松的作用,这是造成低氟地区骨质疏松发生率较高的原因,大量的氟可抑制破骨细胞的产生,导致骨质增生。

(4)氟能与血液中的钙结合形成氟化钙,沉积于骨,使血钙降低,机体为维持正常的血钙水平,钙从正常的骨组织中游离出来,导致骨质疏松。

(5)氟致中枢神经损害的毒作用机制:氟可通过血脑屏障进入脑组织,产生毒作用。

【临床表现】

长期大量接触氟化合物可引起慢性中毒,导致工业性氟病或氟骨症。早期轻症无明显症状,中、重症者大多数表现为增生性骨质硬化症。

一、骨骼系统症状和体征

骨骼系统症状主要表现为腰背酸痛、四肢关节疼痛、肢体麻木、四肢肌力减退及肌张力增高。氟骨症表现有骨硬化症、骨质疏松症,躯干骨表现为骨硬化症,而四肢骨表现为骨质疏松症,为缺钙不严重所致。同一骨骼可有骨质硬化和骨质疏松共存。

二、骨外系统症状及体征

(1)神经衰弱综合征:神经衰弱综合征常为最早出现的症状,主要表现为头晕、头痛、记忆力减退、乏力、易疲劳等。

(2)上呼吸道感染:上呼吸道感染主要表现为眼、上呼吸道黏膜和皮肤刺激症状。

(3)消化道症状:消化道症状主要表现为胃痛、食欲不振或饱胀感等消化系统功能紊乱症状。

【实验室检查】

一、尿氟检测

氟离子吸收进入血液循环后,迅速与体内钙离子结合,从尿中排出。尿氟增高说明体内含氟量增高。尿氟值与氟中毒程度不成比例,不能作为诊断分级指标。

二、血氟检测

早期检测血氟对防治氟中毒有重要临床意义。

【诊断及鉴别诊断】

依据《职业性氟及其无机化合物中毒的诊断》(GBZ 5—2016)进行诊断。

一、诊断原则

根据5年及以上密切接触氟及其无机化合物的职业史,出现以骨骼系统损害为主的临床表现,结合实验室血(尿)氟检查结果,参考作业现场职业卫生资料,排除其他原因所致类似疾病后,综合分析,方可诊断。

二、诊断分级

(一)轻度中毒

长期密切接触氟及其无机化合物,且出现下列表现之一者,可诊断为轻度中毒:①躯干骨(骨盆和腰椎)改变;②骨质密度增高;③骨小梁增粗、增浓,呈"纱布样";④桡、尺骨或胫、腓骨骨周(骨膜、骨间膜)有明确的钙化或骨化。

(二)中度中毒

躯干骨质密度明显增高;骨小梁明显增粗,呈"麻袋纹样";并伴有确定的长骨骨周、骨膜的改变。

(三)重度中毒

全身大部分骨骼受累;骨质密度显著增高,骨小梁模糊不清,呈"大理石样";长骨皮质增厚,髓腔变窄;骨周改变更为明显,椎体间可有骨桥形成。

三、鉴别诊断

由于骨骼系统的损害及骨骼 X 线征象改变仅具有相对的特异性，应注意排除具有类似表现的其他疾病，如地方性氟病、类风湿性关节炎、强直性脊柱炎、石骨症、骨转移瘤和肾性骨病等。慢性氟中毒对骨骼的影响以骨质硬化型为主，骨质疏松型少见。正常人 40 岁后，随年龄增长通常骨质渐趋疏松，皮质变薄，若此年龄段的氟作业工人骨骼 X 线征象显示骨质变硬、密度增高，则需考虑氟骨症。应注意与地方性氟病相鉴别。

【治疗】

治疗方法包括加强营养，补充维生素 D 等制剂，亦可适当补钙，并给予对症治疗及加强骨骼功能锻炼。

氟化氢

【理化性质】

氟化氢为无色、略带刺激性气味的液体无机酸，分子量 20，沸点19.5 ℃。氟化氢极易溶于水，其溶液称为氢氟酸。无水氟化氢及 40%氢氟酸可形成烟雾，二者均有强腐蚀性。

【职业接触】

工业上，氟化氢用于生产氟碳化合物和无机氟化物，作为有机化学的反应催化剂，用于金属提炼、蚀刻玻璃和陶瓷等，还可用于燃料化工、制造氟塑料，在洗涤剂中代替草酸用于搪瓷、镀锌铁等。

【毒代动力学】

氢氟酸属高毒类，有强烈腐蚀性，渗透作用强，对组织蛋白有脱水及溶解作用，可导致组织液化、坏死，形成溃疡。氢氟酸经皮肤吸收后，可对全身产生毒作用，主要影响酶系统，如能抑制琥珀酸脱氢酶而影响细胞呼吸。氢氟酸与钙结合形成氟化钙可使钙磷代谢紊乱，对骨骼和牙釉质造成损害。

皮肤与氢氟酸接触后，非离子状态的氢氟酸不断解离而渗透到深层组织，溶解细胞膜，造成表皮、真皮、皮下组织乃至肌层液化坏死。

氟化氢可经皮肤吸收，对皮肤有强烈的刺激性和腐蚀性。氢氟酸经呼吸道吸入，可引起严重呼吸道损伤。吸入高浓度的氢氟酸雾可引起支气管炎和出血性肺水肿。

【临床表现】

(1)氢氟酸对皮肤黏膜有强烈的腐蚀性,吸入高浓度氟化氢气体可引起眼、上呼吸道黏膜的刺激症状,急性支气管炎,化学性肺炎,甚至肺水肿。长期低浓度接触氢氟酸,可导致牙齿酸蚀症,嗅觉减退,上呼吸道炎症。皮肤、眼接触可被灼伤。

(2)皮肤灼伤常见于手腕、前臂等暴露部位,起初表现为局部红斑,迅即转为绕以红晕的白色水肿,继而演变为淡青灰色液化性坏死,而后覆以棕褐色痂,脱痂后形成溃疡。严重者浸及局部骨骼,引起脱钙、无菌性骨质坏死,类似骨髓炎样改变。高浓度氢氟酸灼伤常呈进行性组织蛋白溶解、坏死,溃疡愈合缓慢。

(3)眼的氢氟酸灼伤表现为球结膜水肿、出血,角膜混浊,角膜基质水肿,前角膜基质白色钙化斑,进行性角膜基质血管形成和瘢痕,以及复发性角膜上皮糜烂、脱落。组织损伤的范围和深度随进入眼内的氢氟酸量不同而不同。

(4)牙齿酸蚀症:长期接触超过容许浓度的氟化氢可引起牙齿酸蚀症,表现为牙齿粗糙无光泽,边缘呈锯齿状。同时,患者常伴有鼻炎、慢性咽炎、嗅觉减退等。

【诊断】

依据《职业性氟及其无机化合物中毒的诊断》(GBZ 5—2016)进行诊断。

一、诊断原则

根据短期内接触较高浓度氟及其无机化合物的职业史,出现以呼吸系统急性损害及症状性低钙血症为主的临床表现,结合实验室血(尿)氟及血钙等检查结果,参考作业现场职业卫生学调查资料,排除其他原因所致类似疾病后,综合分析,方可诊断。

二、接触反应

短期接触较大量氟及其无机化合物后,出现下列表现之一,并于脱离接触72小时内明显减轻或消失:①出现眼痛、流泪、畏光、咳嗽、咽痛、胸闷、头晕、乏力、心悸等症状;②血钙降低,但无临床表现。

三、诊断分级

(一)轻度中毒

短期接触较高浓度无机氟后,出现头晕、乏力、咳嗽、咽痛、心悸、胸闷、恶心、呕吐等症状及血(尿)氟增高,并具有下列表现之一者,可诊断为轻度中毒:①急性气管支气管炎[见《职业性急性化学物中毒性呼吸系统疾病诊断标准》(GBZ 73—2009)];②一度至二度喉水肿[见《职业性急性化学物中毒性呼吸系统疾病诊断标准》(GBZ 73—2009)];③心电图显示 QT 间期延长或 ST-T 异常改变;④阵发性室上性心动过速或单源频发室性期前收缩[见《职业性急性化学物中毒性心脏病诊断标准》(GBZ 74—2009)]。

(二)中度中毒

在轻度中毒基础上,具有下列表现之一者,可诊断为中度中毒:①急性支气管肺炎或间质性肺水肿[见《职业性急性化学物中毒性呼吸系统疾病诊断标准》(GBZ 73—2009)];②三度喉水肿[见《职业性急性化学物中毒性呼吸系统疾病诊断标准》(GBZ 73—2009)];③阵发性室性心动过速或多源性室性期前收缩[见《职业性急性化学物中毒性心脏病诊断标准》(GBZ 74—2009)];④反复抽搐。

(三)重度中毒

在中度中毒基础上,具有下列表现之一者,可诊断为重度中毒:①肺泡性肺水肿[见《职业性急性化学物中毒性呼吸系统疾病诊断标准》(GBZ 73—2009)];②急性呼吸窘迫综合征[见《职业性急性化学物中毒性呼吸系统疾病诊断标准》(GBZ 73—2009)];③四度喉水肿或窒息[见《职业性急性化学物中毒性呼吸系统疾病诊断标准》(GBZ 73—2009)];④低钙血症危象(室性心动过速、室性纤颤及癫痫样抽搐);⑤猝死。

【处理原则】

一、急性吸入中毒

急性吸入中毒应按急性酸性刺激性气体中毒处理。立即将患者移离空气污染现场,吸氧、休息和保暖,积极防治喉水肿和肺水肿。早期、足量、短程使用肾上腺糖皮质激素,保持呼吸道通畅,预防继发感染。

二、氢氟酸灼伤

皮肤灼伤后,可立即用大量流动水或生理盐水冲洗,一般不少于 30 分钟。局部治疗:采用 10%葡萄糖酸钙或氯化钙溶液反复浸泡局部灼伤皮肤,若有水疱和坏死组织,应剪开水疱,清除渗液及坏死组织;若有指(趾)甲的表面及周围灼伤,应在局麻下拔除指(趾)甲。对创面破溃、液化性坏死的灼伤,可全身应用抗生素防治继发感染。

三、眼的氢氟酸灼伤

对于眼的氢氟酸灼伤,应及时用生理盐水或流动水冲洗 15 分钟以上。0.5%~1%丁卡因滴眼可减轻疼痛,然后用抗生素眼药水和地塞米松眼药水交替滴眼,避免局部使用葡萄糖酸钙及氯化钙。其他处理与皮肤灼伤相同。

【预防】

(1)生产设备尽可能密闭,保持生产场所良好的自然通风。处理泄漏物必须戴好防毒面罩,车间内安装冲洗设备,以便皮肤、眼污染后能及时冲洗。

(2)加强健康监护,定期进行体检、尿氟测定和骨骼X线摄片检查。

(3)凡有明显的呼吸系统疾病,心、肝、肾疾病,骨关节疾病和地方性氟病的患者,不宜从事接触氟和氟化物作业。

第四章　刺激性气体

第一节　总论

【概述】

刺激性气体是指对眼、呼吸道黏膜和皮肤具有刺激作用的一类有毒、有害气体，在化学工业生产中最常见，此类气体多具有腐蚀性，常因不遵守操作规程或容器、管道等设备被腐蚀而发生跑、冒、滴、漏现象，污染工作或生活环境。常见刺激性物质包括：①无机酸类：硫酸、硝酸、盐酸、铬酸、氯磺酸。②酸性氧化物：二氧化硫、三氧化硫、二氧化氮、铬酐。③成酸氢化物：氟化氢、氯化氢、溴化氢、硫化氢。④成碱氢化物：氨。⑤卤氢：溴甲烷、氯化苦、二氯甲烷、二氯乙烷、二溴乙烷等。⑥氮的化合物：一氧化氮、二氧化氮、五氧化二氮等。⑦氯的化合物：氯化氢、光气、氯化苦、四氯化碳、二氯化钒、三氯化砷、四氯化硅、三氯化锑、三氯化磷、五氯化磷、三氯氧磷等。⑧醇类：乙醇、二氯乙醇等。⑨醛类：甲醛、乙醛、丙烯醛、三氯乙醛。⑩有机酸类：甲酸、乙酸、丙烯酸、苯二甲酸等。⑪醚类：乙醚、二氯乙醚、苯-联苯醚。⑫胺类：乙二胺、丁胺、二乙烯三胺等。⑬有机氟：全氟异丁烯、八氟异丁烯、氟光气、六氟丙烯。⑭环氧化物：环氧乙烷、环氧丙烷、环氧氯丙烷等。⑮酯类：硫酸二甲酯、甲酸甲酯、二异氰酸甲苯酯、氯甲酸甲酯。⑯有机过氧化物：过氧苯甲酰等。⑰类金属化合物：氧化镉、硒化氢、羰基镍、五氧化二钒蒸气。⑱有机溶剂：汽油、煤油、柴油等。⑲农药：有机磷酸酯、溴甲烷、磷化氢等。⑳军用毒气：氮芥气、亚当氏气、路易氏气。㉑其他：臭氧、某些物质燃烧产生的烟雾、氯甲醚、四氯化碳、一甲胺、二甲胺。

上述有些物质在常态下虽非气体，但可以通过蒸发、升华及挥发形成气体而作用于机体。

【毒代动力学】

刺激性气体中毒通常以局部损害为主，其作用特点是对眼、呼吸道黏膜、皮肤的刺激作用，刺激作用过强时，可导致全身反应。病变程度主要取决于吸入毒物的浓度、吸收速率和作用时间，病变部位与毒物的水溶性有关。水溶性高的毒物易溶解，附着在眼和呼吸道黏膜局部，产生刺激作用；中等水溶性的毒物在低浓度时，只侵犯眼和上呼吸道，而在高浓度时，则可侵犯呼吸道；低水溶性的毒物对上呼吸道的刺激作用较小，易进入呼吸道深部而产生刺激和腐蚀作用，常引起化学性肺炎或肺水肿。

【临床表现】

一、呼吸系统表现

患者少量吸入刺激性气体可仅有一过性上呼吸道刺激症状；吸入较大剂量可有鼻腔及呼吸道的严重刺激症状，出现眼流泪、疼痛、异物感、流涕、咳嗽、声音嘶哑、胸闷、气短、呼吸困难，检查可见鼻咽部黏膜红肿、喉头水肿等表现，严重者可引起喉痉挛、喉头水肿，可有咽痛、咳嗽、咳痰等支气管炎、肺炎表现。

短期内大剂量吸入刺激性气体可有剧烈咳嗽、咳大量粉红色泡沫痰、胸闷、气急、心悸等肺水肿表现；严重时出现呼吸困难、明显发绀等急性肺损伤和急性呼吸窘迫综合征而危及生命。另外，短期吸入或长期小剂量地吸入刺激性气体还可引起哮喘或反应性气道功能不全表现，如喘息、气促和咳嗽，咳嗽时有痰，提示存在气道高反应性。

二、眼部刺激症状

眼部刺激症状有眼痛、灼热或异物感，流泪、眼睑痉挛、结膜充血、角膜上皮脱落等化学性角膜炎症状，严重者可引起化学性眼灼伤。

三、皮肤刺激症状

皮肤接触某些刺激性化学物质时，可产生急性皮肤损害，如红斑、水疱、焦痂，称为化学灼伤。刺激性化学物质对皮肤可产生迅速、强烈的刺激作用，如发生皮炎、水疱及坏死。

四、全身反应

急性刺激性化合物中毒除了引起皮肤、眼部、呼吸道的损伤以外，还可能引起相应靶器官的损害，如氟化氢中毒可引起低钙血症和心肌损害等。中毒严重时，可引起多脏器功能不全，甚至衰竭。

【诊断与鉴别诊断】

一、急性中毒诊断

依据《职业性急性化学物中毒性呼吸系统疾病诊断标准》(GBZ 73—2009)进行诊断。

根据短期内接触较大剂量化学物质的职业史,较快出现呼吸系统及全身其他脏器损害的临床表现,结合实验室检查和现场劳动卫生学调查资料,综合分析,排除其他病因所致类似疾病后,方可诊断。

二、慢性接触诊断

依据《职业性刺激性化学物质所致慢性阻塞性肺疾病诊断标准》(GBZ 237—2024)进行诊断。

(一)诊断原则

根据长期或反复接触刺激性化学物质高风险作业职业史,出现呼吸系统损害临床表现以及阻塞性肺通气功能障碍为主的肺功能检查结果,结合现场职业卫生调查和职业健康监护资料,综合分析,排除其他肺部疾病后,方可诊断。

(二)诊断

慢性接触患者应同时满足以下条件:

(1)长期或反复接触刺激性化学物质高风险作业职业史(满足以下4项中的2项):①工作接触时经常有反复发作的上呼吸道及黏膜的刺激症状,且有就医记录(记载病史、临床表现及诊疗情况);②作业环境刺激性化学物日常监测或定期检测结果存在超过国家标准的情况;③同工作环境的劳动者有多人发病或出现相似症状;④工作场所生产设备劣化、老化或损坏,工程防护不合理,无个人防护或无效防护。

(2)接触刺激性化学物质后,出现频繁刺激性咳嗽、咳痰、胸闷、气短等症状,症状的发生、消长与工作接触刺激性化学物质密切相关,后期症状呈持续性。

(3)肺通气功能检查提示存在持续气流受限,吸入支气管舒张剂后,第1秒用力呼气容积/用力肺活量小于0.7(FEV1/FVC<0.7)。

(4)排除可引起类似症状和持续气流受限的其他疾病。

【治疗】

一、现场处理

救护者的首要任务是将患者迅速救出现场,应根据现场条件,采取紧急措施,如向内送风等。进入现场的救护者应戴防护设备,切忌在毫无防护措施的情况下进入现场抢救,同时,有人进行监视,一旦发生危险立即呼救,准备进行下一步抢救及送医院等工作。

若患者呼吸、心跳停止，应立即施行心肺复苏术，在施行口对口呼吸时，施术者应注意不可吸入患者呼出的气体，以防发生意外。应注意有些刺激性气体中毒可在吸入数小时后导致迟发性肺水肿。因此，若有吸入刺激性化合物情况，即使没有中毒症状，也应该休息，到医院观察 24～48 小时方可离开。

二、清除毒物

若发生皮肤灼伤，应立即用大量流动清水冲洗 20～30 分钟。若被碱性物质污染，冲洗时间应延长，特别注意眼及其他特殊部位如手、会阴的冲洗。灼伤创面经水冲洗后，必要时进行合理的中和治疗，如氢氟酸灼伤患者，经水冲洗后，需及时用钙、镁的制剂进行局部中和治疗，必要时用葡萄糖酸钙静脉注射。

口服中毒者，如处于清醒状态，可先饮水 300 mL，然后催吐，吐出物保留待检查，但口服腐蚀剂或惊厥、休克者禁用。

眼球灼伤者应立即就近以生理盐水或清水彻底冲洗结膜囊，注意冲洗液压力不要过大，冲洗要及时、有效。冲洗用量每只眼至少 500 mL，冲洗时间一般为 10 分钟以上，仔细检查穹窿部，去除残留化学物质。

三、中止毒物的吸收

根据毒物或其代谢产物的性质，采用药物以拮抗毒作用。例如，氯气、二氧化硫等吸入可形成酸类，用 4%碳酸氢钠溶液喷雾吸入，以起到中和作用；溴甲烷等吸收后，毒物的分解产物为甲酸，口服碱性药物或注射乳酸钠，以起到中和作用。但应注意，处理时避免产生新的毒性作用。

四、尽快排出已吸收入体内的毒物

保持呼吸道通畅，吸氧，可促使毒物从呼吸道排出。很多毒物或药物，吸收后以原形态或在体内代谢后由肾脏排出。一般用多饮水、输液等方法，以增加尿量，但如毒物有致肺水肿、脑水肿等作用，应慎用。

五、对症支持治疗，积极预防并发症

根据病情，可采取镇静、解痉、止咳、定喘等治疗方法，预防继发性感染、酸中毒及内脏损伤。

【预防】

杜绝意外事故，防止跑、冒、滴、漏，并做好废气回收及综合利用。生产过程自动化、机械化和管道化，采用自动控制技术，自动调节以维持正常操作条件，防止事故发生；提高设备的密闭性，防止金属设备腐蚀破裂；根据生产工艺特点选用合适的通风方法。

加强个人防护，大量接触酸、碱等腐蚀性液体毒物时，应穿戴耐腐蚀的防护用具，戴防毒口罩或防护面具；涂皮肤防护油膏。

加强健康监护，做好岗前及定期体检，有过敏性哮喘、过敏性皮肤病或皮肤暴露部位有湿疹等疾患，眼及鼻、咽喉、气管等呼吸道慢性疾患，肺结核（包括稳定期），心脏病者，不应做接触刺激性气体的工作。

第二节 氮氧化物

【理化性质】

氮氧化物是氮和氧所形成的化合物的总称，为最常见的刺激性气体之一，主要包括氧化亚氮（N_2O）、一氧化氮（NO）、二氧化氮（NO_2）、三氧化二氮（N_2O_3）、四氧化二氮（N_2O_4）和五氧化二氮（N_2O_5）等。除二氧化氮以外，其他氮氧化物均不稳定，遇光、湿或热时转化为二氧化氮。因此，职业环境中接触的氮氧化物是几种气体的混合物，常称为硝烟（气），主要为一氧化氮和二氧化氮，并以二氧化氮为主。一氧化氮为无色气体，分子量 30.01，熔点－163.6 ℃，沸点－151.5 ℃，蒸气压 101.31 kPa（－151.7 ℃）。一氧化氮溶于乙醇、二硫化碳，微溶于水和硫酸，水中溶解度 4.7%（20 ℃），性质不稳定，在空气中易氧化成二氧化氮。二氧化氮在 21.1 ℃时为红棕色刺鼻气体，在 21.1 ℃以下时为暗褐色液体，在－11 ℃以下时为无色固体，加压后为四氧化二氮液体。

【职业接触】

制造硝酸或使用硝酸浸洗金属，制造硝基炸药、硝化纤维、苦味酸等硝基化合物，苯胺染料的重氮化过程等均有机会接触氮氧化物。电焊、氩弧焊、气割及电弧发光时，产生的高温能使空气中的氧和氮结合成氮氧化物；存放于谷仓中的青饲料或谷物经缺氧发酵也可产生氮氧化物；汽车内燃机排出的废气中也含有氮氧化物。氮氧化物与空气中的水结合，最终会转化为硝酸和硝酸盐，硝酸是酸雨的成分之一，它与其他污染物在一定条件下能产生光化学烟雾污染。室内空气中的氮氧化物污染主要来自室外空气污染。

【毒代动力学】

二氧化氮较难溶于水，故对上呼吸道黏膜的刺激作用较弱，主要进入呼吸道深部，与细支气管及肺泡中的水发生反应，生成硝酸和亚硝酸，对肺组织有刺激和腐蚀作用，导致肺水肿；氮氧化物被吸收入血后形成的硝酸盐可引起血管扩张、血压下降，亚硝酸盐能使血红蛋白氧化成高铁血红蛋白，引起组织缺氧。氮氧化物以二氧化氮为主时，主要引起肺损害；以一氧化氮为主时，主要引起高铁血红蛋白血症和中枢神经系统损害。

【临床表现】

急性氮氧化物中毒主要损害的靶器官为呼吸系统器官。

一、轻度中毒

患者一般在吸入氮氧化物几小时至 72 小时（潜伏期）后，出现胸闷、咳嗽、咳痰等症状，伴有轻度头痛、头晕、无力、心悸、恶心、发热等症状；眼结膜及鼻咽部轻度充血，肺部有散在的干啰音。

二、中度中毒

中度中毒者的表现有呼吸困难，胸部紧迫感，咳嗽加剧，咳痰或咳血丝痰，常伴有头晕、头痛、无力、心悸、恶心等症状，并有轻度发绀，两肺有干啰音或散在湿啰音，血白细胞总数增高。患者胸部 X 线片可见肺野透亮度减低，肺纹理增多、紊乱、模糊，呈网状阴影，或有局部或散在的点片状阴影，或相互融合成斑片状阴影，边缘模糊。

三、重度中毒

重度中毒患者可见肺水肿，呼吸窘迫，咳嗽加剧，咳大量白色或粉红色泡沫样痰，明显发绀。两肺可闻及干、湿啰音。患者胸部 X 线片可见两肺满布密度较低、边缘模糊的斑片状阴影或呈大小不等的云絮状阴影，有的相互融合成大片状阴影。患者可伴有气胸、纵隔气肿等并发症，还可有昏迷或窒息、急性呼吸窘迫综合征。

四、迟发性阻塞性毛细支气管炎

患者在吸入氮氧化物气体后，无明显急性中毒症状，或在肺水肿恢复阶段后 2 周左右，突然发生咳嗽、胸闷，进行性呼吸困难，明显发绀。两肺可闻及干、湿啰音或细湿啰音。患者胸部 X 线片可见两肺满布粟粒状阴影。

长期接触低浓度（超过最高容许浓度）的氮氧化物，可引起支气管炎和肺气肿。

【诊断及鉴别诊断】

依据《职业性急性氮氧化物中毒诊断标准》（GBZ 15—2024）进行诊断。

一、诊断原则

根据短期内吸入较大量氮氧化物的职业病危害接触史，出现以急性呼吸系统损害为主的临床表现，结合胸部 X 射线检查结果，参考职业卫生调查资料，综合分析，排除其他原因所致类似疾病后，方可诊断。

二、接触反应

存在短期内吸入氮氧化物的职业病危害接触史，出现一过性眼部刺激症状和(或)胸闷、咳嗽等上呼吸道刺激症状，肺部无阳性体征且胸部X射线检查无异常征象，脱离接触后经过24～72小时医学观察，上述症状明显减轻或消失。

三、诊断分级

(一)轻度中毒

具有下列表现之一者，可诊断为轻度中毒：①急性气管支气管炎[见《职业性急性化学物中毒性呼吸系统疾病诊断标准》(GBZ 73—2009)]；②呈哮喘样发作[见《职业性急性化学物中毒性呼吸系统疾病诊断标准》(GBZ 73—2009)]。

(二)中度中毒

具有下列表现之一者，可诊断为中度中毒：①急性支气管肺炎[见《职业性急性化学物中毒性呼吸系统疾病诊断标准》(GBZ 73—2009)]；②急性间质性肺水肿[见《职业性急性化学物中毒性呼吸系统疾病诊断标准》(GBZ 73—2009)]。

(三)重度中毒

具有下列表现之一者，可诊断为重度中毒：①肺泡性肺水肿[见《职业性急性化学物中毒性呼吸系统疾病诊断标准》(GBZ 73—2009)]；②急性呼吸窘迫综合征(ARDS)[见《职业性急性化学物中毒性呼吸系统疾病诊断标准》(GBZ 73—2009)]；③并发严重气胸和(或)纵隔气肿[见《职业性急性化学物中毒性呼吸系统疾病诊断标准》(GBZ 73—2009)]；④窒息[见《职业性急性化学物中毒性呼吸系统疾病诊断标准》(GBZ 73—2009)]；⑤猝死[见《职业性化学源性猝死诊断标准》(GBZ 78—2010)]。

四、鉴别诊断

应特别注意氮氧化物所致迟发性阻塞性细支气管炎与粟粒型肺结核、硅沉着病、含铁血黄素沉着症等疾病相鉴别。

【治疗】

患者应迅速脱离中毒现场，并进行保温、静卧休息。有呼吸困难者应给予吸氧及必要的紧急处理。对密切接触氮氧化物者，需观察24～72小时，其间注意病情变化，给予适当的对症治疗。

积极防治肺水肿，注意保持呼吸道通畅，必要时可行气管切开，正压给氧；给予肾上腺糖皮质激素(如地塞米松、氢化可的松等)及利尿剂，限制液体输入量和输液速度等。患者如出现高铁血红蛋白血症，可给予亚甲蓝、维生素C、葡萄糖溶液等治疗。

注意维持水电解质及酸碱平衡，应用抗生素以控制感染。对迟发性阻塞性细支气管炎，应尽早使用大剂量肾上腺糖皮质激素。

【预防】

改进工艺过程，尽量密闭化生产，完善通风排毒设备，使车间空气中氮氧化物浓度不超过国家规定的最高容许浓度。定期检修设备，减少跑、冒、滴、漏现象发生，严格遵守安全操作规程。加强个人防护意识，如根据需要戴好送风式防毒面具等。

若原有明显的呼吸系统疾病，如慢性支气管炎、肺气肿、哮喘、支气管扩张、肺心病等，以及明显的心血管系统疾病等，不宜从事本作业。

第三节　氯气

【理化性质】

氯气（Cl_2）分子量 70.90，熔点－100.98 ℃，沸点－34.6 ℃，为黄绿色、具有强烈刺激性气味的气体，在高压下液化为琥珀色的液氯。其易溶于水和碱溶液，也易溶于二硫化碳和四氯化碳等有机溶剂。干燥的氯气在低温下不活泼，遇水首先生成次氯酸和盐酸，次氯酸又可再分解为氯化氢和新生态氧。因此，次氯酸是强氧化剂和漂白剂。氯气在高热条件下与一氧化碳作用，生成毒性更大的光气。

【职业接触】

氯广泛应用于氯碱工业，如制造杀虫剂、漂白剂、消毒剂、溶剂、颜料、塑料、合成纤维等。氯还可制成盐酸、光气、氯化苯、氯乙醇、氯乙烯、三氯乙烯、过氯乙烯等各种氯化物，可在制药业、皮革业、造纸业、印染工业，以及医院、游泳池、自来水消毒等方面应用。氯气中毒主要是由于生产和使用过程中的跑、冒、滴、漏，以及容器爆炸、破裂或泄漏事故所造成的职业性中毒。

【毒代动力学】

氯气侵入人体主要经呼吸道。氯气吸入后，主要作用于气管、支气管、细支气管和肺泡，部分氯气可经呼吸道直接排出。氯气吸入后与水作用形成氯化氢和新生态氧。氯化氢可刺激呼吸道，新生态氧对组织有强烈的氧化作用；高浓度氯气吸入后，还可刺激迷走神经而引起反射性心脏停搏。另外，氯气还可导致心肌损害，但氯的致畸、致癌、致突变作用尚未得到证实。

【临床表现】

一、中毒

起病及病情变化一般均较迅速，通常无潜伏期。患者吸入氯气后，可立即出现眼及上呼吸道刺激反应，如畏光、流泪、咽痛、呛咳、咳少量痰等，很快咳嗽加剧，出现胸闷、气急、胸骨后疼痛、呼吸困难或哮喘样发作等症状。严重吸入者可在1～2小时内出现肺水肿，少数可在12小时内发生，表现为进行性呼吸增快、唇发绀、心动过速、咳白色或粉红色或血性泡沫痰、顽固性低氧血症等。肺部常有干、湿啰音及哮鸣音。

极高浓度时，由于呼吸道黏膜内末梢感受器受刺激，致局部平滑肌反射性痉挛而加剧通气障碍，甚至喉头痉挛、窒息死亡。严重中毒者可陷入昏迷，出现脑水肿或中毒性休克。

氯气可引起眼痛、畏光、流泪、结膜充血、水肿等急性结膜炎表现，高浓度时会造成角膜损伤。液氯或高浓度氯气可引起皮肤暴露部位急性皮炎或灼伤。

胸部X线征象可表现为两侧肺纹理增粗、模糊，或散布点、片状模糊阴影，或呈网状，或融合成大片状、云雾状，或呈蝶翼状分布。血气分析可有不同程度的低氧血症或高碳酸血症，心电图检查可表现为心动过速、传导阻滞、短暂性心律失常、ST-T改变等异常表现。

二、慢性影响

经常接触氯气者有上呼吸道、眼结膜及皮肤的刺激症状，以及慢性牙龈炎、慢性咽炎、慢性支气管炎、支气管哮喘、肺气肿等慢性非特异性呼吸系统疾病的发病率增高。心电图异常主要表现为窦性心动过缓、窦性心律不齐、传导阻滞等，少数可致心肌损害。皮肤暴露部位可有烧灼发痒感，可发生痤疮样皮疹或疱疹。

【诊断及鉴别诊断】

诊断依据《职业性急性氯气中毒诊断标准》(GBZ 65—2002)进行。

一、中毒

(一)诊断原则

根据短期内吸入较大量氯气后迅速发病，结合临床症状、体征、胸部X线表现，参考现场劳动卫生学调查结果，综合分析，排除其他原因引起的呼吸系统疾病，方可诊断。

(二)刺激反应

出现一过性眼和上呼吸道黏膜刺激症状，肺部无阳性体征或偶有散在干啰音，胸部X线片无异常表现。

(三)诊断分级

1.轻度中毒　患者临床表现符合急性气管-支气管炎或支气管周围炎。例如,患者出现呛咳,可有少量痰、胸闷,两肺有散在干、湿啰音或哮鸣音,胸部X线表现可无异常或可见下肺野肺纹理增多、增粗、延伸、边缘模糊。

2.中度中毒　凡临床表现符合下列诊断之一者,可诊断为中度中毒:①急性化学性支气管肺炎:如有呛咳、咳痰、气急、胸闷等,可伴有轻度发绀;两肺有干、湿啰音;胸部X线表现常见两肺下叶肺纹理分布呈不规则点状或小斑片状的边界模糊、部分密集或相互融合的致密阴影。②局限性肺泡性肺水肿:除上述症状、体征外,胸部X线片显示单个或多个局限性轮廓清楚、密度较高的片状阴影。③间质性肺水肿:胸闷、气急较明显;胸部呼吸音略减低,可无明显啰音;胸部X线片表现为纹理增多、模糊,肺门阴影增宽、边界不清,两肺散在点状阴影和网状阴影,肺野透亮度减低,常可见水平裂增厚,有时可见支气管袖口征及克氏(Kerley)B线。④哮喘样发作:症状以哮喘为主,呼气尤为困难,有发绀、胸闷;两肺弥漫性哮鸣音;胸部X线片可无异常发现。

3.重度中毒　符合下列表现之一者,可诊断为重度中毒:①弥漫性肺泡性肺水肿或中央性肺水肿;②急性呼吸窘迫综合征;③严重窒息;④出现气胸、纵隔气肿等严重并发症。

二、慢性影响

长期以来,对氯气慢性危害的认识和研究报道结果不一。有研究结果认为,在氯浓度不超标的情况下,无论接触年限长短,均未造成慢性中毒,但可对人体有轻微影响,且与其他致病因素有协同作用或相互影响。原无支气管哮喘患者,在急性中毒时,可发生哮喘样发作;急性中毒后,再度接触氯气或接触其他物质或在无明确诱因的情况下,也可有支气管哮喘发作。以上情况的发病机制尚待进一步研究,目前无足够证据可定为急性氯气中毒后遗症。

三、鉴别诊断

急性氯气中毒主要应与急性氨气中毒、光气中毒等其他刺激性气体中毒相鉴别。

【治疗】

(1)立即脱离接触,保持安静及保暖。出现刺激反应者,至少严密观察12小时,并予以对症处理。

(2)合理氧疗,维持呼吸道通畅:在发生严重肺水肿或急性呼吸窘迫综合征时,给予鼻面罩持续正压通气或呼气末正压通气。可给予支气管解痉剂和药物,如沙丁胺醇、丙酸倍氯米松等气雾剂,必要时行气管切开。

(3)糖皮质激素:应用原则是早期(吸入后即用)、足量、短程(X线胸片表现正常后),

以防治肺水肿。重症患者可给予甲泼尼龙 500 mg 加入液体中静脉点滴，每天一次，连用 3 天，然后改为 200 mg，静脉点滴，每天 1 次，病情稳定后减量。

(4)对症支持治疗：病程早期应适当控制进液量，慎用利尿剂，一般不用脱水剂。中、重度中毒者还应积极防治肺部感染，合理使用抗生素。注意防治休克，纠正酸中毒，补充血容量，适当使用血管活性药物等。

(5)眼和皮肤损伤按化学性眼、皮肤灼伤常规处理进行治疗。

(6)对于氯气慢性影响，主要采取对症治疗。

【预防】

加强局部通风和密闭操作，注意调节压力平衡，以免引起局部管道内氯压力骤增，造成管外逸散。氯对金属设备和管道有较强的腐蚀性，因此要经常检查和维修。在氯气超标作业点，应使用滤毒罐式或供氧式防毒面具。

处理含氯废水和废气，可用石灰或氢氧化钠等作为净化剂。贮存液氯的钢瓶，灌注前要周密检查，灌注时防止接头漏气，运输和存放时防止损坏。

凡有明显呼吸系统和心血管系统疾病者，不宜从事氯作业。

第四节　光气

【理化性质】

光气($COCl_2$)又称碳酰氯，分子量 98.92，熔点－118 ℃，沸点 8.3 ℃，常温下为无色、有霉变干草和腐烂水果样气味的气体，高浓度时有辛辣味。光气微溶于水，并水解成二氧化碳和盐酸，易溶于醋酸、氯仿、苯和甲苯等有机溶剂。

【职业接触】

光气由一氧化碳和氯气的混合物通过活性炭而制得。在制造塑料、染料及其中间体，农药、医药等有机合成中应用光气作原料；光气输送管道或容器爆炸，设备故障或检修过程中均可接触到光气。

【毒代动力学】

光气毒性较氯气大 10 倍，其分子中的羰基可以与肺组织中的蛋白质、酶类相结合，干扰细胞的正常代谢，使肺泡上皮细胞和毛细血管受损，通透性增高，导致化学性肺炎和肺水肿，还可引起心肌损害。

【临床表现】

一、刺激期

初期患者可出现眼及上呼吸道的刺激症状。此期表现为流泪、咽痒、呛咳、胸闷、气急等，还可有头晕、头痛、恶心等，但常无阳性体征，X 线胸片也常无异常改变。吸入量不多时，经脱离接触，数日内即可痊愈。

二、症状缓解期

吸入光气后可有一定时间的症状缓解期，此时刺激症状可减轻或消失，但肺部病变仍在进展。潜伏期的长短与病情密切相关，即吸入量愈多，潜伏期愈短，病情愈重，预后愈差。此期虽无明显阳性体征，但应及早给予必要的治疗，静卧休息，密切观察，积极预防肺水肿的发生。

三、肺水肿期

肺水肿期患者可出现发热、烦躁不安、胸闷、气急、呼吸困难、声音嘶哑、发绀、咳嗽、咳白色或粉红色血性泡沫痰，肺部满布干、湿啰音等症状。严重者可发生急性呼吸窘迫综合征、休克、昏迷和多脏器功能衰竭等，甚至 24 小时内死亡。

X 线胸片显示两肺纹理增多、增粗、边缘模糊或紊乱，可有不同程度的网织状、点片状、云絮状或蝶翼状阴影及肺门改变。血气分析显示呼吸性碱中毒或混合性酸中毒及动脉血氧分压降低。肺功能可有阻塞性通气功能及 CO_2 弥散功能障碍。心电图可见心动过速、ST 段下降、T 波低平等心肌损害改变。

四、恢复期

经积极治疗，多数患者肺水肿开始吸收，3～7 日可基本消退，少数重度中毒患者可在治愈后，持续几个月，甚至几年还有咳嗽、胸闷、气促等主诉症状，以及肺部有干啰音体征。

【诊断及鉴别诊断】

诊断依据《职业性急性光气中毒的诊断》(GBZ 29—2011)进行。

一、诊断原则

根据明确的短期内接触光气职业史，急性呼吸系统损害的临床症状、体征，胸部 X 线表现，结合血气分析等其他检查，参考现场劳动卫生学调查资料，综合分析，排除其他病因所致类似疾病后，方可诊断。

二、刺激反应

出现一过性的眼和上呼吸道黏膜刺激症状。肺部无阳性体征，胸部X线表现无异常改变。

三、诊断分级

(一)轻度中毒

咳嗽、气短、胸闷或胸痛，肺部可有散在干、湿性啰音。X线胸片表现为肺纹理增粗或边缘模糊。以上表现符合支气管炎或支气管周围炎体征。

(二)中度中毒

具有下列情况之一者，可诊断为中度中毒：①胸闷、气急、咳嗽、咳痰等，可有痰中带血，常伴有轻度发绀，两肺出现干、湿性啰音，胸部X线表现为两肺中、下肺野可见点状或小斑片状阴影；以上表现符合急性支气管肺炎体征。②胸闷、气急、咳嗽、咳痰较严重，两肺呼吸音减低，可无明显啰音，胸部X射线表现为肺纹理增多、肺门阴影增宽、境界不清、两肺散在小点状阴影和网状阴影，肺野透明度减低，常可见水平裂增厚，有时可见支气管袖口征或克氏B线；以上表现符合急性间质性肺水肿体征。③血气分析常为轻度或中度低氧血症。

(三)重度中毒

具有下列情况之一者，可诊断为重度中毒：①明显呼吸困难、发绀，频繁咳嗽，咳白色或粉红色泡沫样痰，两肺有广泛的湿性啰音，胸部X射线表现为两肺野有大小不一、边缘模糊的小片状、云絮状或棉团样阴影，有时可融合成大片状阴影或呈蝶状分布，血气分析显示 $PaO_2/FiO_2 \leqslant 40$ kPa(300 mmHg)；以上表现符合弥漫性肺泡性肺水肿或中央性肺泡性肺水肿体征。②呼吸频率(大于28次/分)或(和)呼吸窘迫，胸部X线显示两肺呈融合的大片状阴影，血气分析显示 $PaO_2/FiO_2 \leqslant 26.7$ kPa(200 mmHg)；以上表现符合急性呼吸窘迫综合征体征。③窒息。④并发气胸、纵隔气肿。⑤严重心肌损害。⑥休克。⑦昏迷。

【治疗】

凡吸入光气者，应迅速脱离现场，立即脱去污染的衣物，用清水冲洗体表；保持安静，绝对卧床休息，禁止洗浴和起床活动，注意保暖；密切观察24～72小时，注意脉搏、呼吸和肺部听诊等体征变化，以防出现迟发性肺水肿。

早期合理给氧，保持呼吸道通畅，吸入氧浓度不宜超过60%，必要时给予消泡剂雾化吸入或行气管切开。早期、足量、短程应用糖皮质激素。重症患者可给予甲泼尼龙500 mg加入液体中静脉滴注，每天1次，连用3天，然后改为200 mg，静脉滴注，每天

1 次，病情稳定后减量。

控制液体输入，慎用利尿剂，禁用脱水剂。对已出现肺水肿或急性呼吸窘迫综合征者，必须严密监测动脉血气和肺功能，行积极控制感染等对症治疗。

【预防】

光气的制造和生产过程必须密闭，含有光气的废气、废水需适当处理。避免四氯化碳与火焰、热金属接触，慎用四氯化碳进行灭火，以免产生光气。光气作业区应安装监测和报警设备，高浓度光气作业点应采用氧气呼吸器或供氧式防毒面具，使用前要注意检查呼吸器或面具有无失灵。

第五节　氨气

【理化性质】

氨在常温常压下为无色、有强烈刺激性的气体，分子量 17.032，密度 0.771 g/L。氨加压后易液化为无色液体，液氨储存于加压的钢瓶中。氨易溶于水，其水溶液为氨水，具有弱碱性。

【职业接触】

合成氨、化肥、制碱等工业，制药工业，塑料、染料、树脂、冷冻、皮革、石油精炼、合成纤维、制冷等工业，均有机会接触氨。液氨运输、制氨设备检修、有关管道爆裂等可造成氨大量外逸。

【毒代动力学】

氨可通过皮肤、呼吸道及消化道吸收，对眼、喉、上呼吸道作用快、刺激性强，可引起充血和肺水肿。高浓度的氨对皮肤及黏膜有灼伤作用，呈组织溶解性坏死，使较深组织受损。长期接触低浓度氨水可引起喉炎、声音嘶哑等。吸入高浓度氨可引起支气管炎和肺炎等。另外，氨还能影响糖代谢和三羧酸循环，对神经系统也可产生不良影响。

【临床表现】

氨对皮肤、黏膜有强烈刺激和腐蚀作用，急性损伤主要是影响呼吸系统，常伴有眼和皮肤灼伤表现。

初期主要表现为流泪、咳嗽等一过性刺激症状。轻度中毒表现为流泪、眼结膜充血、咽部充血水肿、声音嘶哑、咳嗽、咳痰、乏力、头痛等，两肺可闻及干、湿啰音。胸部X线片表现符合支气管炎或支气管周围炎表现。严重者可表现为剧烈咳嗽，咳血丝痰，气短，胸闷，胸痛，轻度发绀，两肺可闻及干、湿啰音。胸部X线检查可见符合支气管肺炎或间质性肺水肿表现。高浓度氨气吸入后可有剧烈咳嗽，咳大量粉红色泡沫痰，呼吸困难，明显发绀，两肺满布干、湿啰音等。

氨及氨水可引起皮肤灼伤及眼角膜损伤，如角膜混浊、溃疡、穿孔、虹膜炎、晶状体混浊、失明等。

【诊断与鉴别诊断】

诊断依据《职业性急性氨中毒的诊断》(GBZ 14—2015)进行。

一、诊断原则

根据短时间内吸入较高浓度氨气的职业史，以急性呼吸系统损害为主的临床表现和胸部X线影像学检查为主要依据，结合血气分析及现场职业卫生学调查结果，进行综合分析，排除其他病因所致类似疾病后，方可诊断。

二、接触反应

短时间吸入氨气的职业史，出现眼和上呼吸道刺激症状，如呛咳、流泪、流涕、咽干等，肺部无阳性体征，胸部X线检查无异常发现，48小时内症状明显减轻或消失。

三、诊断分级

(一)轻度中毒

具有下列表现之一者，可诊断为轻度中毒：①咳嗽，咳痰，咽痛，声音嘶哑，胸闷，肺部出现干性啰音，胸部X射线检查显示肺纹理增强，符合急性气管支气管炎表现；②一至二度喉阻塞[见《职业性急性化学物中毒性呼吸系统疾病诊断标准》(GBZ 73—2009)]。

(二)中度中毒

具有下列表现之一者，可诊断为中度中毒：①剧烈咳嗽、呼吸急促、轻度发绀，肺部出现干、湿啰音；胸部X线检查显示肺野内出现边缘模糊伴散在斑片状渗出浸润阴影，符合支气管肺炎表现。②咳嗽、气急、呼吸困难较严重，两肺呼吸音减低，胸部X线检查显示肺门阴影增宽、两肺散在小点状阴影和网状阴影，肺野透明度减低，常可见水平裂增厚，有时可见支气管袖口征或克氏B线，符合间质性肺水肿表现。③血气分析常呈轻度至中度低氧血症。④有坏死脱落的支气管黏膜咳出，伴有呼吸困难、三凹征。⑤三度喉阻塞[见《职业性急性化学物中毒性呼吸系统疾病诊断标准》(GBZ 73—2009)]。

（三）重度中毒

具有下列表现之一者，可诊断为重度中毒：①剧烈咳嗽、咳大量粉红色泡沫痰，伴明显呼吸困难、发绀，双肺广泛湿啰音，胸部X射线检查显示两肺野有大小不等、边缘模糊的斑片状或云絮状阴影，有的可融合成大片状或蝶状阴影，符合肺泡性肺水肿表现；②血气分析常呈重度低氧血症；③急性呼吸窘迫综合征(ARDS)；④四度喉阻塞[见《职业性急性化学物中毒性呼吸系统疾病诊断标准》(GBZ 73—2009)]，并发较重气胸或纵隔气肿；⑤窒息。

（四）眼或皮肤灼伤

轻、中、重度急性中毒均可伴有眼或皮肤灼伤，其诊断分级参照《职业性化学性眼灼伤的诊断》(GBZ 54—2017)或《职业性皮肤病的诊断 总则》(GBZ 18—2013)。

四、鉴别诊断

本病主要应与其他刺激性气体(如氯气、光气)中毒相鉴别。

【治疗】

(1)急性中毒者应脱离现场至空气新鲜处，脱去被污染的衣物；皮肤污染和灼伤者，可用大量清水彻底冲洗，再用硼酸溶液洗涤。眼灼伤也应早期用水冲洗。

(2)保持呼吸道通畅、纠正缺氧：保持呼吸道通畅是抢救患者生命的关键措施，要及时清除鼻、口腔内的分泌物，及时吸痰，必要时行气管切开。吸氧一般采用鼻导管低流量给氧，同时给予去泡沫剂，不宜采用高压氧治疗。

(3)预防和治疗肺水肿：早期超声雾化可有效预防喉水肿、肺水肿，控制液体的输入量，尽量采用胶体溶液，少用晶体溶液。糖皮质激素早期、足量、短程应用可有效预防肺水肿的发生。

(4)对症支持治疗：急性氨中毒常并发肺部感染，早期一般给予广谱抗生素，可联合用药。同时，应用增强免疫力的药物，加强口腔护理等。

【预防】

在生产、使用和运输氨气时，应严格按照刺激性气体有害作业要求操作，应做好个人防护。生产和使用氨气的场所空气中的氨浓度不应超过国家规定的最高容许浓度，并保持工作场所通风良好。

慢性阻塞性肺疾病、支气管哮喘、慢性间质性肺病是该岗位的职业禁忌证。

第六节 硫酸二甲酯

【理化性质】

硫酸二甲酯[$(CH_3O)_2SO_2$]为无色、略有洋葱气味的油状液体,分子量126.13,沸点188 ℃,溶于乙醇和乙醚,低温时微溶于水,18 ℃时易溶于水。硫酸二甲酯在冷水中缓慢分解,随着温度上升则分解加快,在50 ℃时可生成未分解的硫酸二甲酯雾,硫酸二甲酯雾极易水解生成硫酸和甲醇。

【职业接触】

硫酸二甲酯可由三氧化硫与二甲醚或硫酸与甲醇反应而成,本品为一种良好的甲基化剂,用于制药、香料、染料、农药等工业,还可作为提取芳香烃的溶剂。

【毒代动力学】

本品属高毒类,有强烈的刺激作用和腐蚀性,其毒作用与芥子气相似,具有迟发性生物效应。硫酸二甲酯主要经呼吸道和皮肤进入机体,可在血浆内溶解。吸入其蒸气,可引起呼吸道黏膜的严重炎症。另外,硫酸二甲酯还有致畸、致突变作用。

【临床表现】

急性中毒多因吸入硫酸二甲酯蒸气所致。潜伏期较短,接触后可立即出现症状,潜伏期越短,症状越重。接触低浓度本品,主要表现为结膜炎、鼻炎、咽炎及呼吸道炎症,恢复较慢。

接触中等浓度以上的硫酸二甲酯,眼、上呼吸道及支气管有明显炎症,并出现声带炎症、声音嘶哑、悬雍垂水肿及支气管肺炎。重者出现肺水肿,体温增高,支气管黏膜可出现脱落,偶发肺泡破裂、支气管瘘而引起皮下气肿。个别病例伴有溶血性黄疸和肝、肾及心肌损害,休克,内脏出血,严重者出现痉挛、昏睡,呈麻醉状态,以至昏迷。少数患者可在5～24小时内出现迟发性肺水肿。此外,吸入高浓度硫酸二甲酯蒸气也可在几分钟内迅速引起窒息。

硫酸二甲酯溅污眼或皮肤可引起局部刺激症状和全身中毒。眼部可出现结膜炎、眼睑水肿、视物模糊,角膜上皮有弥漫性点状浸润,甚至上皮脱落,造成视力减退或色觉障碍。皮肤接触后，出现明显红斑、水肿、水疱，甚至坏死，创面不易愈合。其特征是在接触后数小时内疼痛最剧烈，接触12小时后水疱明显增多。

经消化道中毒者，可立即出现咽喉部烧灼痛和胃肠道症状，以致出现胃穿孔，继之逐渐出现呼吸困难、喉水肿、肺水肿等。

【诊断及鉴别诊断】

诊断依据《职业性急性硫酸二甲酯中毒诊断标准》(GBZ 40—2024)进行。

一、诊断原则

根据短期内接触较大量硫酸二甲酯的职业病危害接触史，出现以急性呼吸系统损害为主的临床表现，结合胸部影像学及实验室检查结果，参考职业卫生调查资料，综合分析，排除其他病因所致类似疾病后，方可诊断。

二、接触反应

接触反应仅出现眼部、上呼吸道黏膜刺激症状，如流泪、流涕、咽干、咳嗽等，肺部无阳性体征，胸部影像学检查结果无异常表现，72小时内症状消失或明显减轻。

三、诊断分级

(一)轻度中毒

出现眼、皮肤及上呼吸道黏膜刺激症状，并具有下列表现之一者，可诊断为轻度中毒：①急性气管支气管炎[见《职业性急性化学物中毒性呼吸系统疾病诊断标准》(GBZ 73—2009)]；②一度至二度喉阻塞[见《职业性急性化学物中毒性呼吸系统疾病诊断标准》(GBZ 73—2009)]。

(二)中度中毒

具有下列表现之一者，可诊断为中度中毒：①急性支气管肺炎[见《职业性急性化学物中毒性呼吸系统疾病诊断标准》(GBZ 73—2009)]；②急性间质性肺水肿[见《职业性急性化学物中毒性呼吸系统疾病诊断标准》(GBZ 73—2009)]；③三度喉阻塞[见《职业性急性化学物中毒性呼吸系统疾病诊断标准》(GBZ 73—2009)]。

(三)重度中毒

具有下列表现之一者，可诊断为重度中毒：①肺泡性肺水肿[见《职业性急性化学物中毒性呼吸系统疾病诊断标准》(GBZ 73—2009)]；②急性呼吸窘迫综合征(ARDS)[见《职业性急性化学物中毒性呼吸系统疾病诊断标准》(GBZ 73—2009)]；③并发严重气胸和(或)纵隔气肿[见《职业性急性化学物中毒性呼吸系统疾病诊断标准》(GBZ 73—2009)]；④四度喉阻塞[见《职业性急性化学物中毒性呼吸系统疾病诊断标准》(GBZ 73—2009)]；⑤窒息。

四、鉴别诊断

本病主要应与其他刺激性毒物如盐酸、氯气等中毒相鉴别。

【处理原则】

(1)迅速脱离中毒现场，彻底清洗被污染皮肤，卧床休息，保持安静，对仅有刺激反应者，均应观察24～48小时，给予糖皮质激素进行预防性治疗。

(2)保持呼吸道通畅，合理吸氧，给予支气管解痉剂等积极防治肺水肿、喉水肿和支气管内坏死黏膜脱落所致窒息。可早期、足量、短程应用糖皮质激素，及时吸痰，必要时早期进行机械通气。根据病情及早应用抗生素防治感染。

(3)眼及皮肤灼伤后，尽快用流动清水冲洗，然后给予局部用药。

【预防】

车间空气应符合国家规定标准，储运要在阴凉处，远离火种，处理泄漏时，应戴好防毒面具与手套，用沙土吸收，倒至空旷地方掩埋。

第七节　二异氰酸甲苯酯

【理化特性】

二异氰酸甲苯酯(TDI)有两种异构体，即2,4-二异氰酸甲苯酯和2,6-二异氰酸甲苯酯。商品多含80% 2,4-TDI和20% 2,6-TDI。二异氰酸甲苯酯常温下为乳白色液体或结晶，存放后呈浅黄色，具有强烈的刺激性，不溶于水，溶于丙酮、乙醚、苯、四氯化碳等。

【职业接触】

TDI主要用于制造聚氨酯树脂及其泡沫塑料。在使用和制造TDI，尤其是蒸馏、配料、发泡、喷涂、浇铸及烧割时，可接触高浓度TDI；使用聚氨酯清漆、黏胶剂、密封剂，或聚氨酯产品在高温下热解可有较多TDI释放，污染作业环境。

【毒代动力学】

TDI属低毒类，很难经完整皮肤吸收，经呼吸道吸入是职业中毒的主要途径。TDI对皮肤有刺激作用，吸入高浓度TDI可致化学性肺水肿，具有致敏作用，多次接触可致过敏性皮炎和支气管哮喘。

【临床表现】

一、急性中毒

吸入高浓度 TDI 主要表现为眼及呼吸道黏膜刺激症状，如咽喉干燥、剧咳、气急、胸闷、呼吸困难等，严重者可见喘息性支气管炎、化学性肺炎和肺水肿等。

二、支气管哮喘

部分工人反复多次接触 TDI 后，再次接触时可诱发过敏性哮喘，主要表现为剧烈咳嗽，伴有胸闷、呼吸困难和喘息，不能平卧，肺部闻及哮鸣音。

三、皮肤接触

皮肤接触常有皮炎，出现红斑、水疱，也可引起过敏性皮炎，偶见血小板减少性紫癜。

【诊断及鉴别诊断】

诊断依据《职业性哮喘的诊断》(GBZ 57—2019)进行。

诊断原则：根据职业活动中较长时间的变应原接触史，或短时间内吸入大剂量气态物质、烟雾等呼吸道刺激性化学物质史，出现反复发作性喘息、气急、胸闷或咳嗽等哮喘症状，且哮喘症状的发生、发展与致喘物暴露存在因果关系，结合特异性变应原试验结果，参考现场职业卫生学调查，排除其他病因所致的哮喘或其他呼吸系统疾患后，方可诊断。

职业性变应性哮喘：有确切的数月以上的职业性变应原接触史。出现发作性喘息、气急、胸闷或咳嗽等症状，并符合支气管哮喘的临床诊断标准。早期哮喘发生与工作具有相关性，症状、体征多发生于工作期间或班后数小时，经脱离或治疗后可缓解，但再次接触后又可发作。接触常见职业性变应原之外的化学物质者，应进行特异性吸入试验。

对于职业接触与哮喘发作关系不明确者，应进行特异性吸入试验。对于职业接触与哮喘发作关系不明确，且不具备开展特异性吸入试验的条件和要求者，可进行变应原特异性免疫球蛋白 E(IgE) 抗体检测或特异性变应原皮肤试验。

【治疗】

迅速将患者移离中毒现场，冲洗被污染的眼及皮肤，保持呼吸道通畅，给氧。缓解支气管痉挛，防止哮喘持续状态，防治肺水肿，对症支持治疗。

职业性哮喘诊断确立后，尽早将患者调离原职业活动环境，防止哮喘再次发作。急性哮喘发作者，应尽快缓解症状，解除气流受限和纠正低氧血症。药物治疗方法主要是

重复吸入速效 β_2 受体激动剂、口服或静脉使用糖皮质激素、吸入抗胆碱药物和静脉应用氨茶碱等。严重哮喘发作合并急性呼吸衰竭者，必要时予以机械通气治疗。哮喘长期治疗根据病情严重程度选择适当的治疗方案，目标是达到并维持症状控制，维持正常的活动水平，尽可能维持肺功能正常。

【预防】

支气管哮喘、慢性阻塞性肺病、慢性间质性肺病、伴气道高反应的过敏性鼻炎为该工作岗位的职业禁忌证。

第八节 一甲胺

【理化性质】

一甲胺又名甲胺、氨基甲烷，碱性比氨气强，沸点为－6.3 ℃，易溶于水，在常温常压下为有氨气气味的无色气体，一般加压成液体进行储存或运输。一甲胺溶于乙醇、乙醚等。一甲胺闪点低，容易燃烧，与空气能形成爆炸性混合物，遇明火、受高热有引起燃烧爆炸的危险。气体较空气重，可沿地面扩散，可能引起远处着火。

【职业接触】

一甲胺主要用作药物(异丙嗪、磺胺、麻黄素、咖啡因等)、燃料、农药(乐果、杀虫脒)、炸药、显影剂、表面活性剂、溶剂等的原料，还可用作聚合抑制剂、橡胶硫化促进剂、脱漆剂、火箭推进剂和燃料添加剂等。

【毒代动力学】

一甲胺可通过呼吸道、皮肤和消化道吸收，且吸收速度较快。一甲胺吸收后，在体内代谢转化为二甲胺和甲酸，对眼、皮肤、呼吸道黏膜有强烈刺激和腐蚀作用，急性吸入中毒可引起化学性角膜炎、咽喉炎、支气管炎、肺炎和肺水肿等，对大脑和视神经中枢有损害作用。

【临床表现】

其潜伏期较短，吸入数分钟即可出现中毒症状。

一、眼刺激症状和灼伤

一甲胺溅入眼内后可出现畏光、流泪、眼睑痉挛、结膜充血、视物模糊、角膜上皮混浊水肿、荧光素染色阳性、虹膜后粘连、晶状体混浊、视盘及黄斑部水肿等。一甲胺可溶于泪液，使一甲胺向眼的深部扩散，还可能会引起角膜穿孔、虹膜萎缩、青光眼、白内障等并发症。同时，一甲胺尚可使脑和视中枢受损，引起皮质性损害、球后视神经炎、脉络膜炎、中枢性弱视、视神经萎缩、眼肌麻痹等。

二、呼吸系统症状

吸入一甲胺后，出现口腔、鼻、咽喉部疼痛和水肿，咳嗽，声音嘶哑，胸闷等症状，重者可见明显呼吸困难，发绀，咳粉红色泡沫样痰，两肺闻及干、湿性啰音，可发展为 ARDS 而死亡。

三、皮肤和呼吸道灼伤症状

皮肤灼伤发生率高，面积较大，常见于颜面部、颈、躯干及四肢，深度多为Ⅰ～Ⅱ度。大面积灼伤时要注意一甲胺经皮肤吸收，而加重全身症状。呼吸道灼伤可导致支气管黏膜坏死、脱落，甚至阻塞气道。

四、神经系统症状

神经系统症状可有头痛、头晕、意识障碍，部分患者还可有锥体束征阳性。

【实验室检查】

实验室检查可见血白细胞增高，尿中出现蛋白质、红细胞、白细胞及管型，肝功能可出现异常，胸部正侧位 X 片可见肺水肿、肺纤维化等改变。

【诊断及鉴别诊断】

诊断依据《职业性急性一甲胺中毒诊断标准》(GBZ 80—2002)进行。

一、诊断原则

根据确切的一甲胺职业接触史、急性呼吸系统损害的典型临床表现、胸部 X 线表现，结合血气分析等其他检查结果，参考现场劳动卫生学调查资料，综合分析，并排除其他病因所致类似疾病后，方可诊断。

二、刺激反应

接触一甲胺后，出现一过性眼和上呼吸道刺激症状，肺部无阳性体征，胸部 X 线检查无异常。

三、诊断分级

(一)轻度中毒

有眼及上呼吸道刺激症状，眼结膜、咽部充血、水肿，出现一度至二度吸气性呼吸困难的喉水肿，胸部 X 线表现符合急性气管支气管炎或支气管周围炎。

（二）中度中毒

凡有下列情况之一者，可诊断为中度中毒：①出现三度吸气性呼吸困难的喉水肿；②胸部 X 线表现符合急性支气管肺炎或间质性肺水肿；③中度中毒血气分析常伴轻度至中度低氧血症。

（三）重度中毒

凡有下列情况之一者，可诊断为重度中毒：①严重喉水肿或支气管黏膜坏死脱落导致窒息；②胸部 X 线表现符合肺泡性肺水肿；③急性呼吸窘迫综合征（ARDS）；④猝死；⑤并发严重气胸、纵隔气肿、皮下气肿或肺不张等；⑥重度中毒血气分析常伴有重度低氧血症。

（四）眼或皮肤灼伤

轻、中、重度急性中毒均可伴有眼或皮肤灼伤，其诊断分级参照《职业性化学性眼灼伤诊断标准》（GBZ 54—2017）或《职业性化学性皮肤灼伤诊断标准》（GBZ 51—2009）。

四、鉴别诊断

一甲胺中毒主要临床表现为眼损伤和呼吸系统刺激症状。因此，在鉴别诊断时要考虑两方面因素。有些刺激性及腐蚀性化合物，可导致类似的眼部症状。在鉴别时要考虑接触毒物史、临床特点及毒物代谢产物的测定。一甲胺对呼吸系统有刺激作用，应与刺激性气体中毒相鉴别。

【治疗】

立即将患者移离有毒场所，并移至空气新鲜处，静卧、保暖、吸氧，流动清水彻底冲洗污染的皮肤，用生理盐水冲洗眼结膜 10 分钟以上。积极防治喉水肿、肺水肿，可早期、足量、短程应用糖皮质激素。必要时行气管切开、氧疗，防治继发感染、防治气道黏膜脱落，合理输液、纠正电解质紊乱及抗休克治疗。

眼、皮肤灼伤治疗参照《职业性化学性眼灼伤诊断标准》（GBZ 54—2017）。

【预防】

应进行职业安全教育，并进行意外灾害现场自救等知识培训。从事一甲胺作业的劳动者，应按国家规定进行职业健康查体，有慢性阻塞性肺病、支气管哮喘、慢性间质性肺病的劳动者不宜从事该岗位作业。

第九节　甲醛

【理化性质】

甲醛俗名蚁醛，常温常压下为无色、有刺激性的易燃气体，易溶于水、醇类和其他极性溶剂。其35%～40%（一般是37%）水溶液俗称“福尔马林”。甲醛化学性质活泼，易与其他化学物质反应，并可自行聚合，常在甲醛溶液中加入甲醇或其他物质作为稳定剂。

【职业接触】

建筑材料、木材防腐、皮革加工、造纸、染料、制药、油漆等行业会大量应用甲醛。工业上，甲醛主要用于制造树脂、塑料和橡胶，在农林畜牧业，化妆品、洗涤剂和清洁剂生产，医药和食品工业中，甲醛广泛用作消毒防腐剂和熏蒸剂。服装面料中一般也含有甲醛。另外，食物中也会有甲醛浓度超标的现象。

【毒代动力学】

甲醛易经呼吸道和胃肠道吸收，经皮肤吸收微量。吸收的甲醛在体内很快被氧化成甲酸，大部分进一步氧化成二氧化碳后经呼出气排出，少量以甲酸盐形式另经肾脏由尿排出。甲醛代谢迅速，职业接触工人从呼吸道吸收甲醛后，一般检测不出血中甲醛浓度增高。甲醛对皮肤有强烈的刺激作用，反复接触甲醛溶液可引起变应性皮炎。

【发病机制】

甲醛是一种化学性质和生物活性极其活泼的化学物质，在体内可与多种生物大分子结合。甲醛对组织的刺激性可能与其作用于蛋白质和氨基酸有关。甲醛作为半抗原，可与表皮中蛋白质结合，激活T淋巴细胞，当再次接触时可引起Ⅳ型超敏反应，表现为变应性接触性皮炎。大量口服甲醛后出现的酸中毒与其在体内迅速代谢为甲酸有关。工业甲醛中存在甲醇等稳定剂，要注意同时存在甲醇产生的毒性作用。

近年来，对甲醛致突变和致癌性的研究表明，甲醛易与细胞内亲核物质反应形成加合物，并可引起DNA-蛋白质交联，导致DNA损伤。

【临床表现】

一、急性吸入中毒

吸入甲醛蒸气后，轻者可致结膜炎、角膜炎、气管炎和支气管炎，表现为眼部烧灼感、流泪、流涕、咽痛、咳嗽、气短，肺部听诊可闻及干性啰音，并可有头晕、头痛、乏力等全身症状。严重者发生喉痉挛、喉头水肿。少数人吸入甲醛溶液后可出现肺炎、肺水肿及呼吸窘迫等。

二、急性经口中毒

误服甲醛溶液后，消化道出现烧灼感，口腔黏膜糜烂，上腹部疼痛，有血性呕吐物，有时伴腹泻、便血等，继而出现头晕、头痛、烦躁不安、抽搐、牙关紧闭，有的出现嗜睡、乏力。严重者发生食管和胃肠道黏膜糜烂、溃疡和穿孔，呼吸困难，多有休克、昏迷、代谢性酸中毒和肝肾功能损害。成人经口致死量甲醛溶液为30～60 mL，死因主要是呼吸和循环衰竭。

三、皮肤损害

甲醛为刺激性毒物，对皮肤和黏膜有刺激性作用，可产生急性刺激性皮炎、变应性皮炎和荨麻疹。因甲醛能使蛋白质凝固，接触高浓度甲醛溶液可引起皮肤凝固性坏死。甲醛接触性皮炎的皮疹主要为粟粒至米粒大小红色丘疹簇集，周围皮肤潮红或轻度红肿，瘙痒明显。皮损主要在前臂屈侧和手背，其次为面部、颈部、上臂和下肢屈侧，有时腋窝、腹股沟等处亦可被侵犯。长期反复接触甲醛还可引起皮肤干燥、皲裂、手掌过度角化、慢性湿疹、色素沉着等。

四、其他影响

国际癌症研究机构已将甲醛列为可能的人类（鼻咽部）致癌物。甲醛还可引起职业性哮喘。

【诊断及鉴别诊断】

职业性急性甲醛中毒是指在职业活动中，短期内接触较高浓度的甲醛气体引起的以眼和呼吸系统损害为主的全身性疾病。诊断依据《职业性急性甲醛中毒诊断标准》(GBZ 33—2002)进行。

一、诊断原则

根据短期内接触较高浓度甲醛气体的职业史，结合眼和呼吸系统急性损害的临床表现及胸部X线所见，参考现场劳动卫生学调查结果，综合分析，并排除其他病因所致的类似疾病，方可诊断。

二、刺激反应

甲醛中毒者表现为一过性的眼及上呼吸道刺激症状，肺部无阳性体征，胸部X线检查无异常。

三、诊断分级

（一）轻度中毒

有下列情况之一者，可诊断为轻度中毒：①具有明显的眼及上呼吸道黏膜刺激症状，体征有眼结膜充血、水肿，两肺呼吸音粗糙，可有散在的干、湿性啰音，胸部X线检查有肺纹理增多、增粗，以上表现符合急性气管支气管炎体征；②一度至二度喉水肿。

（二）中度中毒

具有下列情况之一者，可诊断为中度中毒：①持续咳嗽、咳痰、胸闷、呼吸困难，两肺有干、湿性啰音，胸部X射线检查有散在的点状或小斑片状阴影，以上表现符合急性支气管肺炎体征；②三度喉水肿；③血气分析显示轻度至中度低氧血症。

（三）重度中毒

具有下列情况之一者，可诊断为重度中毒：①肺水肿；②四度喉水肿；③血气分析呈重度低氧血症。

【治疗】

无特殊解毒剂，主要为对症和支持治疗。具体措施如下：

（1）应迅速将中毒患者移至空气新鲜处，及时脱去被污染的衣物，用肥皂水和大量清水彻底清洗污染的皮肤，若溅入眼内，须立即用大量清水冲洗。出现上呼吸道刺激反应者应至少观察48小时，避免活动后病情加重。

（2）静卧、保暖、合理氧疗。保持呼吸道通畅，给予支气管解痉剂，必要时行气管切开。早期、足量、短程使用糖皮质激素，可以有效预防喉头水肿、肺水肿。

（3）口服中毒者可谨慎插入较小胃管洗胃，洗胃时动作应轻柔，以免加重消化道损伤。洗胃后用3%碳酸铵或15%醋酸铵溶液100 mL注入胃内，可使甲醛变成毒性较小的六亚甲基四胺，有一定的解毒作用，然后再口服牛奶、豆浆或蛋清，以保护胃黏膜。

（4）积极对症治疗，包括补液、抗休克、防治肝肾损害、防治继发感染等。

（5）皮肤和眼接触后应立即用大量清水彻底冲洗，并用荧光素染色检查有无角膜损伤。滴阿托品扩瞳，防止虹膜后粘连，并进行局部及全身抗炎治疗。忌用磺胺类药物，以防在肾小管形成不溶性甲酸盐而导致排尿困难。

【预防】

生产、灌注和运输甲醛以及含甲醛产品的制造和使用过程应机械化、密闭化，并加强通风和局部排气。生产工人应注意个人防护和卫生，严防皮肤直接接触，做好就业和定期体格检查。凡有呼吸系统慢性疾病、全身性皮肤病、慢性眼病及对甲醛过敏者不宜从事该岗位工作。

支气管哮喘、慢性阻塞性肺病、慢性间质性肺病、伴气道高反应的过敏性鼻炎为该工作岗位的职业禁忌证。

第五章　窒息性气体中毒

第一节　总论

【概述】

窒息性气体是指经吸入而直接引起窒息的气体。窒息性气体依其作用机制可分为以下两大类：

（1）单纯窒息性气体，其本身毒性很低或属惰性气体，但它们的存在可使空气中氧含量降低，引起肺内氧分压下降，随后动脉血氧分压也降低，导致机体缺氧窒息。例如，氮气、甲烷、二氧化碳、氩气等。

（2）化学窒息性气体，指能对血液或组织产生特殊的化学作用，使血液运送氧的能力或组织利用氧的能力发生障碍，引起组织缺氧或细胞内窒息的气体。常见化学窒息性气体有一氧化碳、氰化物和硫化氢等。

【毒代动力学】

大气中的氧经由呼吸道到达肺泡，然后进入血液，与红细胞中血红蛋白结合成氧化血红蛋白，再经血液循环输送到全身各个组织和器官利用；在细胞内，氧气借助呼吸酶，将营养物质转化为能量，窒息性气体进入体内可破坏上述过程的某一环节，从而引起一系列缺氧乃至窒息。

【临床表现】

一、缺氧表现

①中枢神经系统早期表现为头痛、兴奋、烦躁、肌肉抽搐，晚期表现为昏睡、昏迷等。

②呼吸、循环系统早期表现为呼吸加快、心跳加速、血压增高；晚期表现为呼吸浅促、发绀、心动过速、血压下降，最终呼吸、循环衰竭。③肝肾功能障碍，出现肝功能异常、尿毒症等。④持续严重缺氧，可出现二氧化碳麻醉现象，神志淡漠和昏迷等。

二、脑水肿

脑水肿表现为颅内压增高的症状，如头痛、呕吐、血压增高、心率减慢、呼吸浅慢、抽搐、昏迷等。眼底检查可见视网膜及视盘水肿。

三、其他表现

其他可表现为毒物中毒时的特异性症状，如急性一氧化碳中毒时，面颊部出现樱桃红色，色泽鲜艳而没有明显的发绀。急性氰化物中毒时无发绀性缺氧及中枢性呼吸困难，可引起缺氧性心肌损害和肺水肿。

【实验室检查】

急性一氧化碳中毒时，可检查血中碳氧血红蛋白浓度；急性氰化物中毒时，可测定尿中硫氰酸盐含量；急性硫化氢中毒时，可测定尿中硫酸盐含量或进行分光光度计检查发现硫化血红蛋白。

【诊断与鉴别诊断】

诊断依据《职业性急性化学物中毒性神经系统疾病诊断标准》(GBZ 76—2024)进行。

一、诊断原则

根据短期内接触较大量外源性化学物的职业史，出现以神经系统损害为主的临床表现，结合实验室、影像学和神经电生理等辅助检查结果，参考职业卫生调查资料，进行综合分析，排除其他原因所致类似疾病后，方可诊断。

二、急性中毒性脑病诊断

（一）轻度中毒

出现剧烈的头痛、头昏、恶心、呕吐、乏力等症状，并具有下列表现之一者，可诊断为轻度中毒：①精神萎靡、步态不稳或易兴奋、情绪激动、易怒等情感性异常的精神症状；②轻度意识障碍，如嗜睡、意识模糊、蒙胧状态。

（二）中度中毒

具有下列表现之一者，可诊断为中度中毒：①中度意识障碍，如昏睡、谵妄、急性精神错乱状态；②强直阵挛性发作，出现轻度中毒性脑病的临床表现并伴有双侧锥体束征。

（三）重度中毒

具有下列表现之一者，可诊断为重度中毒：①重度意识障碍，如昏迷、植物状态；②明显的精神症状,如定向障碍、幻觉、妄想、躁狂、精神运动性兴奋或攻击行为;③癫痫持续状态;④脑疝;⑤出现皮质盲、小脑性共济失调、帕金森综合征等脑部定位损害临床表现,可伴有头颅影像学或神经电生理相应部位受损改变。

【治疗】

一、给氧

采用各种方法给予足够的氧气(氧浓度为40%~60%),对受到毒物抑制的细胞呼吸酶具有激活作用;这不仅能大大改善脑组织和细胞的缺氧状态,还能从根本上阻断脑水肿发生发展的恶性循环,而且能加速窒息性气体的排出。

二、解毒治疗

急性氰化物中毒采用亚硝酸钠和硫代硫酸钠联合解毒,3%亚硝酸钠 10~12 mL,必要时可半小时或一小时重复使用。重症患者可同时静脉注射 15%硫代硫酸钠溶液 50 mL;硫化氢中毒可应用亚甲蓝,剂量为 20~120 mg。

三、肾上腺糖皮质激素

一般认为肾上腺糖皮质激素对血管源性脑水肿疗效显著,对细胞源性脑水肿疗效差或无效。

四、钙通道阻滞剂

缺氧情况下脑细胞内潴留大量钙离子,造成微血管收缩、广泛性微血栓形成,导致脑细胞死亡,临床上可应用盐酸维拉帕米、硝苯地平等药物。

五、对症支持治疗

窒息性气体中毒可给予还原型谷胱甘肽作为辅助解毒剂,以加强细胞氧化能力,加速对毒物的解毒作用。

第二节　氮气

【理化性质】

氮气为无色、无臭的惰性气体。分子量 28.01,密度 1.25 g/L,熔点 −209.86 ℃,沸点 −195.8 ℃,难溶于水。氮气的化学性质极不活泼。正常空气中含氮气 78%~79%。常温下氮气无毒,当氮气分压增高时,可产生麻醉作用,表现为精神活动障碍和神经肌肉协调障碍等。人体从高压氮气环境下过快地转入常压环境,减压不当时,氮气气泡压迫神经血管或堵塞血管可引起减压病。另外，当人进入高浓度氮气环境中时，可出现缺氧窒息。

【职业接触】

化肥工业以氮作为合成氨、硝酸铵等的原料。工业上用氮气作为反应塔/釜、钢瓶等容器与管道的气相冲洗，还用氮气冲入密闭包装中以防物品氧化变性。液氮用于冷冻金属、速冻及低温保存器官组织和微生物种系等。氮气窒息主要见于压缩氮气泄漏事故。减压病和氮气麻醉主要见于深海潜水作业。

【临床表现】

一、氮气窒息

氮气窒息的主要表现为头痛、恶心、胸部紧束感、胸痛、四肢麻木、肌张力增高、阵发性痉挛、抽搐、大小便失禁、发绀、叹息样呼吸，口角可有白色或粉红色泡沫样分泌物溢出，肺可闻及干、湿啰音，瞳孔缩小，对光反射减弱或消失，出现病理反射，严重者窒息昏迷，甚至发生"闪电式死亡"。

二、减压病

（一）急性减压病

轻度急性减压病表现为皮肤症状，如痛痒、丘疹、大理石样斑纹、皮下出血、水肿等。中度急性减压病主要表现为四肢大关节及其附近的肌肉、骨关节痛。重度急性减压病表现可有站立或步行困难、偏瘫、截瘫、大小便障碍、视觉障碍、听觉障碍、前庭功能紊乱、昏迷，还可有虚脱、休克、胸骨后吸气痛及呼吸困难等。

（二）减压性骨坏死的分期

Ⅰ期：股骨、肱骨及（或）胫骨见局部的骨致密区、致密斑片、条纹及（或）小囊变透亮区，后者边缘可不整或为分叶状，周围绕有硬化环。骨改变面积，上肢不超过肱骨头的1/3，下肢不超过股骨头的1/3。

Ⅱ期：骨改变面积，上肢或下肢超过肱骨头或股骨头的1/3，或出现大片的骨髓钙化。

Ⅲ期：病变累及关节，关节面模糊、破坏、变形、死骨形成，关节间隙不规则或变窄；髋臼或肩关节盂破坏、变形，骨质增生和骨关节损害等。患病关节有局部疼痛和活动障碍。

三、氮气麻醉

氮气麻醉的主要临床表现有欣快、多语、自信、动作不协调、分辨力差、眩晕、口唇麻木、恶心、无故发笑、注意力不集中、记忆力和工作能力下降、思维紊乱、对信号刺激反应迟钝、运动协调障碍等，严重者可有意识障碍、恐惧、抑郁、幻觉、神经-肌肉活动障碍，甚至出现短暂兴奋后的昏迷。

【实验室检查】

实验室检查包括血、尿、大便常规，肝肾功能，心电图，脑电图等；X线拍片用于减压性骨坏死的诊断，还可行血气分析、磁共振成像（magnetic resonance imaging，MRI）、计算机断层扫描（computed tomography，CT）等相关检查。

【诊断及鉴别诊断】

氮气窒息主要应与心源性晕厥、低血糖性晕厥、脑血管意外、热射病，以及一氧化碳、硫化氢、氰化物、有机溶剂和有机磷农药等急性中毒相鉴别。氮气麻醉应与其他原因引起的神经精神病变相鉴别。

【治疗】

氮气窒息者应立即转运至空气新鲜处，呼吸心跳停止者立即予以心肺复苏，迅速建立静脉通道，合理使用糖皮质激素，积极纠正酸中毒，维持水电解质平衡，防治脑水肿、肺水肿等。生命体征平稳后可行高压氧治疗。

急性减压病必须尽快进行加压治疗，其治疗原则为根据工作气压，在高压环境中的时间、病情以及治疗气压的反应等，制定加压治疗方案。高气压下停留和减压时间不宜过短。当时未能及时或正确进行加压治疗而留有症状者，仍应积极进行加压治疗。减压性骨坏死根据具体情况，可进行高压氧加压及其他综合治疗。减压的后阶段可吸氧以加快氮的排出，但由高压氧引起者除外。其他治疗包括改善循环、扩张血管、营养支持等。

氮气麻醉者除作业时减少潜水深度、降低氮气分压外，主要给予合理的氧疗和对症治疗。

第三节 甲烷

【理化性质】

甲烷为无色、无臭、易燃气体。分子量 16.04，沸点 −161.49 ℃，饱和空气浓度 100%，爆炸极限 4.9%～16%，水中溶解度极小。甲烷由于碳氢键比较牢固，具有极大的化学稳定性，不易与酸、碱、氧化剂、还原剂发生反应，但甲烷中的氢原子可被卤素取代而生成卤代烷烃。

【职业接触】

甲烷是油田气、天然气和沼气的主要成分，也存在于煤矿废气内。甲烷作为原料，主要用于合成氨及制造乙炔、氢气、炭黑、硝基甲烷、二硫化碳、一氯甲烷、二氯甲烷、三氯甲烷、四氯化碳和氢氰酸等，并可直接用作燃料。在生产和使用过程中均有机会接触。

【毒代动力学】

甲烷主要通过呼吸道吸入，大部分以原形呼出，少量在体内可氧化为二氧化碳和水。甲烷对人基本无毒，只有在极高浓度时成为单纯性窒息剂，麻醉作用极弱。甲烷浓度增加会使空气中氧浓度降低，当空气中甲烷浓度达到一定程度时，会引起机体缺氧。

【临床表现】

当空气中甲烷浓度达 25%～30%时，可出现窒息前症状，表现为头晕、乏力、呼吸增快、脉速等；如继续吸入，则病情进一步加重，表现为头痛、烦躁、意识障碍、共济失调，甚至昏迷、呼吸心跳停止等。甲烷中毒需与脑血管意外、安眠药中毒、糖尿病昏迷及其他中毒性疾病相鉴别。

【治疗】

甲烷中毒者应立即脱离现场，呼吸新鲜空气或吸氧；解开上衣及腰带，注意保温。严重者必要时用高压氧治疗，防治脑水肿、控制抽搐。心跳、呼吸停止时，应立即进行心肺复苏，禁用抑制呼吸的药物，如吗啡、巴比妥类等。

第四节　二氧化碳

【理化性质】

二氧化碳（CO_2）为无色、无臭的不可燃气体，在空气中的浓度约为 0.03%，分子量 44.01，溶于水的程度为 171 mL/100 mL(0 ℃)和 36 mL/100 mL (60 ℃)，压力加大后，水溶性增高。

【职业接触】

CO_2用于制造汽水、啤酒等饮料，还可用于制造灭火剂、干冰、碳酸氢钠以及用于发酵工业中，在生产过程中有接触CO_2的机会。

【中毒机制】

环境密闭时吸入低浓度CO_2可以兴奋呼吸中枢，使呼吸加深、加快；但吸入高浓度CO_2则抑制和麻痹呼吸中枢。由于CO_2的弥散能力是氧气的25倍，吸入的CO_2很容易从肺泡弥散到毛细血管血液内，造成呼吸性酸中毒。

土法储存蔬菜、水果、谷物的地窖，长期密封的沼气池或下水道内可产生较高浓度的CO_2，突然进入且缺乏防护时，可发生严重缺氧窒息。

【临床表现】

一、急性中毒

突然进入高浓度CO_2环境中，少数患者可出现呼吸中枢麻痹，突然倒地死亡，部分患者可有头晕、眼花、心悸，迅速出现谵妄、惊厥、昏迷等症状。若不能脱离中毒环境，病情进一步加重，出现发绀、咳血性泡沫痰、抽搐、四肢强直等症状，可因呼吸、循环衰竭死亡。

吸入空气中CO_2占3%时，血压升高，脉搏增快，听力减退，体力劳动耐受力降低；吸入空气中CO_2占5%时，吸入30分钟，呼吸中枢受刺激，轻微用力后感到头痛和呼吸困难；吸入空气中CO_2占7%～10%时，数分钟即可使人意识丧失；更高浓度时则可导致窒息死亡。试验证明，氧气充足的空气中CO_2浓度为5%时，对人无害，但在低氧浓度（小于21%）的空气内，CO_2含量为4%时即可中毒。

二、慢性中毒

长时间处于低浓度CO_2环境中，可引起头痛、头晕、心悸、注意力不能集中、记忆力减退等症状。

【治疗及预防】

急性中毒时，应立即将患者移离中毒场所，呼吸新鲜空气或氧气，对呼吸、心跳停止患者立即进行心肺复苏等，积极对症支持治疗。

在接触CO_2的生产过程中，一定要保证工作场所空气通畅，并注意做好个人防护；土法储存蔬菜、水果、谷物的地窖，长期密闭的沼气池或下水道，在缺乏防护时不可贸然进入，须先通风换气后，方可进入。

第五节 一氧化碳

【理化性质】

一氧化碳(CO)为无色、无臭、无刺激性的气体。分子量 28.01,密度 1.25 g/L。一氧化碳在水中的溶解度甚低,但易溶于氨水。空气混合爆炸极限为 12.5%~74%。

【职业接触】

凡含碳的物质燃烧不完全时,均可产生 CO 气体。在工业生产中接触 CO 的作业有冶金工业中炼焦、炼铁、锻冶、铸造和热处理的生产;化学工业中合成氨、丙酮、光气、甲醇的生产;矿井放炮、煤矿瓦斯爆炸事故;碳素石墨电极制造;内燃机试车;以及生产金属羰化物如羰基镍、羰基铁等过程,或生产使用含 CO 的可燃气体。

家庭用煤炉、燃气热水器和汽车发动机废气产生的一氧化碳,在泄漏而且通风不良的情况下可致生活性一氧化碳中毒。

【毒代动力学】

一氧化碳通过呼吸道吸收,可迅速弥散穿透肺泡、毛细血管或胎盘壁,其中 80%~90%与血红蛋白进行可逆性结合,形成碳氧血红蛋白(HbCO)。吸收后的 CO 绝大部分以原形由肺排出。进入血中的 CO 除与血红蛋白结合外,还有 10%~15%与含铁的蛋白如肌球蛋白等结合,而被氧化为 CO_2 的不足 1%。CO 还可弥散通过胎盘进入胎儿体内。

停止接触 CO 后,在正常大气压下,CO 的半排出期为 128~409 分钟,平均为 320 分钟,但提高吸入气体的氧分压,可缩短 CO 的半排出期,如吸入 1 个标准大气压的纯氧,平均半排出期为 80.3 分钟,而吸入 3 个大气压的纯氧时,CO 半排出期将缩短为 23.5 分钟。体内 CO 半排出期与 HbCO 饱和度、接触 CO 的时间和吸入的浓度无关。

【中毒机制】

一氧化碳中毒主要引起组织缺氧,一氧化碳与血红蛋白的亲和力比氧大 240 倍,它进入人体后 85%与血液中红细胞中的血红蛋白结合,形成稳定的碳氧血红蛋白,碳氧血红蛋白不能携氧,且不易分离,其解离速度是氧和血红蛋白解离速度的 1/3600。碳氧血红蛋白的存在还能使氧解离曲线左移，血氧不易释放给组织而造成细胞缺氧。一氧化碳中毒时，脑和心脏由于代谢旺盛且血管吻合支较少，最易受损。

【临床表现】

一、急性一氧化碳中毒

临床症状主要与血液中碳氧血红蛋白所占比例、中毒时间长短密切相关。中毒患者皮肤呈现特有的樱桃红色，本病以急性脑缺氧引起的中枢神经系统损害为主要临床表现，故不同程度的意识障碍是临床诊断和分级的重要依据。

（一）接触反应

接触 CO 后，如出现头痛、头昏、心悸、恶心等症状，吸入新鲜空气后症状即可迅速消失，属一般接触反应。

（二）轻度中毒

剧烈的头痛、头昏、心悸、眼花、四肢无力、恶心、呕吐、烦躁、步态不稳，轻度至中度意识障碍（如意识模糊、蒙胧状态），但无昏迷。于离开中毒场所吸入新鲜空气或氧气数小时后，症状逐渐完全消失。

（三）中度中毒

中度中毒者除上述症状外，还可有面色潮红、多汗、脉快，意识障碍表现为浅至中度昏迷。及时移离中毒场所并经抢救后可逐渐恢复，一般无明显并发症或后遗症。

（四）重度中毒

重度中毒时，意识障碍严重，呈深度昏迷或植物状态。常见瞳孔缩小，对光反射正常或迟钝，四肢肌张力增高，牙关紧闭，或有阵发性去大脑强直，腹壁反射及提睾反射一般消失，存在腱反射或迟钝，并可出现大小便失禁。脑水肿继续加重时，表现持续深度昏迷，连续去大脑强直发作，瞳孔对光反应及角膜反射迟钝，体温升高至 39～40 ℃，脉快而弱，血压下降，面色苍白或发绀，四肢发凉，出现潮式呼吸。

重度中毒患者经过救治，在苏醒的过程中，常出现躁动、意识混浊、定向力丧失，或失去远、近记忆力。部分患者神志恢复后，可发现皮层功能障碍，如失用、失认、失写、失语、皮层性失明或一过性失聪等异常；还可出现以智能障碍为主的精神症状。经过积极抢救治疗，多数重度中毒患者仍可完全恢复。少数出现植物状态的患者，表现为意识丧失、睁眼不语、去脑强直，预后不良。

除上述脑缺氧的表现外，重度中毒者中还可出现其他脏器的缺氧性改变或并发症，如心律不齐、严重的心肌损害或休克、肺水肿、肝大、应激性胃溃疡等。

二、迟发性脑病

部分急性CO中毒患者于昏迷苏醒后意识恢复正常，但经2～30天的假愈期后，又出现脑病的神经精神症状，称为急性CO中毒迟发性脑病。常见的临床表现有以下几种：

（一）精神症状

突然发生定向力丧失、表情淡漠、反应迟钝、记忆障碍、大小便失禁、生活不能自理；或出现幻视、错觉、语无伦次、行为失常，表现如急性痴呆木僵型精神病。

（二）脑局灶损害

1.锥体外系神经损害　以帕金森综合征多见，患者四肢呈铅管状或齿轮样肌张力增高，动作缓慢，步行时双上肢失去伴随运动或出现书写过小症与静止性震颤，少数患者可出现舞蹈样动作。

2.锥体系神经损害　表现为一侧或双侧的轻度偏瘫，上肢屈曲强直，腱反射亢进，踝阵挛阳性，引出一侧或两侧病理反射，也可出现运动性失语或假性球麻痹。

3.其他　皮层性失明、癫痫发作、顶叶综合征等。

三、低浓度一氧化碳对人体的影响

长期接触低浓度CO是否会造成慢性中毒至今尚有争论。近年来的资料认为，长期接触低浓度CO可能对人体健康造成两方面的影响：

(1)神经系统：头晕、头痛、耳鸣、乏力、睡眠障碍、记忆力减退等脑衰弱综合征的症状比较多见，神经行为学测试可发现异常，多于脱离CO接触后即刻恢复。上述症状顽固者，往往有多次轻度急性CO中毒史。

(2)心血管系统：心电图可出现心律失常、ST段下降、QT间期延长，或右束支传导阻滞等异常。在职业接触者HbCO饱和度达到5%以上时，可以见到血清乳酸脱氢酶、羟丁酸脱氢酶、肌酸磷酸激酶增高，这些酶活性的增高可能与心肌损害有关。

【实验室检查】

脑CT或核磁共振检查：脑水肿时，脑部出现病理性低密度区。迟发性脑病常有脱髓鞘病变。脑电图检查可发现中度及高度异常。

血中碳氧血红蛋白的测定有加碱法和分光镜检查法。轻度中毒血液中碳氧血红蛋白浓度可高于10%，中度中毒可高于30%，重度中毒可高于50%。但脱离中毒现场后，血中HbCO浓度即下降，并与临床表现有时不平行。停止接触一氧化碳8小时以上的患者，因HbCO多在10%以下，一般已无必要进行碳氧血红蛋白检查。

【诊断及鉴别诊断】

诊断依据《职业性急性一氧化碳中毒诊断标准》(GBZ 23—2024)进行。

一、诊断原则

根据短时间内吸入较高浓度一氧化碳的职业病危害接触史，出现以急性中枢神经系统损害为主的临床表现，结合血中碳氧血红蛋白(HbCO)测定结果，参考职业卫生调查资料，综合分析，排除其他原因所致类似疾病后，方可诊断。

二、诊断分级

(一)轻度中毒

具有以下表现之一者，可诊断为轻度中毒：①出现剧烈的头痛、头昏、四肢无力、恶心、呕吐；②出现轻度意识障碍[见《职业性急性化学物中毒性神经系统疾病诊断标准》(GBZ 76—2024)]；③HbCO 浓度高于 10%，多数患者在脱离中毒环境 8 小时内可以检测到。

(二)中度中毒

在轻度中毒基础上，具有以下表现之一者，可诊断为中度中毒：①出现中度意识障碍[见《职业性急性化学物中毒性神经系统疾病诊断标准》(GBZ 76—2024)]；②HbCO 浓度高于 30%，多数患者在脱离中毒环境 8 小时内可以检测到。

(三)重度中毒

具备下列表现之一者，可诊断为重度中毒：①出现重度意识障碍[见《职业性急性化学物中毒性神经系统疾病诊断标准》(GBZ 76—2024)]；②急性中毒性脑病，病理改变以脑水肿为主[见《职业性急性化学物中毒性神经系统疾病诊断标准》(GBZ 76—2024)]；③休克或严重的心肌损害；④肺水肿；⑤呼吸衰竭；⑥上消化道出血；⑦脑局灶损害，如锥体系或锥体外系损害等体征；⑧猝死[见《职业性化学源性猝死诊断标准》(GBZ 78—2010)]；⑨HbCO 浓度高于 50%，多数在脱离中毒环境 8 小时内可以检测到。

(四)急性一氧化碳中毒迟发性脑病(神经精神后发症)

急性一氧化碳中毒意识障碍恢复后，经 2～60 天的“假愈期”，又出现下列临床表现之一者，可诊断为急性一氧化碳中毒迟发性脑病：①高级神经功能障碍，如认知障碍或精神、意识障碍，包括行为障碍、谵妄状态或去大脑皮质状态；②锥体外系神经功能障碍，出现帕金森综合征的表现；③锥体系神经功能障碍，如偏瘫、病理反射阳性或小便失禁等；④大脑皮质局灶性功能障碍，如失语、失明、失聪、顶叶综合征(失认、失用、失写或失算)等，或出现继发性癫痫。

三、鉴别诊断

若以突然昏迷为发病形式，在接触史不明确时，须与可能引起昏迷的其他疾病如脑血管意外、安眠药中毒、糖尿病昏迷等相鉴别。CT 或 MRI 有助于对中枢神经系统其他疾病进行鉴别诊断。

【治疗】

对急性 CO 中毒患者，应立即移至空气新鲜处，松开衣领，保持呼吸道通畅，并注意保暖，密切观察意识状态，迅速给予下列治疗：

一、给氧

轻度中毒者可给予氧气吸入。中度及重度中毒者，应积极给予常压面罩吸氧治疗，有条件时给予高压氧治疗。

二、对症及支持治疗

除一般对症治疗外，对重度中毒出现急性中毒性肺病者，应积极进行抢救。视病情给予消除脑水肿、维持呼吸和循环功能、纠正酸中毒、改善脑血液循环等对症治疗及支持治疗，加强护理，积极防治并发症。对迟发脑病者，除高压氧治疗外，可用糖皮质激素、血管扩张剂或抗帕金森综合征药物及其他对症治疗和支持治疗。

【预防】

在生产场所中，应加强自然通风，防止输送管道和闭门漏气，有条件时，可用 CO 自动报警器。矿井放炮后，应严格遵守操作规程，通风 20 分钟后，才可进入工作场所。进入 CO 浓度较高的环境内，须戴供氧式防毒面具进行操作。冬季取暖季节，应宣传普及预防知识，防止生活性 CO 中毒事故的发生。对急性 CO 中毒治愈的患者，出院时应提醒家属继续注意观察患者两个月，如出现迟发性脑病有关症状，应及时复查和处理。

第六节　氰化氢

【理化性质】

氰化氢分子量 27.03，熔点 −13 ℃，沸点 25.7 ℃，常温常压下为无色透明液体，易挥发，其蒸气略带杏仁样气味，易在空气中弥散。氰化氢易溶于水，水溶液呈弱酸性，称为氢氰酸或普鲁士酸，不稳定，易水解成甲酸和氨，形成棕色沉淀。氢氰酸还可与醇、醚、苯、甲苯、氯仿、甘油、二氯乙烷等互溶。氰化氢在空气中可以燃烧，火焰呈紫色；当其在空气中的含量达到5.6%～12.8%时，具有爆炸性。

【职业接触】

如用氰化钠和硫酸反应、一氧化碳和氨高温合成、甲酰胺脱水、氨与甲烷氧化（铂催化）等方法制备氰化氢，均有机会接触氰化氢。氰化钾与硫黄制备硫氰酸钾、硫酸二甲酯与氰化钠制备乙腈、二溴乙烷与氰化钾制备丁二腈、氯甲酸甲酯与氰化钠反应制备氰基甲酸甲酯等均有反应副产物氰化氢的生成。

氰化氢用作化工合成原料，如乙炔-氢氰酸合成法制取丙烯腈、丙酮和氰化氢反应制取丙酮氰醇、氰化物和氯气制备活性染料（艳红）中间体——三聚氯氰等。电镀业、冶金工业用氰化物进行钢铁的氰化处理及淬火以及炼焦过程均可有大量氰化氢生成。氢氰酸还用于熏蒸灭虫、灭鼠等。任何含氮有机物的干馏或不完全燃烧均可有氰化氢生成。

【毒代动力学】

氢氰酸液体可经消化道及皮肤吸收，其蒸气还可经呼吸道侵入体内，且最易解离出CN^-而迅速发挥毒性，是所有氰化物中作用最快、毒性最强、最具CN^-的毒性作用特点的物质。

进入体内的氰化氢部分以原形由肺排出，而大部分在硫氰酸酶的作用下，与半胱氨酸、谷胱甘肽等巯基化合物结合，转化为无毒的硫氰酸盐，最后随尿排出。

氰化氢以及其他氰化物的毒性主要在于CN^-，CN^-可抑制多种酶的活性，它与细胞呼吸酶的亲和力最大，使细胞色素失去传递电子的能力，呼吸链中断，组织不能利用氧，引起细胞内窒息。另外，CN^-还可与某些酶中的金属或酶的辅基以及底物中的羰基结合，使二硫键断裂，从而抑制多种酶的活性，也可导致组织细胞缺氧。

【临床表现】

一、急性中毒

轻度中毒者会出现眼及上呼吸道黏膜刺激症状，乏力、头痛、头昏，口唇及咽部麻木，皮肤和黏膜红润，还可出现恶心、呕吐、震颤等，呼吸和脉搏加快；经治疗2～3天可恢复。

严重中毒未猝死患者，先出现轻度中毒症状，后由于缺氧加重，继而出现意识丧失，呼吸极度困难，瞳孔散大，惊厥，皮肤和黏膜呈鲜红色，逐渐转为发绀，最后由于呼吸中枢麻痹和心跳停止而死亡。其临床经过可分为四期：

（一）前驱期

接触低浓度氰化氢时，先出现眼及上呼吸道刺激症状，如流泪、流涕、流涎、喉头瘙痒，口中有苦杏仁味或金属味，口唇及咽部麻木；继而有恶心、呕吐、震颤，且伴逐渐加重的全身症状，如耳鸣、眩晕、乏力、胸闷、心悸、语言困难，头痛尤其剧烈。查体：神志尚清，眼结膜及咽部稍见充血，脉搏加速，血压偏高，呼吸加深、变快，心律尚整，心音强而有力，腱反射常亢进，各种生理反射均存在，无病理反射。此期一般较短暂。

（二）呼吸困难期

皮肤和黏膜呈樱桃红色，呼吸困难十分明显，伴视力及听力下降，患者常有恐怖感。神志模糊，呼吸急促，患者常张口耸肩、瞳孔散大、眼球突出、冷汗淋漓，脉搏常细弱，血压波动，心律失常，心音低钝，反射减弱或消失。

（三）痉挛期

患者意识丧失，牙关紧闭，并不断出现全身阵发性强直性痉挛；呼吸常浅而不规则，心率慢而弱且有心律失常；血压逐渐下降，体温逐渐降低；各种反射均消失，并能引出病理反射；大小便失禁，但皮肤和黏膜色泽常保持鲜红，为一个重要临床特点。

（四）麻痹期

此期为氰化氢中毒的极期或终末状态，患者此时陷入深度昏迷，全身痉挛停止，各种反射完全消失，脉搏甚弱且不规则，血压明显下降，呼吸浅慢而不规则，心律失常，肺内可出现散在湿啰音，呼吸有随时停止的可能。

上述四期的临床表现是一种延续性病程进展，有时很难划分各期的精确界限，严重中毒时，可很快出现抽搐、痉挛、昏迷，而无明显的前驱期、呼吸困难期。

二、慢性影响

长期在超过卫生容许浓度的环境中工作，或经常有较大量氰化氢急性吸入，均可对健康产生一定影响，如慢性结膜炎、慢性鼻炎、慢性咽炎、嗅觉及味觉异常或减退。神经衰弱综合征：可有自主神经功能紊乱表现，如多汗、皮温降低、感觉减退、血管张力下降、血压偏低、易晕厥、心悸或心律失常、眼心反射及立卧反射异常等。运动功能障碍：长期接触本品尚可引起全身肌肉酸痛（以腰背肌为主，亦有涉及颈、胸及四肢者）、肌肉强直发僵、动作迟缓、活动受限，以致不能举臂、弯腰、下蹲、翻身、转头等，有的尚出现肌肉萎缩及瘫痪。长期接触本品还可引起不同程度的甲状腺肿大。

【实验室检查】

一、血浆氰（CNP）含量

CNP 是 CN^- 进入机体后在生物材料中最直接的显示，但 CNP 仅适用于急性接触水平的评估，且应及时测定，对慢性接触的意义不大。

二、血浆硫氰酸盐(SCNP)含量

SCN^-是CN^-在机体的主要代谢产物，故其水平可大致反映CN^-的摄入水平，在临床应用中，SCNP是优于CNP的氰化物接触水平的生物标志物。

三、尿硫氰酸盐(SCNU)含量

SCNU意义与SCNP相同，且由于其排泄高峰与氰摄入时间有3小时左右的延搁期，并能保持12小时左右的高排泄状态，为临床又提供了可供选择的氰接触水平的生物标志物，尤其适用于入院较迟，未能及时测定CNP、SCNP的患者。

【诊断及鉴别诊断】

诊断依据《职业性急性氰化物中毒诊断标准》(GBZ 209—2008)进行。

一、诊断原则

根据短时间内接触较大量氰化物的职业史，出现以中枢神经系统损害为主的临床表现，结合现场职业卫生学调查和实验室检测指标，并排除其他病因所致类似疾病，方可诊断。

二、接触反应

短时间内接触氰化物后，患者会出现轻度头晕、头痛、胸闷、气短、心悸，可伴有眼刺痛、流泪、咽干等眼和上呼吸道刺激症状，一般在脱离接触后24小时内恢复。

三、诊断及分级标准

(一)轻度中毒

明显头痛、胸闷、心悸、恶心、呕吐、乏力、手足麻木，尿中硫氰酸盐浓度往往增高，并出现下列情况之一者，可诊断为轻度中毒：①轻、中度意识障碍，呼吸困难；②动-静脉血氧浓度差小于4%和(或)动-静脉血氧分压差明显减小；③血浆乳酸浓度大于4 mmol/L。

(二)重度中毒

出现下列情况之一者，可诊断为重度中毒：①重度意识障碍；②癫痫大发作样抽搐；③肺水肿；④猝死。

四、鉴别诊断

(一)急性氰化氢中毒

急性氰化氢中毒需注意与硫化氢中毒、一氧化碳中毒、苯的硝基或氨基化合物中毒、有机溶剂中毒、癫痫、脑出血、糖尿病、有机磷中毒、有机氟中毒等相鉴别。

(二)慢性中毒

慢性中毒需根据患者接触情况、血中SCN^-水平、同工作者发病情况、临床特点、实验

室及器械检查结果，综合分析，作出诊断，且应注意与类神经症、地方性或单纯性甲状腺肿、其他神经肌肉疾患相鉴别。目前尚无职业性慢性氰化氢中毒的国家诊断标准。

【治疗】

由于氰化氢毒性强烈，无延迟作用，故接触氰化氢而无症状者，无需留观或给予治疗。但出现症状者应迅速积极处理，不应有任何延误。

一、及时阻断氰化氢的侵入

患者应立即脱离中毒现场，移至空气新鲜处。如有氢氰酸污染，应脱去污染的衣物，用肥皂和清水洗净污染皮肤，静卧保暖。如误服氢氰酸，则应迅速彻底洗胃；洗胃后可由胃管灌入活性炭 25 g、硫酸钠 25 g。

二、积极给予氧疗

尽早给氧，采用可保证吸入气中有较高氧含量的给氧方法，如面罩、呼吸机、麻醉机、氧帐等；重度中毒患者或同时有一氧化碳等窒息性毒物吸入者，宜尽早进行高压氧治疗。但吸入高浓度氧(大于 60%)的持续时间仍不应超过 24 小时，以免发生氧中毒。

三、尽快进行解毒治疗

氰化氢是少数具有特殊解毒剂的毒物之一，早期使用可获得显著效果。亚硝酸异戊酯(1～2 支)压碎于纱布中，置鼻孔处，每次吸入 15～30 秒，每间隔 3 分钟重复应用 1 支(一般最多用 6 支)，直至使用亚硝酸钠为主。使用亚硝酸钠-硫代硫酸钠疗法，即静脉注射 3%亚硝酸钠 10～15 mL(缓注，2～3 mL/min)，注射时观察血压，防止血压下降，必要时可间隔半小时至一小时重复一次，再以同一针头注入 20%硫代硫酸钠溶液20～50 mL(缓注，10 mL/min)。如无亚硝酸钠，也可用亚甲蓝代替，但剂量需大(10 mg/kg)。

4-二甲氨基苯酚(4-DMAP)：4-DMAP 为新型高铁血红蛋白形成剂。形成高铁血红蛋白的速度比亚硝酸钠快，对平滑肌无扩张作用，不引起血压下降，且给药方便。使用本药后，严禁再使用亚硝酸类药物，防止形成高铁血红蛋白过度征。急性中毒立即肌内注射 10% 4-DMAP 2 mL，如症状严重，可接着缓慢静脉注射 50%硫代硫酸钠溶液20 mL，必要时 1 小时重复半量注射。

四、对症支持治疗

重度中毒患者出现呼吸停止、心律失常、心力衰竭、肺水肿、脑水肿，应密切监护，及时处理，早期防范。

【预防】

(1)工业生产应尽力做到密闭化、机械化、自动化,严防设备管道跑、冒、滴、漏,避免手工直接操作;含氰废物应回收处理,严禁向周围环境直接排放。

(2)检修含氰设备或处理事故时,应佩戴供氧式或新更换滤料的过滤式防毒面具,并有专人监护;存放氰化物的仓库应注意防潮、防热、防酸,以免氰化物释放出大量气态氰化氢。

(3)严格执行各项规章制度,加强工人防毒知识教育,车间内应配备冲洗用水龙头及基本抢救药物,如亚硝酸异戊酯、4-DMAP、硫代硫酸钠等。

(4)对作业工人定期进行健康监护,就业前应进行健康检查。下列疾患应视为氰化物作业禁忌证:葡萄糖-6-磷酸脱氢酶缺乏症,慢性贫血,甲状腺功能障碍或肿大,对硫代硫酸钠过敏等。

第六章　有机溶剂及高分子化合物中毒

第一节　苯

【理化特性】

在常温下苯是一种无色、有芳香气味的透明液体，易挥发，分子量 78.11，沸点为 80.1 ℃，熔点为 5.5 ℃。苯微溶于水，但苯是一种良好的有机溶剂，溶解有机分子和一些非极性的无机分子的能力很强。

【职业接触】

苯作为有机化学合成中常用的原料，用于制造苯乙烯、苯酚、药物、农药，合成橡胶、塑料、燃料、炸药等；作为溶剂、萃取剂和稀释剂，用于生药的浸渍、提取，以及油墨、树脂、黏胶和油漆的制造；苯的制造，如煤焦油的分馏、石油的裂化、乙炔合成苯等；用作燃料，如工业汽油中苯的含量高达 10%。

【毒代动力学】

苯是一种不易分解的化合物，与其他化学物反应，基本结构不变，在特殊条件下，也仅苯环上的氢原子被其他基团取代。苯在生产环境中以蒸气形式由呼吸道进入人体，液体经消化道吸收完全，皮肤可吸收少量，吸收后主要分布在含脂质较多的组织和器官中。进入体内的苯，约 50% 以原形由呼吸道排出，约 10% 以原形贮存于体内各组织，40% 左右在肝脏代谢。苯代谢产物被转运到骨髓或其他器官，可能表现为骨髓毒性和致白血病作用。

【临床表现】

一、急性中毒

短时间吸入大量苯蒸气可引起中枢神经系统的麻醉作用，轻者出现兴奋、欣快感、步态不稳，以及头晕、头痛、恶心、轻度意识模糊等，并可有轻度黏膜刺激症状，如流泪、咽痛、咳嗽等；重者可出现震颤、谵妄、神志模糊，甚至出现昏迷或抽搐，极严重者呼吸、心跳停止。

轻、重度中毒均可出现自主神经功能失调症状，如多汗、心动过速或心动过缓，以及血压波动等，这些症状持续1周左右逐渐消失，少数患者出现四肢麻木、皮肤感觉减退，经治疗后可以恢复。急性中毒患者经积极抢救后，恢复多较好，很少有后遗症。有时个别患者步态蹒跚、失眠以及头昏等可持续数周，仅个别患者有神经衰弱、呼吸道或精神异常等后遗症。

误服苯后除可引起全身中毒外，还可发生口腔、咽部、食管和胃黏膜刺激症状，成人口服15 mL以上可致死。液体苯吸入肺内可引起肺水肿和肺出血。

二、慢性中毒

慢性中毒患者早期最常见的症状是神经衰弱综合征，多数患者表现为头痛、头晕、失眠、记忆力减退、多梦、性格改变等类神经症，或自主神经功能紊乱。

血象异常是慢性苯中毒的特征，最早和最常见的血象异常为持续性白细胞减少，主要是中性粒细胞减少，血液涂片可见白细胞有较多的毒性颗粒、空泡、破碎等。有近5%的轻度中毒者无自觉症状，重度中毒者常因感染而发热，并有齿龈、鼻腔等出血。苯可引起各种白血病，国际癌症研究机构已确认苯为人类致癌物。

三、其他

经常接触苯，皮肤可出现脱脂、干燥、过敏性湿疹，甚至脱脂性皮炎，苯可损害生殖系统，职业性苯接触工人的染色体畸变率明显增高。

【实验室检查】

血苯和尿酚可增高。急性轻度中毒患者一般血白细胞数正常或轻度增高，但数日内即可恢复正常。重度中毒患者急性期粒细胞可增高，以后可降低并有中毒性颗粒，血小板亦可呈下降趋势。这些患者经治疗后，短期内可逐渐恢复，一般无持续性血象改变，少数患者血清ALT增高，可有心肌缺血或Ⅰ～Ⅱ度房室传导阻滞等心律失常表现。

【诊断与鉴别诊断】

依据《职业性苯中毒诊断标准》(GBZ 68—2022)进行诊断。

一、诊断原则

(一)急性苯中毒

根据短期内吸入大量苯蒸气的职业接触史,出现以意识障碍为主的临床表现,结合现场职业卫生学调查,参考实验室检测指标,进行综合分析,并排除其他疾病引起的中枢神经系统等损害,方可诊断。

(二)慢性苯中毒

根据3个月及以上密切接触苯的职业史,出现以造血系统损害为主的临床表现,结合现场职业卫生学调查,参考实验室检测指标,进行综合分析,并排除其他病因引起的血象、骨髓象等改变,方可诊断。

二、诊断

(一)急性苯中毒

1.轻度中毒 短期内吸入大量苯蒸气后出现头晕、头痛、恶心、呕吐、黏膜刺激症状,伴有轻度意识障碍[见《职业性急性化学物中毒性神经系统疾病诊断标准》(GBZ 76—2024)]。

2.重度中毒 短期内吸入大量苯蒸气后出现下列临床表现之一者,可诊断为重度中毒:①中、重度意识障碍[见《职业性急性化学物中毒性神经系统疾病诊断标准》(GBZ 76—2024)];②呼吸循环衰竭;③猝死[见《职业性化学源性猝死诊断标准》(GBZ 78—2010)]。

(二)慢性苯中毒

1.轻度中毒 有3个月及以上密切接触苯的职业史,可伴有头晕、头痛、乏力、失眠、记忆力减退、反复感染等临床表现,在3个月内每2周复查一次外周血细胞分析,并具备下列条件之一者,可诊断为轻度中毒:①白细胞计数4次及以上低于3.5×10^9/L[《血细胞分析参考区间》(WS/T 405—2012)];②中性粒细胞计数4次及以上低于1.8×10^9/L[《血细胞分析参考区间》(WS/T 405—2012)];③血小板计数4次及以上低于80×10^9/L。

2.中度中毒 多有慢性轻度中毒症状,可伴有反复感染和(或)出血的临床表现,并具备下列条件之一者,可诊断为中度中毒:①白细胞计数低于3.5×10^9/L或中性粒细胞计数低于1.8×10^9/L,伴血小板计数低于80×10^9/L;②白细胞计数低于2.5×10^9/L或中性粒细胞计数低于1.3×10^9/L;③血小板计数低于60×10^9/L。

3.重度中毒　有慢性中度中毒症状，并具备下列条件之一者，可诊断为重度中毒：①全血细胞减少症；②再生障碍性贫血；③骨髓增生异常综合征。

三、鉴别诊断

急性苯中毒需要与其他有机溶剂的急性中毒相鉴别，与引起昏迷的其他疾病（如脑血管意外、癫痫等）相区别。慢性中毒需与其他原因引起的血液系统疾病相鉴别。

【治疗】

一、急性中毒

迅速将中毒患者移至空气新鲜处，立即脱去被苯污染的衣服，用肥皂水清洗被污染的皮肤，注意保暖，急性期卧床休息。口服中毒者给予洗胃。急救原则同内科，忌用肾上腺素，以免诱发心室颤动。

二、慢性中毒

无特效解毒药。治疗根据造血系统损害所致血液疾病对症处理，如改善神经衰弱、感染、出血及贫血症状。对于再生障碍性贫血、骨髓增生异常综合征及白血病的治疗，同一般内科治疗。

【预防】

改进生产工艺和加强通风排毒，以无毒或低毒物质取代苯，实施卫生保健措施。职业禁忌证：上岗前白细胞计数低于 $4.0\times10^9/L$ 或中性粒细胞计数低于 $2.0\times10^9/L$；血小板计数低于 $80\times10^9/L$；造血系统疾病。

第二节　甲苯、二甲苯

【理化性质】

甲苯、二甲苯均为无色透明，带芳香气味、易挥发的液体。甲苯沸点 110 ℃。二甲苯有三种同分异构体，即邻二甲苯、对二甲苯、间二甲苯，三种同分异构体的理化性质相近，分子量 106.16，均不溶于水，可溶于乙醇、丙酮和氯仿等有机溶剂。

【职业接触】

甲苯、二甲苯用作化工生产的中间体，作为溶剂或稀释剂用于油漆、喷漆、橡胶等工业，用于制造染料和合成纤维等。

【毒代动力学】

甲苯、二甲苯属低毒类，可经呼吸道、皮肤、消化道吸收，在血液循环中主要吸附于红细胞膜及血浆脂蛋白上，以后蓄积于含脂丰富的组织，以脂肪组织、肾上腺最多，能通过胎盘屏障直接作用于胚胎，但其致癌、致突变作用尚未肯定。人经口 LD_{50} 为 50 mg/kg，大鼠经口 LD_{50} 为 2～4.3 g/kg。高浓度甲苯、二甲苯主要对中枢神经系统产生麻醉作用；对皮肤和黏膜的刺激作用较苯为强，皮肤接触可引起红斑、干燥、脱脂及皲裂等；纯甲苯、二甲苯对血液系统的影响不明显。

【临床表现】

一、急性中毒

短时间接触高浓度甲苯、二甲苯可出现中枢神经系统功能障碍以及皮肤和黏膜刺激症状。轻者表现为头痛、头晕、步态蹒跚、兴奋等，有轻度呼吸道和眼结膜的刺激症状；严重者出现恶心、呕吐、意识模糊以至昏迷，并伴有眼和上呼吸道刺激症状，可出现结膜炎、咽炎。甲苯、二甲苯液体污染眼可引起结膜炎以及角膜损害。近年来，混苯（二甲苯、甲苯和苯）口服中毒导致的严重肝损害已经引起人们的关注。

二、慢性中毒

长期接触中低浓度甲苯、二甲苯者可出现不同程度的头晕、头痛、乏力、睡眠障碍和记忆力减退，末梢血象可出现暂时性轻度改变，脱离接触后可恢复正常。皮肤接触者可出现慢性皮炎、皮肤皲裂等。

【诊断及鉴别诊断】

诊断依据《职业性急性甲苯中毒的诊断》（GBZ 16—2014）进行。

一、诊断原则

根据短期内吸入较高浓度甲苯蒸气或皮肤和黏膜接触大量甲苯液体的职业史，出现以中枢神经系统损害为主的临床表现，参考现场职业卫生学资料，综合分析，排除其他原因所致类似疾病后，方可诊断。

二、接触反应

短期内接触甲苯后出现头晕、头痛、恶心、呕吐、胸闷、心悸、颜面潮红、结膜充血等症状，脱离接触后 72 小时症状明显减轻或消失。

三、诊断分级

(一)轻度中毒

短期内接触大量甲苯后出现明显头晕、头痛、恶心、呕吐、胸闷、心悸、乏力、步态不稳,并具有下列表现之一者,可诊断为轻度中毒:①轻度意识障碍[见《职业性急性化学物中毒性神经系统疾病诊断标准》(GBZ 76—2024)];②哭笑无常等精神症状。

(二)中度中毒

在轻度中毒的基础上,具有下列表现之一者,可诊断为中度中毒:①中度意识障碍[见《职业性急性化学物中毒性神经系统疾病诊断标准》(GBZ 76—2024)];②妄想、精神运动性兴奋、幻听、幻视等精神症状。

(三)重度中毒

在中度中毒基础上,具有下列表现之一者,可诊断为重度中毒:①重度意识障碍[见《职业性急性化学物中毒性神经系统疾病诊断标准》(GBZ 76—2024)];②猝死[见《职业性化学源性猝死诊断标准》(GBZ 78—2010)]。

【治疗】

急性中毒:迅速将中毒患者转移至空气新鲜处,更换被污染的衣物,用清水冲洗污染的皮肤。眼污染者立即用清水冲洗。保持呼吸道通畅,注意保暖和休息。中毒较重者给予吸氧。积极行治疗脑水肿、保护肝脏治疗及对症支持治疗等综合措施。

慢性中毒主要以对症治疗为主。其他治疗同内科治疗。

【预防】

降低空气中的甲苯、二甲苯浓度,加强对作业工人的健康检查,积极采取卫生保健措施。职业禁忌证:神经系统器质性疾病、明显的神经衰弱综合征、肝脏疾病。

第三节　四氯化碳

【理化性质】

四氯化碳(CCl_4)又称四氯甲烷,为无色、易挥发、不易燃的液体,具有氯仿的微甜气味,分子量 153,沸点 76.8 ℃,微溶于水,可与乙醇、乙醚、氯仿及石油醚等混溶。在 500 ℃以上高温时,四氯化碳可与水反应而产生二氧化碳和有毒的光气、氯气、氯化氢等;与热的金属接触可分解为光气。

【职业接触】

目前，四氯化碳主要用作化工原料，用于制造氯氟甲烷、氯仿和多种药物；用作油、脂肪、蜡、橡胶及树脂的溶剂；也用作灭火剂、熏蒸剂，以及机器部件、电子零件的清洗剂等。

【毒代动力学】

四氯化碳可经呼吸道、皮肤及消化道吸收；蒸气经呼吸道吸收迅速，因其水溶性低，吸收率随吸入时间延长而下降。蒸气和液体均可经皮肤吸收。四氯化碳经口摄入后主要在肠道吸收，胃内吸收较少，乙醇可促进本品的吸收。四氯化碳在体内代谢迅速（吸入后48小时，血中已检不出本品）。四氯化碳吸收入血后广泛分布于全身各组织，以脂肪组织含量最高，肝、骨髓次之，肺、骨、肌肉、脾、心、肾和脑较少。四氯化碳的主要排泄途径是肺，吸收量的51%以原形从肺排出，部分从尿和粪便排出，在体内代谢转化的约占20%，其中4.4%转化为二氧化碳排出。

【中毒机制】

本品是典型的肝脏毒物，属低毒类，但接触浓度与频率可影响其作用部位及毒性。高浓度时，引起麻醉作用的剂量远小于引起肝损害的剂量，首先是中枢神经系统受累，随后累及肝、肾。低浓度长期接触者主要表现为肝、肾受累。乙醇可促进四氯化碳的吸收，加重肝肾中毒症状。另外，四氯化碳可增加心肌对肾上腺素的敏感性，引起严重心律失常。四氯化碳长期作用可导致某些动物罹患肝癌，被列为对人类有可能致癌的一类物质。

引起肝脏毒性的可能机制：

(1)脂质过氧化学说：自由基能使其裂解位点内的内质网磷脂迅速过氧化，从而使中毒细胞呈现爆炸性病理变化并波及邻近的裂解位点，破坏了膜结构的完整性，而丧失了它的修复能力。该学说能较好地说明生物膜脂质过氧化损伤与膜依赖性酶活性降低的关系，但对某些与脂质过氧化作用不相关的病理、生化现象无法解释，内质网膜的脂质过氧化与细胞坏死的因果关系尚未确立。

(2)共价结合学说：四氯化碳的代谢产物能迅速与细胞成分（如细胞内脂质、蛋白质、核脂质、核蛋白和DNA等多种大分子）发生不可逆的共价结合，使细胞的正常生物学功能丧失，甚至导致细胞死亡。但此学说不能解释抗氧化剂可在8～18小时内阻止肝细胞死亡，却未能使共价结合程度有所改变。

(3)细胞内钙代谢紊乱学说：细胞膜、内质网膜、线粒体膜等具有调节细胞内外钙离子稳定性的功能。四氯化碳中毒时，可见细胞内钙流失控现象，最终导致细胞死亡。但迄今对此学说的本质尚未充分阐明。

四氯化碳的肾毒机制，一般认为四氯化碳对肾小管具有直接毒性，也可能需经代谢活化。

【临床表现】

一、急性中毒

急性中毒多因职业活动中短期内接触高浓度四氯化碳所致，以中枢神经系统和肝肾损害为主，中毒程度存在明显剂量-效应关系。

（一）潜伏期

潜伏期一般1～3天，潜伏期长短与接触剂量及侵入途径有关，接触极高浓度者可在数分钟或数小时发病，中毒的临床表现主要为中枢神经系统麻醉和肝、肾损害。

（二）神经系统

神经系统症状：早期患者会出现头晕、头痛、乏力、精神恍惚、步态蹒跚、短暂意识障碍或昏迷；极高浓度接触者可迅速昏迷、抽搐，甚至猝死。

（三）消化系统

经口中毒者，多于发病3～4天出现食欲不振、恶心、呕吐、腹胀、肝肿大和触痛。

（四）肾损害

多数急性中毒患者有不同程度的肾损害，出现蛋白尿、血尿或管型尿，严重者出现急性肾功能衰竭。

（五）呼吸系统

四氯化碳遇热后可分解为光气等有害气体，故在遇热的情况下（如用含四氯化碳灭火剂时）出现以呼吸系统为主的症状时，应考虑有光气中毒的可能。

（六）其他

少数患者可有心肌损害、心律失常等。吸入中毒者常伴有眼及上呼吸道刺激症状，有时可引起肺水肿。

二、慢性中毒

慢性中毒报道较少，患者主要表现为神经衰弱综合征及胃肠功能紊乱。长期反复接触四氯化碳者，可有头晕、头痛、乏力、记忆力减退、肢体麻木、心悸等症状，少数有肝大、肝区疼痛和肝功能异常，严重者可发生门脉性肝硬化。

三、皮肤损害

皮肤长期接触，可因脱脂而出现干燥、脱屑等症状。

【实验室检查】

血清 ALT、AST 活性升高明显，可作为四氯化碳中毒急性期肝损害的主要诊断指标，严重受损时，血清胆红素明显增高，血清白蛋白明显降低，凝血酶原时间明显延长。尿液成分的改变可作为肾功能损害的早期证据。血液及呼出气中四氯化碳浓度测定可作为诊断的参考。

【诊断与鉴别诊断】

诊断依据《职业性急性四氯化碳中毒诊断标准》(GBZ 42—2002)进行。

一、诊断原则

根据短期内接触较高浓度四氯化碳职业史，较快出现中枢神经系统和(或)肝、肾损害的临床表现，结合实验室检查和现场劳动卫生学调查资料综合分析，排除其他病因所致类似疾病后，方可诊断。

二、接触反应

接触四氯化碳后出现一过性的头晕、头痛、乏力，或伴有眼、上呼吸道黏膜等刺激症状。

三、诊断及分级标准

(一)轻度中毒

除头晕、头痛、乏力，或眼、上呼吸道黏膜等刺激症状外，具有下列一项表现者，可诊断为轻度中毒：①步态蹒跚或轻度意识障碍；②肝脏增大、压痛和轻度肝功能异常；③蛋白尿，或血尿和管型尿。

(二)重度中毒

上述症状加重，并具有下列一项表现者，可诊断为重度中毒：①昏迷；②重度中毒性肝病；③重度中毒性肾病。

四、鉴别诊断

本病应与其他具有肝肾毒性的毒物中毒相鉴别，与某些药物性肝肾损害相鉴别。急性中毒出现昏迷时，应注意与流行性脑脊髓膜炎、流行性乙型脑炎等颅内感染性疾病相鉴别；与原发性肝、肾的内科疾病相鉴别。

【治疗】

目前，四氯化碳中毒无特效解毒剂，主要采取一般急救措施和对症支持治疗。

急性中毒时应迅速脱离现场，脱去被污染的衣物，皮肤、眼污染时可用清水或 2%碳酸氢钠溶液冲洗15分钟以上。

口服中毒者必须及早洗胃，尽早给氧；卧床休息，注意尿常规、尿量、肌酐及肝功能情况，及早发现肝、肾损害征象，及早处理；积极防治神经系统、肝、肾损害；忌用肾上腺素及含乙醇药物；出现少尿、无尿时应及早做血液透析或腹膜透析治疗。

【预防】

生产工序要严格密闭，使用四氯化碳时要保持良好通风。进入高浓度四氯化碳作业环境时，必须佩戴防毒面具，禁用四氯化碳洗手或洗涤工作服。做好就业前健康体检，有肝、肾及器质性神经系统疾病者不宜从事接触四氯化碳工作。

第四节　甲醇

【理化性质】

甲醇为无色、透明、高度挥发性的易燃液体，有酒精气味。其蒸气与空气混合物爆炸下限为6％～36.5％。甲醇能与水、乙醇、乙醚、苯、酮和许多其他有机溶剂混溶。甲醇遇热或接触氧化剂易燃，遇明火会爆炸。

【职业接触】

甲醇为重要的化工原料，用于制造甲醛、纤维素，参与甲基化反应，用作防冻剂、萃取剂、橡胶加速剂，亦可作为树脂、人造革、玻璃纸、喷漆的溶剂，以及油漆、颜料去除剂，有机合成的中间体也可用作燃料、焊剂。

【毒代动力学】

职业性甲醇中毒是由于生产中吸入甲醇蒸气所致，生活中主要为误服含甲醇的酒或饮料而中毒。

甲醇主要经呼吸道、消化道和皮肤吸收，人经呼吸道吸入的甲醇约有60％被吸收，进入胃肠道的吸收高峰时间在30～60分钟。吸收后的甲醇迅速分布于各组织器官，其含量与组织器官的含水量成正比。以肝肾和胃肠道中的含量最高，眼玻璃体和视神经的含量也较高，脑、肌肉和脂肪组织中较低。甲醇在人体中主要经肝脏代谢，肝内醇脱氢酶将甲醇氧化为甲醛，然后在甲醛脱氢酶作用下很快氧化成甲酸，甲酸经依赖叶酸盐的途径氧化成二氧化碳和水。甲醇在体内的氧化比乙醇慢，排泄也慢。清除半衰期与剂量有关，摄入高剂量(大于1 g/kg)时，清除半衰期在 24 小时以上；而摄入低剂量(小于 0.1 g/kg)时，清除半衰期为 3 小时左右。吸收的甲醇 90%～95%经代谢后从呼出气和尿排出，2%～5%以原形经肾脏由尿排出，以原形从呼出气的排出量与进入途径有关。

人经口中毒的个体差异很大，一般 5～10 mL 即可引起严重中毒，最低 7～8 mL 即可引起失明，致死量 30 mL。中毒机制为甲醇的氧化产物甲醛或甲酸盐与细胞内的蛋白质结合，造成中枢神经系统明显的麻醉作用，对视网膜及视神经有特殊的选择作用及代谢性酸中毒等。

【临床表现】

一、急性中毒

急性中毒大多数为饮用掺有甲醇的酒或饮料所致口服中毒。最低口服纯甲醇的中毒剂量约为 100 mg/kg，经口摄入 0.3～1.0 g/kg 可致死。在通风不良的环境或发生意外事故时，短期内吸入高浓度甲醇蒸气或容器破裂泄漏经皮肤吸收大量甲醇溶液亦可引起急性或亚急性中毒。

潜伏期一般为 12～24 小时，少数长达 2～3 天，口服纯甲醇中毒症状出现较快，最短者仅需 40 分钟，同时饮酒者潜伏期可更长。

临床上以中枢神经系统损害、眼部损害和代谢性酸中毒为主。症状轻者仅感头痛、头晕、视物模糊、乏力、兴奋、失眠等。中度中毒者可出现步态不稳，呕吐，呃逆，共济失调，腹痛，视力障碍，眼前有跳动性黑点、飞雪或闪光感，复视甚至视觉丧失，表情淡漠，四肢湿冷。重度中毒者有强烈的头痛、恶心、呕吐、意识蒙胧、谵妄、抽搐、失明、瞳孔散大、对光反射消失等症状。同时，患者有明显的酸中毒、休克、昏迷，最后可出现中枢性呼吸衰竭而死亡。少数患者可出现精神症状，也有发生周围神经病变及坐骨神经痛的报道。患者的眼底检查见视乳头充血、出血或眼底静脉扩张，视网膜水肿或视神经萎缩。

代谢性酸中毒为急性甲醇中毒的特征性临床表现之一。轻者无症状，仅在实验室检查时发现，重者可出现呼吸困难、库斯莫尔(Kussmaul)呼吸及难治性的全身衰竭症状。心动过缓、休克、持久昏迷、癫痫样抽搐、无尿、难治性酸中毒、瞳孔扩大且对光反射消失等为预后不良的先兆。死亡常与酸中毒的严重程度密切相关。死因主要为突发呼吸停止。少数重度中毒患者急性期过后可遗留持久的帕金森综合征，严重眼部损害者约有1/4可遗留视力障碍，少数患者失明。

二、慢性中毒

曾有职业性慢性甲醇中毒病例的报告，但均缺乏接触浓度资料，也难以判断究竟系长期低浓度接触还是一次大量接触所致。慢性甲醇中毒尚待深入研究。

【实验室检查】

严重甲醇中毒的实验室检查一般包括血、尿甲醇和甲酸测定，血气分析，血清电解质和淀粉酶测定，血、尿常规，肝肾功能、心电图、脑 CT 检查等。

一、血液甲醇和甲酸测定

血液甲醇和甲酸测定可帮助明确诊断和指导治疗，有条件时应多次测定。非职业性接触者血液甲醇浓度＜0.016 mmol/L(0.5 mg/L)，甲酸浓度为 0.07～0.4 mmol/L(3～19 mg/L)。血液中甲醇浓度＞6.20 mmol/L(200 mg/L)时，可出现中枢神经系统症状；甲醇浓度＞31 mmol/L(1 000 mg/L)时，出现眼部症状。未经治疗死亡患者血液甲醇浓度达 46.5～62.0 mmol/L(1500～2000 mg/L)。当血液中的甲酸浓度＞4.34 mmol/L(200 mg/L)时，多有眼部损害和酸中毒。由于采血时间不同、个体差异以及受同时摄入乙醇的影响，上述指标仅供诊断时参考。

二、尿甲醇和甲酸测定

尿甲醇和甲酸测定主要用于职业接触工人的生物检测，亦可作为中毒诊断的参考指标。美国政府工业卫生家协会建议将工作班末尿甲醇 0.47 mmol/L(15 mg/L)作为甲醇作业工人的生物接触限值。

三、血气分析或二氧化碳结合力测定

血气分析或二氧化碳结合力测定用于监测酸中毒和判断病情严重程度。CT 检查已成为诊断急性甲醇中毒性脑病的重要手段，并可帮助判断病情和预后。严重中毒者脑 CT 可见白质和基底节密度降低。豆状核对称性密度减低提示豆状核梗死软化病灶，最早可在病后 3 天出现。

【诊断与鉴别诊断】

诊断依据《职业性急性甲醇中毒的诊断》(GBZ 53—2017)进行。

一、诊断原则

根据短期内较大剂量甲醇的职业接触史，出现以中枢神经系统、代谢性酸中毒和视神经与视网膜急性损害为主的临床表现，结合实验室检查结果和现场职业卫生学调查资料，综合分析，并排除其他原因所致类似疾病后，方可诊断。

二、接触反应

接触甲醇后，患者会出现头痛、头晕、乏力、视力模糊等症状，以及眼、上呼吸道黏膜刺激症状，并于脱离接触后 72 小时内恢复。

三、诊断分级

(一)轻度中毒

出现头痛、头晕、视力模糊等症状,且具备以下任何一项症状者,可诊断为轻度中毒:①轻度、中度意识障碍[见《职业性急性化学物中毒性神经系统疾病诊断标准》(GBZ 76—2024)];②轻度代谢性酸中毒;③视乳头充血及视网膜充血、水肿,视网膜静脉充盈;④视野检查有中心或旁中心暗点;⑤图形视觉诱发电位(P-VEP)异常。

(二)重度中毒

具备以下任何一项者,可诊断为重度中毒:①重度意识障碍[见《职业性急性化学物中毒性神经系统疾病诊断标准》(GBZ 76—2024)];②中度、重度代谢性酸中毒;③视盘及视网膜充血水肿并有视力急剧下降,或伴有闪光视觉诱发电位(F-VEP)异常。

四、鉴别诊断

需要进行鉴别诊断的疾病有急性氯甲烷中毒、急性异丙醇中毒、糖尿病酮症酸中毒、胰腺炎、脑膜炎和蛛网膜下腔出血等。在甲醇中毒早期,易误诊为上呼吸道感染或急性胃肠炎等。此外,尚需与饮酒过度产生的症状相鉴别。对长期接触者,应定期进行医学检查,包括眼科(眼底、视力和视野)检查。

【治疗】

急性中毒治疗必须及时。在高度怀疑甲醇中毒时,即使实验室检查结果尚未报告,也应立即进行抢救。

一、脱离有毒环境

吸入中毒者应脱离有毒环境,脱去被污染的衣物,吸氧。口服中毒者视病情洗胃、导泻。血液透析的指征:①血液甲醇浓度>15.6 mmol/L,或甲酸浓度>4.34 mmol/L;②严重代谢性酸中毒;③视力严重障碍或视盘、视网膜水肿。重度中毒患者或并发肾衰竭者应及早采用血液透析或腹膜透析,尤以血液透析疗效为佳。当血液甲醇浓度<7.8 mmol/L(250 mg/L)时,可停止透析。

二、纠正酸中毒

纠正酸中毒,根据血气或二氧化碳结合力测定及临床表现,及早给予碳酸氢钠溶液。

三、使用解毒剂

(1)乙醇抗毒治疗:乙醇对醇脱氢酶的亲和力比甲醇大20倍,由此可阻断甲醇代谢增毒,并促进排泄,故理论上可用乙醇作为抗毒治疗。方法是医用95%乙醇按1 mL/kg稀释于5%葡萄糖溶液或生理盐水中,配成10%乙醇溶液,30分钟内滴完,也可口服乙醇,若患者已有明显抑制,不宜用乙醇治疗。为抑制甲醇的代谢,血液中乙醇浓度宜维持在 21.7～32.76 mmol/L(1000～1 500 mg/L)。在应用中，要经常测定血液中乙醇浓度，以调整乙醇剂量和滴注速度。当血液甲醇浓度＜6.24 mmol/L 时，可停用乙醇。如无条件透析，乙醇治疗一般需维持几天。

(2)叶酸类：叶酸盐为促进甲酸氧化成二氧化碳，减少体内甲酸蓄积的重要辅助因子。有研究者建议用叶酸或甲酰四氢叶酸治疗甲醇中毒，并认为对体内可能有叶酸盐缺乏的嗜酒者更为重要。叶酸用法为 50 mg 静脉注射，每 4 小时一次，连用数天。

(3)4-甲基吡唑(4-MP)：4-MP 可抑制醇脱氢酶，从而阻止甲醇代谢成甲酸。一般摄入 4-MP 20 mg/kg 后，体内 24 小时无甲酸盐形成。国外文献报道，首次剂量为 10～15 mg/kg，静脉缓慢注射(15 min 以上)，以后每 12 小时重复应用，剂量减少 30%～50%，未见该药有明显不良反应。对于肾功能正常者，在接触甲醇后 3 小时内用 4-甲基吡唑的效果更好。

四、眼科治疗

无论患者视力如何，急性期均应避免光线刺激，双眼应用纱布覆盖保护。糖皮质激素可减轻脑水肿和视神经损害。

五、对症支持治疗

严密观察呼吸和循环功能，保持呼吸道通畅。积极防治脑水肿，对有意识模糊、蒙眬状态或嗜睡等轻度意识障碍者可给予纳洛酮；有癫痫发作者可用苯妥英钠。给予高蛋白质、高碳水化合物的饮食，用大剂量维生素及促进神经恢复药物。

【预防】

泄漏处理：切断所有火源，戴好防毒面具与手套，用水冲洗，对污染地面进行通风处理。储运要求：储存于阴凉通风的易燃体专用库房内，与氧化剂隔绝，远离火源，气候炎热时采取通风降温措施。工作要求：做好个人防护。

第五节　汽油

【理化性质】

汽油的主要成分为 C_4～C_{12} 的脂肪烃和环烃类，亦含有少量芳烃、烯烃和硫化物。汽油为无色或淡黄色，易挥发和易燃液体，具有特殊臭味，不溶于水，易溶于苯、二硫化碳、醇及脂肪。

【职业接触】

汽油按用途分为交通用汽油和工业用汽油。交通用汽油有航空汽油和车用汽油，在油船、油槽车、加油站的汽油装卸，以及使用、清洗过程中均可接触。工业用汽油主要作为溶剂和清洗剂，用于橡胶、油漆、制鞋、印刷、颜料及机械工业中。司机口吸油管时，可能会不慎将汽油吸入肺内。汽油是由原油在炼油厂经蒸馏所得的直馏汽油组分和二次加工汽油组分按适当比例调和而成，所以在炼制过程中可能有一定量的汽油接触。

【毒代动力学】

汽油在生产使用中主要以蒸气形式由呼吸道吸入，皮肤吸收很少。汽油在血液中溶解度低，能较快地进入脂肪和类脂质组织中。其毒性取决于其物理性质和化学成分。例如，馏点低的汽油，其挥发性大，吸入毒性也大；汽油中含杂质（如不饱和脂肪烃、芳香烃和硫化物等）多时毒性大；加入一定量的四乙基铅或甲醇，其毒性也增加；气温升高，挥发性增大，毒性也增大；其蒸气与一氧化碳同时存在时毒性增强。

汽油具有脱脂作用，能引起中枢神经系统细胞内类脂质平衡障碍，对中枢神经系统有麻醉作用，对皮肤、黏膜有一定的刺激作用。

【临床表现】

一、急性中毒

（一）中枢神经系统

短时间内吸入较高浓度汽油蒸气后，轻者表现为头痛、头晕、四肢乏力、恶心、呕吐、神志恍惚、兴奋、视物模糊、心悸、四肢湿冷等症状；有的还出现精神症状，如不自主哭泣、傻笑、抑郁等，或癔症样发作。重者表现为突然晕厥、意识丧失、昏迷或谵妄，四肢抽搐、强直或发作性痉挛，瞳孔大小不等症状。

（二）呼吸系统

呼吸系统症状主要是因汽油吸入呼吸道所致。患者表现为剧烈呛咳、胸痛、痰中带血，或铁锈色痰，呼吸困难、乏力、发热等。体征为肺实变，严重者可出现肺水肿，极高浓度汽油蒸气吸入可引起反射性呼吸停止。

（三）消化系统

急性经口中毒者，汽油进入消化道后表现为频繁呕吐，并伴有口腔、咽、胸骨后灼热感，腹痛，腹泻，肝肿大等。严重者可有类似急性吸入中毒的症状，并可继发支气管炎、肺炎及肝肾损害。

(四)皮肤损害

皮肤浸泡或浸渍汽油较长时间后,受浸皮肤出现水疱,表皮破碎脱落,呈浅二度烧伤。个别敏感者可发生急性皮炎,出现红斑、水疱及瘙痒等症状。

二、慢性中毒

(一)类神经症及自主神经功能紊乱

类神经症及自主神经功能紊乱表现为头痛、头晕、记忆力减退、失眠、多梦、肢体麻木、多汗、心悸,立卧反射阳性。

(二)多发性周围神经病

接触含正己烷组分较高的汽油后,可表现为四肢远端麻木、感觉异常及无力,出现手套、袜套样分布的痛、触觉减退,伴有跟腱反射减弱。进一步发展,患者会出现肌力减退,腱反射消失及肌肉萎缩。严重者可致足下垂及肢体瘫痪。

(三)中毒性脑病

中毒性脑病表现为表情淡漠、反应迟钝、记忆力及计算力丧失,以及类似精神分裂症状。

(四)肾脏损害

肾脏损害早期表现为肾小管功能损害,进而出现蛋白尿、低蛋白血症,晚期表现为膜性肾小球肾炎。

(五)皮肤损害

皮肤损害表现为皮肤干燥、皲裂、角化、慢性湿疹、指甲变厚,严重者出现剥脱性皮炎。

(六)血液系统

长期接触汽油可引起白细胞等血细胞减少。

【实验室检查】

一、急性中毒

急性中毒可有颅脑 CT 检查呈白质密度减低,或两侧大脑半球轻度弥散性密度降低,或脑室周围密度降低;血白细胞和中性粒细胞增多;X 线胸片可见絮状或结节状模糊阴影;血清 ALT 升高。

二、慢性中毒

神经-肌电图检查显示运动及感觉神经传导速度减慢及远端潜伏期延长。神经活动电位波幅降低,多相电位增多,肌肉大力收缩时出现混合相或单纯相。尿溶菌酶、β-葡萄糖醛酸酶、β_2-微球蛋白及亮氨酸氨基肽酶增高。尿蛋白阳性,血白细胞减少。

【诊断及鉴别诊断】

诊断依据《职业性汽油中毒诊断标准》(GBZ 27—2024)进行。

一、诊断原则

(一)急性中毒

根据短期内吸入高浓度汽油蒸气或液体汽油及皮肤接触汽油的职业病危害接触史，出现以中枢神经、呼吸系统损害为主的临床表现，结合辅助检查结果，参考职业卫生调查资料，综合分析，排除其他原因所致类似疾病后，方可诊断。

(二)慢性中毒

根据3个月及以上吸入汽油蒸气及皮肤接触汽油的职业病危害接触史，出现以周围神经、中枢神经系统损害为主的临床表现，结合辅助检查结果，参考职业卫生调查资料，综合分析，排除其他原因所致类似疾病后，方可诊断。

二、诊断分级

(一)急性中毒

1.轻度中毒　患者出现头痛、头晕、恶心、呕吐、步态不稳、视物模糊等症状，并具有下列表现之一，可诊断为轻度中毒：①出现情绪反应，如哭笑无常及兴奋不安等表现；②轻度意识障碍[见《职业性急性化学物中毒性神经系统疾病诊断标准》(GBZ 76—2024)]；③急性气管支气管炎[见《职业性急性化学物中毒性神经系统疾病诊断标准》(GBZ 73—2009)]。

2.中度中毒　具有下列表现之一者，可诊断为中度中毒：①中度意识障碍[见《职业性急性化学物中毒性神经系统疾病诊断标准》(GBZ 76—2024)]；②强直阵挛性发作[见《职业性急性化学物中毒性神经系统疾病诊断标准》(GBZ 76—2024)]；③急性吸入性肺炎[见《职业性急性化学物中毒性呼吸系统疾病诊断标准》(GBZ 73—2009)]。

3.重度中毒　具有下列表现之一者，可诊断为重度中毒：①重度意识障碍[见《职业性急性化学物中毒性神经系统疾病诊断标准》(GBZ 76—2024)]；②明显的精神症状，如定向障碍、幻觉、妄想、精神运动性兴奋或攻击行为[见《职业性急性化学物中毒性神经系统疾病诊断标准》(GBZ 76—2024)]；③癫痫持续状态[见《职业性急性化学物中毒性神经系统疾病诊断标准》(GBZ 76—2024)]；④脑疝；⑤肺水肿；⑥猝死[见《职业性化学源性猝死诊断标准》(GBZ 78—2010)]。

(二)慢性中毒

1.轻度中毒　3个月及以上密切接触汽油后，出现头痛、头晕、睡眠障碍、乏力、记忆力减退，肢体远端为主的肌肉无力，肢体麻木或烧灼样、蚁走样、切割样等感觉异常，可伴有四肢湿冷、无汗或多汗等，并具有下列表现之一者，可诊断为轻度中毒：①肢体远端手套、袜套样分布的痛触觉减退或痛觉过敏，同时伴有振动觉障碍或跟腱反射减弱；②肢体受累肌肉肌力减退至4级[见《职业性急性化学物中毒性神经系统疾病诊断标准》(GBZ 76—2024)]；③神经-肌电图检查提示轻度周围神经损害[见《职业性慢性化学物中毒性周围神经病的诊断》(GBZ/T 247—2013)]。

2.中度中毒　在轻度中毒基础上，具有下列表现之一者，可诊断为中度中毒：①跟腱反射消失，或深感觉明显障碍伴感觉性共济失调[见《职业性慢性化学物中毒性周围神经病的诊断》(GBZ/T 247—2013)]；②肢体受累肌肉肌力减退至3级，可伴有肌肉萎缩[见《职业性急性化学物中毒性神经系统疾病诊断标准》(GBZ 76—2024)]；③神经-肌电图检查提示周围神经损害明显，如神经传导速度中度减慢，或感觉和运动动作电位波幅中度降低[见《职业性慢性化学物中毒性周围神经病的诊断》(GBZ/T 247—2013)]。

3.重度中毒　在中度中毒基础上，具有下列表现之一者，可诊断为重度中毒：①慢性中毒性脑病；②肢体受累，肌肉肌力减退至2级及以下[见《职业性急性化学物中毒性神经系统疾病诊断标准》(GBZ 76—2024)]；③神经-肌电图检查提示周围神经损害严重，如神经传导速度重度减慢，或感觉和运动动作电位波幅重度降低[见《职业性慢性化学物中毒性周围神经病的诊断》(GBZ/T 247—2013)]。

三、鉴别诊断

急性中毒需与脑血管意外、酒精中毒及其他有机溶剂中毒相鉴别。慢性中毒需与糖尿病、药物等所致周围神经损害及其他精神科疾病相鉴别。

【治疗】

急性中毒应迅速脱离现场，清除皮肤污染及安静休息。急救原则与内科相同。

慢性中毒根据病情进行综合对症治疗。汽油吸入性肺炎可给予短程糖皮质激素治疗及对症处理。

【预防】

观察对象每年体检一次，重点进行神经系统检查，尽可能做神经-肌电图检查。急性中毒轻度患者治愈后，可恢复原工作；重度中毒患者经治疗恢复后，应调离接触汽油作业；吸入性肺炎治愈后，一般可恢复原工作。慢性中毒患者应调离接触汽油作业，定期复查，并根据病情适当安排工作或休息。

第六节　溴甲烷

【理化性质】

溴甲烷又名甲基溴、溴代甲烷、一溴甲烷，低温状态下为无色、透明、易挥发、有甜味液体，常温状态下为无色气体，分子量 94.94，沸点 3.6 ℃。溴甲烷微溶于水，易溶于乙醇、乙醚、氯仿、二硫化碳、四氯化碳、苯等多种溶剂，能腐蚀铝、镁及其合金，在氧气中易燃，在空气中遇高热、明火可燃，遇冷水即生成体积增大的水合物。

【职业接触】

溴甲烷主要用作杀虫剂、杀菌剂、土壤熏蒸剂、谷物熏蒸剂、灭鼠剂、低沸点溶剂、冷冻剂、灭火剂、羊毛脱脂剂、精油萃取剂、医药原料、助催化剂等，以及用作甲基供体。

【毒代动力学】

溴甲烷可经皮肤、消化道、呼吸道吸收，吸入体内后，先分解为甲醇，再氧化为甲醛，并可水解形成无机溴化物。溴甲烷属中等毒性，但为强烈的神经毒物，可损害中枢及周围神经，亦可对皮肤、黏膜、肺、肝、肾及心血管系统有损害作用，以中枢神经系统及肺脏损害最早，且最为严重。

目前，其毒性机制尚不十分清楚，多数学者认为是中毒时整个分子对机体的作用。溴甲烷为一种非特异性的原浆毒，呈脂溶性，可由细胞外液缓慢进入细胞内，使溴与中枢神经系统磷脂酸发生作用；此物也可抑制许多含—SH 的酶，如脲酶、磷酸丙糖脱氢酶等，从而影响细胞，特别是神经细胞的正常功能。

【临床表现】

一、急性中毒

潜隐期为数分钟至 48 小时，多为 4～6 小时，个别可达 10 天。除暴发性病例因迅速死于肺水肿，其他症状尚不及时出现外，溴甲烷急性中毒的临床表现十分多样，但仍以中枢神经系统及呼吸系统症状最为突出；死亡多发生在 24～48 小时内，死亡原因多为肺水肿或循环衰竭。

(一)神经系统

患者开始会出现头痛、头晕、全身乏力、嗜睡、恶心、呕吐,如病情继续发展,还会出现视物模糊、复视、步态蹒跚、共济失调等,有时出现精神症状,如抑郁、淡漠、谵妄、狂躁,甚至幻觉、定向障碍、行为异常等。严重中毒者可有脑水肿、颅内压增高表现。

(二)呼吸系统

接触溴甲烷气体后,可出现上呼吸道黏膜刺激症状,脱离接触后症状逐渐消退。重症患者多有肺水肿表现,可伴有肺部感染或化学性肺炎,甚至发绀。

(三)其他

肾脏损害较为常见,轻者尿中出现蛋白质、管型、红细胞及白细胞;严重者可发生肾功能衰竭,甚至死亡。肝脏损害亦较为常见,个别病例有心肌劳损、心律失常,重者发生周围循环衰竭。

二、慢性中毒

长期接触较低浓度溴甲烷,多无明显潜伏期。部分工人有神经衰弱综合征表现。

三、皮肤损害

液态和高浓度气态溴甲烷可损害皮肤,皮肤接触后 1 小时内即出现烧灼感,数小时可发生红斑和水疱,逐渐融合成大疱,甚至形成Ⅱ度烧伤;有时可延迟至 7～9 小时才出现丘疹。皮肤损害一般可于 1 周痊愈,重者可长达 8 周才痊愈。

【诊断与鉴别诊断】

诊断依据《职业性急性溴甲烷中毒诊断标准》(GBZ 10—2024)进行。

一、诊断原则

根据短期内接触较大量溴甲烷职业病危害接触史,出现以中枢神经系统、呼吸系统急性损害为主的临床表现,结合影像学等辅助检查结果,参考职业卫生调查资料,综合分析,排除其他原因所致类似疾病后,方可诊断。

二、诊断分级

(一)轻度中毒

出现头痛、头晕、乏力、恶心、呕吐、咳嗽、胸闷等症状,并具有下列表现之一者,可诊断为轻度中毒:①步态蹒跚、言语不清、震颤、共济失调;②轻度意识障碍[见《职业性急性化学物中毒性神经系统疾病诊断标准》(GBZ 76—2024)];③急性气管支气管炎[见《职业性急性化学物中毒性呼吸系统疾病诊断标准》(GBZ 73—2009)]。

(二)中度中毒

具有下列表现之一者,可诊断为中度中毒:①中度意识障碍[见《职业性急性化学物中毒性神经系统疾病诊断标准》(GBZ 76—2024)];②强直阵挛性发作;③急性支气管肺炎[见《职业性急性化学物中毒性呼吸系统疾病诊断标准》(GBZ 73—2009)];④急性间质性肺水肿[见《职业性急性化学物中毒性呼吸系统疾病诊断标准》(GBZ 73—2009)]。

(三)重度中毒

具有下列表现之一者,可诊断为重度中毒:①重度意识障碍[见《职业性急性化学物中毒性神经系统疾病诊断标准》(GBZ 76—2024)];②明显精神症状[见《职业性急性化学物中毒性神经系统疾病诊断标准》(GBZ 76—2024)];③癫痫持续状态[见《职业性急性化学物中毒性神经系统疾病诊断标准》(GBZ 76—2024)];④肺泡性肺水肿[见《职业性急性化学物中毒性呼吸系统疾病诊断标准》(GBZ 73—2009)];⑤急性呼吸窘迫综合征[见《职业性急性化学物中毒性呼吸系统疾病诊断标准》(GBZ 73—2009)];⑥猝死[见《职业性化学源性猝死诊断标准》(GBZ 78—2010)]。

三、鉴别诊断

溴甲烷中毒应与急性一氧化碳中毒、急性硫化氢中毒、急性磷化氢中毒及急性中枢神经系统感染性疾病相鉴别。

【治疗】

溴甲烷中毒无特效解毒剂,以对症支持治疗为主。

(1)急性中毒者应及时脱离毒源,彻底清洗皮肤,静卧休息,给氧,严密观察病情变化。接触反应者应观察48小时,根据病情变化再处理。

(2)皮肤污染者用清水、2%碳酸氢钠溶液或肥皂水清洗。接触眼睛后用清水或2%碳酸氢钠溶液洗眼。误服者应立即用2%碳酸氢钠溶液充分洗胃,而后灌入30 g活性炭吸附毒物。

(3)早期应用糖皮质激素,防治肺水肿、脑水肿等;对症支持治疗等。

【预防】

生产过程中注意密封和废气回收,严格执行安全操作,防止跑、冒、滴、漏。工人进行岗前培训及定期在岗培训工作;做好个人防护,患有严重肝、肾、心脏疾病及神经系统疾病者不宜从事该岗位工作。

第七节　二氯乙烷

【理化特性】

二氯乙烷($C_2H_4Cl_2$),分子量98.96,室温下为无色液体,有氯仿样气味,有两种同分异构体,1,2-二氯乙烷为对称异构体,1,1-二氯乙烷为不对称异构体。二氯乙烷难溶于水,溶于乙醇、乙醚等有机溶剂,高温加热分解可产生光气和氯化氢。

【职业接触】

二氯乙烷主要用作化学合成(如制造氯乙烯单体、乙二胺和苯乙烯等)的原料,生产和使用工业溶剂和黏合剂,玩具、鞋子、电子、橡胶制品等使用含有1,2-二氯乙烷配制的黏胶剂(如ABS514胶、3435胶、快干胶等),二氯乙烷还用作纺织、石油、电子工业的脱脂剂,金属部件的清洁剂,咖啡因的萃取剂等。

【毒代动力学】

两种异构体常以不同比例存在,对称体属高毒类,不对称体属微毒类。对称体1,2-二氯乙烷易经呼吸道、消化道及皮肤吸收,其中以呼吸道和消化道吸收为主。人口服15～20 mL即可致死,其毒性可随接触时间增加而增高。毒作用的靶器官为神经系统、肝脏和肾脏,对中枢神经系统的麻醉和抑制作用尤为突出。其麻醉作用较四氯化碳或氯仿深而长,对肝功能损害较四氯化碳轻。另外,本品对皮肤、黏膜有刺激作用,可引起接触性皮炎及肺水肿。1,2-二氯乙烷还具有心脏、免疫和遗传毒性。

【临床表现】

中毒多数为吸入有毒气体所致。不同侵入途径出现的临床症状基本相同,主要表现为神经系统抑制、胃肠不适、肝肾损害和黏膜刺激等症状。

一、急性中毒

由于短期内吸入高浓度的1,2-二氯乙烷蒸气或因皮肤吸收后引起的以神经系统损害为主的全身性疾病。其潜伏期较短,一般为数分钟或数十分钟。中毒表现分两个阶段:患者先出现兴奋、头痛、恶心,重者很快出现中枢神经系统抑制,神志不清,后以胃肠道症状为主,如频繁呕吐、上腹痛、血性腹泻,肝脏肿大并有压痛和叩击痛;严重者会出现呼吸困难、阵发性抽搐、昏迷、瞳孔扩大、血压下降等症状。

二、亚急性中毒

亚急性中毒是近三十年来国内病例的主要发病形式，多见于较长时间接触较高浓度二氯乙烷、经呼吸道吸入中毒的患者。主要原因是车间通风不良、防护不足、长时间加班等因素造成较高浓度的累积剂量而发病。

（一）临床特点

与急性中毒不同的是，亚急性中毒潜伏期较长，多为数天甚至十余天，多呈散发发病，起病隐匿，病情可突然恶化，临床表现以中毒性脑病为主，且颅内压增高可反复出现，但肝、肾功能损害及肺水肿极少见。

（二）主要症状体征

中毒者很少在上班时发病，突出症状为突发性头痛、头晕、乏力、恶心、呕吐、烦躁不安，伴反应迟钝、表情淡漠、步态蹒跚、共济失调、记忆力减退及计算力下降等，且伴有不同程度的意识障碍；严重时出现剧烈头痛、频繁呕吐、谵妄、癫痫大发作样抽搐、昏迷等，脑膜刺激征阳性，生理反射可消失，并可引起病理反射。

智力受累一般较轻，部分患者可出现小脑功能障碍、肌阵挛或继发性癫痫。此类患者治疗困难，恢复较慢，对劳动能力影响较大。死亡原因主要为严重脑水肿造成颅内压增高，形成脑疝。患者脑水肿可持续2周以上，严重病例可达数月；部分患者颅内压增高可反复或突然加重，即使已进入“恢复期”，仍可因脑疝形成而突然死亡，值得高度重视。

三、慢性影响

长期吸入低浓度的二氯乙烷可出现乏力、头晕、失眠等神经衰弱综合征，也可有恶心、腹泻、呼吸道刺激，以及肝脏或肾脏损害表现，皮肤接触可引起干燥、脱屑和皮炎。

【诊断及鉴别诊断】

诊断依据《职业性急性1,2-二氯乙烷中毒的诊断》(GBZ 39—2016)进行。

一、诊断原则

根据短期接触较大量1,2-二氯乙烷的职业史，出现以中枢神经系统损害为主的临床表现，结合颅脑CT和(或)MRI检查结果，参考工作场所职业卫生学资料，综合分析，未发现其他病因所引起的类似疾病，方可诊断。

二、接触反应

短期接触较大量1,2-二氯乙烷后，出现头晕、头痛、乏力等中枢神经系统症状，可伴有恶心、呕吐或眼及上呼吸道刺激症状，脱离接触后症状在72小时内消失或减轻。

三、诊断分级

（一）轻度中毒

出现头晕、头痛、乏力等中枢神经系统症状，并具有下列表现之一者，可诊断为轻度中毒：①表情淡漠、记忆力下降、行为异常，出现步态蹒跚；②轻度意识障碍[见《职业性急性化学物中毒性神经系统疾病诊断标准》(GBZ 76—2024)]；③颅脑 CT 显示双侧脑白质对称性密度减低，或 MRI 显示双侧脑白质弥漫性异常信号。

(二)中度中毒

在轻度中毒基础上，具有下列表现之一者，可诊断为中度中毒：①中度意识障碍[见《职业性急性化学物中毒性神经系统疾病诊断标准》(GBZ 76—2024)]；②症状性癫痫(部分性发作)。

(三)重度中毒

在中度中毒基础上，具有下列表现之一者，可诊断为重度中毒：①重度意识障碍[见《职业性急性化学物中毒性神经系统疾病诊断标准》(GBZ 76—2024)]；②症状性癫痫(全身性发作)；③脑局灶受损表现，如小脑性共济失调等。

四、鉴别诊断

急性、亚急性中毒出现中毒性脑病时，需注意排除中枢神经系统感染疾病(如流脑、乙脑等)、脑血管意外、糖尿病昏迷、食物中毒或药物中毒等疾病。

【治疗】

二氯乙烷中毒目前尚无特效解毒剂。

急性中毒时，应迅速将中毒者脱离现场，移至新鲜空气处，换去被污染的衣服，冲洗污染皮肤，注意保暖，并严密观察。急性中毒以防治中毒性脑病为重点，积极治疗脑水肿，降低颅内压。

慢性中毒主要补充多种维生素、葡萄糖醛酸、三磷酸腺苷、肌苷等，以及行对症治疗。接触反应者应密切观察，并给予对症处理。

【预防】

寻找低毒代替品；降低空气中 1,2-二氯乙烷的浓度；严禁长时间加班，特别是长时间连续加班；加强车间通风，降低毒物浓度，对生产环境中有毒物质加强监测；对工作人员加强监护和健康教育。

职业禁忌证：中枢神经系统器质性疾病、慢性肝病。

第八节　正己烷

【理化特性】

正己烷化学式 C_6H_{14}，分子量 86.18，为常温下微有异臭的液体，易挥发，几乎不溶于水，易溶于氯仿、乙醚、乙醇。

【职业接触】

正己烷用作溶剂，特别是用作提取植物油与合成橡胶的溶剂，用作化验试剂和低温温度计的溶液，工业上常用正己烷配制黏胶，制作体育用球、鞋类以及液晶屏等电子元件，也用于金属制品除污、胶版印刷机清洗、植物油萃取、配制油漆、制药以及化工合成等生产过程。

【毒代动力学】

正己烷在生产环境中主要以蒸气形式经呼吸道吸收，亦可经消化道吸收，经皮肤吸收属次要途径。正己烷吸收入血有剂量-反应关系。它在体内的分布与器官的脂肪含量有关，主要分布在指肪含量高的器官，如脑、肾脏、肝、脾脏等。正己烷的生物转化主要在肝脏，微粒体细胞色素 P450 及细胞色素 C 直接参与其氧化代谢。代谢产物有 2,5-己二酮、2-己醇、3-己醇、2-己酮等。

正己烷可能导致血清内源性神经生长因子水平降低。正己烷及其代谢产物自肺和肾排出。正己烷毒性明显，属低毒类的概念已经被摒弃，本品具有高挥发性、高脂溶性，并有蓄积作用。毒作用为对中枢神经系统的轻度抑制、对皮肤黏膜的刺激作用。长期接触可致多发性周围神经病变。目前认为，正己烷诱发多发性周围神经病变是由其代谢产物 2,5-己二酮与神经微丝蛋白中的赖氨酸共价结合，生成 2,5-二甲基吡咯加合物，导致神经微丝积聚，引起轴突运输障碍和神经纤维变性。

正己烷小鼠吸入 LC_{50} 为 120～150 g/m^3（2 小时），大鼠经口 LD_{50} 为 24～29 mL/kg。人吸入单纯正己烷 1800 mg/m^3，3～5 分钟后无刺激作用；吸入 2880 mg/m^3，15 分钟后眼及上呼吸道有刺激；吸入 5040～7200 mg/m^3，10 分钟后有恶心、头晕、眼及咽刺激；吸入 18000 mg/m^3，10 分钟后出现轻度眩晕、轻度麻醉。经口中毒可出现恶心、呕吐等消化道刺激症状及急性支气管炎，摄入 50 g 可致死。溅入眼内可引起结膜刺激症状。正己烷慢性毒作用主要为多发性神经病，甚至肌萎缩，严重者有肝肾损害。

【临床表现】

一、急性中毒

急性吸入高浓度的正己烷可出现头晕、头痛、胸闷、眼和上呼吸道黏膜刺激及麻醉症状，甚至意识不清。经口摄入可出现恶心、呕吐、支气管和胃肠道刺激症状，严重者发生中枢性呼吸抑制。

二、亚急性或慢性中毒

长时间接触低浓度正己烷可引起多发性周围神经病，起病隐匿而缓慢。

（一）神经系统

轻症主要表现为肢体远端感觉型神经病，出现肢端感觉异常，即麻木，触觉、痛觉和震动、位置觉减退，以下肢为重，肌肉疼痛，登高时明显，肌无力，腱反射减退。感觉减退一般呈手套、袜套样分布。

重症出现运动性神经病。首先表现为下肢远端无力，合并肌肉疼痛或痉挛。腓肠肌压痛，腱反射消失较少，且仅限于跟腱反射。上肢较少受累。感觉运动性多发性周围神经病也以运动障碍为主，触觉、痛觉消失限于四肢远端手足部，振动觉、位置觉仅轻度减退。严重者出现下肢瘫痪及肌肉萎缩，并伴有自主神经功能障碍。

（二）心血管系统

心血管系统表现为心律失常，特别是心室颤动。

（三）生殖系统

正己烷的代谢产物 2,5-己二酮可引起睾丸和附睾体重量降低，精子的形成受到干扰。

（四）免疫系统

血清免疫球蛋白的水平受到抑制，而且与尿中正己烷的代谢产物 2,5-己二酮的含量明显相关。

【实验室检查】

(1)尿正己烷与 2,5-己二酮均与环境中正己烷浓度呈正相关，后者尤其为较好的监测指标。

(2)脑脊液生化检查偶见蛋白质浓度增高，神经纤维变性可能已累及脊神经根。

(3)肌电图检查：轻者肌肉最大收缩时呈混合相，肌肉小力收缩时，20 个运动单位平均时限延长20%，多相电位增多(大于20%)或出现自发电位。重者出现正锐波、纤颤电位及肌肉动作电位波幅降低。

(4)神经传导速度测定：轻者可正常或属正常下限；重者神经传导速度进行性减慢，并与肌无力程度成正比。

(5)神经活检：轻者光镜及电镜检查正常，偶见神经肌肉接头或肌肉神经细支异常；中、重者结旁轴突极度肿胀，伴髓鞘回缩。电镜见轴突肿胀，也有脱髓鞘、髓鞘再生与正常再生。

【诊断及鉴别诊断】

诊断依据《职业性慢性正己烷中毒的诊断》(GBZ 84—2017)进行。

一、诊断原则

根据较长时间接触正己烷的职业史，出现以多发性周围神经损害为主的临床表现，结合神经-肌电图检查结果及工作场所职业卫生学资料，综合分析，排除其他原因所致类似疾病后，方可诊断。

二、诊断分级

(一)轻度中毒

长期接触正己烷后，出现肢体远端麻木、疼痛，下肢沉重感，可伴有手足发凉、多汗、食欲减退、体重减轻、头昏、头痛等，并具有以下一项者，可诊断为轻度中毒：①肢体远端出现对称性分布的痛觉、触觉或振动觉障碍，同时伴有跟腱反射减弱；②下肢肌力4级；③神经-肌电图显示有轻度周围神经损害[见《职业性慢性化学物中毒性周围神经病的诊断》(GBZ/T 247—2013)]。

(二)中度中毒

在轻度中毒的基础上，具有以下一项者，可诊断为中度中毒：①跟腱反射消失；②下肢肌力3级；③神经-肌电图显示周围神经损害明显[见《职业性慢性化学物中毒性周围神经病的诊断》(GBZ/T 247—2013)]，并有较多的自发性失神经电位。

(三)重度中毒

在中度中毒基础上，具有以下一项者，可诊断为重度中毒：①下肢肌力2级或以下；②四肢远端肌肉明显萎缩，并影响运动功能；③神经-肌电图显示周围神经损害严重[见《职业性慢性化学物中毒性周围神经病的诊断》(GBZ/T 247—2013)]。

三、鉴别诊断

周围神经损害需与感染、缺血、外伤、代谢障碍、中毒、营养缺乏等原因引起的周围神经病相鉴别。

【治疗】

急性正己烷中毒者应立即脱离接触。将其移至空气新鲜处，用肥皂水清洗皮肤污染物，对症处理。口服中毒者给予洗胃，眼或皮肤污染时用清水冲洗。

慢性正己烷中毒，有多发周围神经病变者应尽早脱离接触，药物治疗可选用B族维生素、三磷酸腺苷、辅酶A等。近年来，应用神经生长因子治疗中毒性周围神经病取得较好临床效果。其他治疗还有理疗、体疗及功能锻炼等。

【预防】

使用无毒或低毒替代物代替正己烷，杜绝生产事故；加强工作环境通风排毒，严格执行个人防护措施，进行定期职业健康检查，及时发现和处理确诊病例。多发性周围神经病为该岗位的职业禁忌证。

第九节　苯的氨基、硝基化合物

【理化性质】

芳香族氨基和硝基化合物是苯及其同系物（如甲苯、二甲苯）苯环上的氢原子被一个或几个氨基（$-NH_2$）或硝基（$-NO_2$）取代后形成的化合物。因苯环不同位置上的氢可被不同数量的氨基、硝基、卤素或烷基取代，故可形成种类繁多的衍生物，比较常见的有苯胺、苯二胺、联苯胺、二硝基甲苯、三硝基甲苯、硝基氯苯等，其主要代表为苯胺和硝基苯。

此类化合物多数沸点高、挥发性低，常温下多为固体或液体，多难溶或不溶于水，而易溶于脂肪、醇、醚、氯仿及其他有机溶剂。

【职业接触】

这类化合物广泛应用于制药、染料、油漆、印刷、橡胶、炸药、农药、香料、油墨及塑料等生产工艺中。例如，苯胺常用于制造染料和作为橡胶促进剂、抗氧化剂、光学白涂剂、照相显影剂等；联苯胺常用于制造偶氮染料和作为橡胶硬化剂，也用来制造塑料薄膜等；三硝基甲苯在国防、采矿、筑路等工业生产中使用较多。

【毒代动力学】

在生产条件下，这类化合物主要以粉尘、蒸气或液体的形态存在，可经呼吸道和完整皮肤吸收，也可经消化道吸收，但职业卫生意义不大。对液态化合物，经皮肤吸收途径更为重要。在生产过程中，劳动者常因热料喷洒到身上或在搬运及装卸过程中外溢的液体经浸湿的衣服、鞋袜沾染皮肤而导致吸收中毒。

该类化合物主要引起血液及肝、肾等损害，由于各类衍生物结构不同，其毒性也不尽相同。例如，苯胺形成高铁血红蛋白（MetHb）较快，硝基苯对神经系统作用明显，三硝基甲苯对肝和眼晶状体损害明显，邻甲苯胺可引起血尿，联苯胺和萘胺可致膀胱癌等。虽然如此，该类化合物的主要毒作用仍有不少共同或相似之处。

一、血液毒性

对血液系统的毒性损害是芳香族氨基、硝基化合物最基本的毒性作用，主要表现为形成高铁血红蛋白及对红细胞的破坏作用导致的溶血。

（一）形成高铁血红蛋白的作用

形成高铁血红蛋白的物质可分为直接和间接两种，前者有亚硝酸盐、苯肼、硝化甘油、苯醌等，这类物质在体外试验中能直接与血红蛋白发生反应而形成高铁血红蛋白。而芳香族的氨基、硝基化合物大多数属于间接作用类。它是通过体内具有氧化作用的代谢产物使血红蛋白变成高铁血红蛋白，故本类化合物在试管内不能形成高铁血红蛋白，而在动物体内则具有此种作用。

例如，苯胺在体内迅速被氧化为苯羟胺和对氨基酚；而硝基苯被还原为亚硝基苯和苯羟胺或被还原为对亚硝基酚和苯醌亚胺。

少数芳香族氨基、硝基化合物可直接形成MetHb，如对硝基氯苯和对氨基苯酚。也有些仅微弱或不能形成MetHb，如二硝基酚、联苯胺、5-硝基邻甲苯胺、2-甲基-4硝基苯胺、3-氯-2-甲基苯胺及对亚硝基二甲苯胺等。

（二）溶血作用

本类化合物的溶血作用与形成MetHb有密切关系，在正常情况下，红细胞生存需要不断供给谷胱甘肽（GSH），GSH具有保护细胞膜的正常功能，使红细胞内产生的过氧化物分解，防止MetHb生成等作用。芳香族氨基、硝基化合物除作用于血红蛋白的亚铁离子和GSH外，还直接作用于珠蛋白分子中的巯基，使得珠蛋白变性，形成珠蛋白小体。

二、肝毒性

芳香族的硝基化合物如硝基苯、硝基苯胺、二硝基甲苯、三硝基甲苯等所致职业性肝损害是最常见的，主要累及肝实质，引起中毒性肝病及肝脂肪变性。肝脏损害的异常率与中毒程度有关，中毒程度越重，肝功能异常率越高。

三、肾和膀胱毒性

本类化合物在体内的代谢产物主要经肾脏排出，对肾和膀胱的损害多是间接引起的，主要是本类化合物中的一些毒物引起大量溶血，使血管内游离血红蛋白升高，其在肾小管内沉积，堵塞管腔而导致继发性肾损害。此外，急性溶血性贫血和肾血流量减少，致使肾脏缺氧，进一步加重肾小管的损害，最终导致少尿、无尿或急性肾功能衰竭。

四、心脏毒性

部分中毒者出现心脏损害，表现为心肌酶升高，心电图异常，如窦性心动过速、ST-T或T波改变、窦性心动过缓、室性期前收缩、房性期前收缩、不完全右束支传导阻滞、一度房室传导阻滞等，并有心肌梗死样改变的报道。

五、皮肤、黏膜刺激和致敏作用

本类化合物易经皮肤吸收，二硝基甲苯对皮肤和黏膜具有强烈的刺激作用。用二硝基甲苯衍生物做抗原交叉试验，可见淋巴细胞增生。长期职业接触低剂量本类化合物可致皮肤灼痛、红斑、丘疱疹，严重者出现上皮细胞坏死、角化，皮肤屏障作用受到破坏，更易使毒物吸收。个别过敏体质者，接触苯二胺和二硝基氯苯后，可发生支气管哮喘。

六、眼的损害

本类化合物中的三硝基甲苯、二硝基酚、二硝基邻甲酚可致眼晶状体白内障，苯胺可引起眼化学性损伤，表现为视力下降，眼睑肿胀，睑结膜、球结膜充血，可有角膜上皮点片状脱落或全部脱落。

七、对新陈代谢的影响

硝基酚类化合物可促进新陈代谢，抑制磷酸化过程，从而使体温升高，出现发热。

八、致癌作用

目前，公认能引起职业性膀胱癌的主要物质为联苯胺、乙苯胺、4-氨基联苯及邻甲苯胺。

九、其他

本类化合物多易溶于脂肪，进入机体后易与含大量类脂类的神经细胞发生作用，故可影响神经系统，多为硝基苯类化合物。如二硝基氯苯、对硝基苯中毒致脑萎缩，间二硝基苯中毒致周围神经病个案报道。

【诊断与鉴别诊断】

诊断依据《职业性急性苯的氨基、硝基化合物中毒的诊断》(GBZ 30—2015)进行。

一、诊断原则

根据短期内接触较大量苯的氨基、硝基化合物的职业史，出现以高铁血红蛋白血症、血管内溶血，以及肝脏、肾脏损害为主要临床表现，结合现场职业卫生学调查和实验室检查结果，进行综合分析，排除其他原因所引起的类似疾病后，方可诊断。

二、接触反应

短期内接触较大量苯的氨基、硝基化合物后，出现轻微头晕、头痛、乏力、胸闷症状，高铁血红蛋白低于10%，脱离接触后48小时内可恢复。

三、诊断分级

（一）轻度中毒

口唇、耳郭、指（趾）端轻微发绀，可伴有头晕、头痛、乏力、胸闷等轻度缺氧症状，血中高铁血红蛋白浓度≥10%。

（二）中度中毒

皮肤、黏膜明显发绀，出现心悸、气短、恶心、呕吐、反应迟钝、嗜睡等明显缺氧症状，血中高铁血红蛋白浓度≥10%，且伴有以下任何一项者，可诊断为中度中毒：①轻度溶血性贫血，Heinz小体可升高[见《职业性急性化学物中毒性血液系统疾病诊断标准》(GBZ 75—2010)]；②急性轻、中度中毒性肝病[见《职业性中毒性肝病诊断标准》(GBZ 59—2024)]；③轻、中度中毒性肾病[见《职业性急性中毒性肾病的诊断》(GBZ 79—2013)]；④化学性膀胱炎。

（三）重度中毒

皮肤、黏膜重度发绀，可伴意识障碍，血中高铁血红蛋白浓度≥10%，且伴有以下任何一项者，可诊断为重度中毒：①重度溶血性贫血[见《职业性急性化学物中毒性血液系统疾病诊断标准》(GBZ 75—2010)]；②急性重度中毒性肝病[见《职业性中毒性肝病诊断标准》(GBZ 59—2024)]；③重度中毒性肾病[见《职业性急性中毒性肾病的诊断》(GBZ 79—2013)]。

四、鉴别诊断

引起高铁血红蛋白血症的毒物较多，有些农药，如杀虫脒、除草醚、灭草灵等，化学药品中有亚硝酸盐、伯氨喹、磺胺药等，均可致高铁血红蛋白血症，只要有明确接触史，鉴别诊断并不难。

【治疗】

一、急性中毒

（1）应立即将中毒患者撤离现场，脱去污染的衣服、鞋、袜。用5%醋酸溶液清洗皮肤上的污染物，再用大量肥皂水或清水冲洗；眼部受污染，可用大量生理盐水冲洗，然后滴入可的松眼药水及涂抗生素眼膏。误服者应立即洗胃，并灌服活性炭 20～30 g。

(2)维持呼吸、循环功能：吸氧，给予呼吸兴奋剂，必要时使用呼吸机辅助机械通气及强心、升压等支持治疗。

(3)高铁血红蛋白血症：

1)5%～10%葡萄糖溶液＋维生素 C 5 g 静脉滴注，适用于轻度中毒患者。

2)亚甲蓝的应用：亚甲蓝具有氧化和还原双重作用，小剂量(1～2 mg/kg)作为还原剂可促进 MetHb 还原；大剂量亚甲蓝(5～10 mg/kg)具有氧化作用，可将体内血红蛋白氧化为 MetHb，并可使红细胞脆性增加进而增加溶血风险。常用 1%的亚甲蓝5～10 mL (1～2 mg/kg)加入 10%～25%葡萄糖溶液 20 mL 中静脉注射，如 1～2 小时症状未见好转，或有反复，可于 1～2 小时后重复使用一次全量或半量，也可用至发绀基本消退，病情稳定。

亚甲蓝的不良反应：注射过快或一次应用剂量过大容易出现恶心、呕吐、腹痛，甚至抽搐、惊厥等。

3)10%～25%硫代硫酸钠溶液 10～30 mL 静脉注射。

(4)溶血性贫血、肝肾损害、化学性膀胱炎等可采取对症治疗措施。

二、慢性中毒

慢性中毒主要是对症处理。

【预防】

改善生产设备，改进工艺流程，遵守操作规程；增强个人防护意识；做好上岗前及在岗期间的职业健康监护；慢性肝病为该岗位的职业禁忌证。

苯胺

【理化性质】

苯胺为无色有特殊气味的油状液体，暴露于空气及光的条件下即变为淡棕色甚至黑色，暴露时间越久其色越深。苯胺微溶于水，易溶于乙醇、乙醚、丙酮，能与醇、醚、苯、氯仿及其他有机溶剂混合；苯胺为可燃性液体，能和水蒸气一同挥发，本身呈弱碱性，遇强酸生成盐，能发生卤化、乙酰化、重氮化等反应。

【职业接触】

苯胺主要由人工合成,可用于印染、染料制造,硫化橡胶、照相显影、塑料、离子交换树脂、香水、溶剂、生产树脂、制药等工业。

【毒代动力学】

苯胺在空气中以蒸气状态存在,人体可通过呼吸道、皮肤和消化道摄入,苯胺蒸气经皮肤吸收是引起中毒的主要原因。其吸收率随室温和相对湿度的提高而增加。经呼吸道吸入的苯胺,90%可在体内滞留,苯胺在体内可迅速被氧化为苯羟胺和对氨基酚,这两种代谢产物氧化能力强,可使血液中的血红蛋白变为高铁血红蛋白,形成高铁血红蛋白血症,使血红蛋白失去携氧能力,造成机体组织缺氧,引起中枢神经系统、心血管系统及其他脏器的一系列损害。

苯胺还直接作用于珠蛋白分子中的巯基,使珠蛋白变性,在红细胞内生成变性珠蛋白小体,具有 Heinz 小体的红细胞,容易发生溶血反应。

此外,苯胺对肝细胞有毒性作用,主要引起肝细胞坏死而致肝功能损害。苯胺对肾脏的毒性作用主要是大量溶血导致继发性损害,严重者可引起肾功能衰竭。

【临床表现】

一、急性中毒

短时间内吸入大量苯胺可引起急性中毒。早期表现为发绀,最先见于口唇、指(趾)端及耳垂等部位,发绀呈灰蓝色,称为化学性发绀。当血中高铁血红蛋白含量为15%时,即可出现明显发绀,但可无自觉症状。当高铁血红蛋白含量增至30%时,临床可出现头昏、头疼、乏力、恶心、手指发麻及视力模糊等症状;严重者可出现心悸、胸闷、呼吸困难、精神恍惚、恶心、抽搐,甚至心律失常、休克、昏迷等症状。

严重中毒时患者可有溶血性贫血、黄疸、中毒性肝病、化学性膀胱炎、血尿、蛋白尿等症状。

二、慢性中毒

长期慢性接触苯胺者可有神经衰弱综合征,如头晕、头痛、乏力、失眠、记忆力减退、食欲不振等症状,并出现轻度发绀、贫血和肝脾肿大。患者的红细胞可出现 Heinz 小体等;皮肤可出现丘疹、疱疹、色素减退。

【诊断及鉴别诊断】

诊断依据《职业性急性苯的氨基、硝基化合物中毒的诊断》(GBZ 30—2015)进行。

鉴别诊断:引起高铁血红蛋白血症的毒物较多,有些农药,如杀虫脒、除草醚、灭草灵等,化学药品中有亚硝酸盐、伯氨喹、磺胺药等,均可致高铁血红蛋白血症,只要明确接触史,鉴别诊断并不难。

【治疗】

(1)迅速脱离中毒现场,立即脱去被污染的衣物,用清水或肥皂水彻底清洗。经消化道吸收者予以洗胃并导泻。眼睛污染者,用大量清水或生理盐水彻底冲洗,并涂上眼膏。

(2)特殊治疗:5%～10%葡萄糖溶液 500 mL 加维生素 C 5.0 g 静脉滴注,或 50%葡萄糖溶液 80～120 mL 加维生素 C 2.0 g 静脉注射,适用于轻度中毒患者。1%亚甲蓝溶液 1～2 mg/kg 加入 50%葡萄糖溶液 40 mL 静脉注射,1～2 小时后发绀无改善时,可重复应用,直至发绀基本消退。亚甲蓝作为还原剂,可促进高铁血红蛋白还原,其作用机制为亚甲蓝能作为中间电子传递体加快正常红细胞高铁血红蛋白的酶还原系统作用速度,促使还原型烟酰胺腺嘌呤二核苷酸磷酸(NADPH)还原 MetHb。亚甲蓝的不良反应是注射过快或一次应用剂量过大易出现恶心、呕吐、腹痛,甚至抽搐、惊厥等。另外,也可用硫代硫酸钠静脉注射,10%～25%硫代硫酸钠溶液 10～30 mL 静脉注射。

(3)对症支持治疗:呼吸抑制者使用中枢兴奋剂,溶血性贫血者应用糖皮质激素,肾功能衰竭者可给予透析治疗,同时保护肝脏功能等。

(4)忌用呼吸中枢抑制药,如吗啡、哌替啶等;忌用可引起高铁血红蛋白的药物;忌用能使血红蛋白硫化而加重缺氧的药物,如二巯基丙醇等。

【预防】

改进生产工艺和加强通风排毒,以无毒或低毒物质取代苯胺,实施卫生保健措施。严格掌握职业禁忌证,就业前发现血液病、肝病、内分泌紊乱、心血管疾病、严重皮肤病者不能从事接触此类化合物的工作。

三硝基甲苯

【理化特性】

2,4,6-三硝基甲苯简称 TNT,灰黄色结晶,极难溶于水,易溶于丙酮、苯、甲苯、氯仿、乙醚等，受热容易引起爆炸。

【职业接触】

三硝基甲苯广泛应用于国防、采矿、筑路等工业生产中，在粉碎、过筛、配料、包装等过程中，均可接触其粉尘及蒸气。

【毒代动力学】

三硝基甲苯可经皮肤、呼吸道及消化道进入人体。在生产过程中主要经皮肤和呼吸道吸收。进入体内的三硝基甲苯在肝微粒体和线粒体的参与下通过氧化、还原、结合等途径进行代谢。三硝基甲苯吸收后，肝脏为高浓度积聚，诱发脂质过氧化、细胞内钙稳态失调、谷胱甘肽过氧化物酶活力水平下降，导致肝实质损害，肝细胞坏死，肝脂肪变性，肝纤维化。TNT 在骨髓为一过性增高。眼球则缓慢蓄积，而致 TNT 白内障。TNT 最后主要代谢产物为 4-氨基-2，6-二硝基甲苯，从尿中排出。

【中毒机制】

目前，有关 TNT 毒作用机制尚未完全明了。有研究认为，TNT 可在体内多种器官和组织内接受来自 NADPH 的一个电子，被还原活化为 TNT 硝基阴离子自由基，并在组织内产生大量的活性氧，使体内还原性物质明显降低，可进一步影响蛋白质巯基的含量。另外，TNT 硝基阴离子自由基、活性氧可诱发脂质过氧化，导致细胞膜结构与功能破坏，细胞内代谢紊乱，甚至细胞死亡，从而对机体产生损伤作用。

【临床表现】

一、急性中毒

在生产环境中发生急性中毒的机会较少，一般只有接触高浓度三硝基甲苯粉尘或蒸气才可引起急性中毒。轻度急性中毒可有头晕、头痛、恶心、食欲不振等症状，以及上腹部痛，口唇青紫色，发绀可扩展至鼻尖、耳郭、指（趾）端等。重度者，除上述症状外，尚有神志不清、呼吸浅表、瞳孔散大，严重者呼吸麻痹而死亡。

二、慢性中毒

长期接触 TNT 可引起慢性中毒，主要表现为肝、眼晶状体、血液等损害。

（一）肝损害表现

患者出现乏力、食欲减退、恶心、肝区疼痛。肝肿大多在肋下 1.0～1.5 cm，有压痛、叩痛，多数无黄疸。严重者可导致肝硬化，肝功能异常。

(二)白内障表现

慢性中毒出现白内障是常见而且特征性的体征,开始于双眼晶状体周边部呈环形混浊,环多为尖向内,底向外的楔形混浊融合,进一步出现盘状混浊。特点:一般接触工龄在6个月至3年,15年以上白内障发病率高达83.65%。白内障形成后,即使不再接触TNT,仍可进展或加重,脱离接触时,未发现白内障的工人数年后仍可发生。TNT白内障一般不影响视力,但晶状体中央部出现混浊可使视力下降。TNT白内障与中毒性肝病发病不平行。

(三)血液改变

血液改变可出现血红蛋白、中性粒细胞及血小板减少,严重者再生障碍性贫血。

(四)皮肤改变

“TNT面容”,患者表现为面色苍白,口唇和耳郭青紫色,裸露部位出现过敏性皮炎、鳞状脱屑等。

(五)生殖功能影响

男工有性功能低下、精液量显著减少、精子活动率下降等症状,女工有月经周期异常、痛经等症状。

【诊断及鉴别诊断】

一、慢性中毒诊断

依据《职业性慢性三硝基甲苯中毒的诊断》(GBZ 69—2011)进行诊断。

(一)诊断原则

根据密切的职业接触史、皮肤污染程度、肝脏损害的动态观察和实验室检查结果,参考眼晶状体改变的特点,结合车间空气浓度监测等劳动卫生学资料,进行综合分析,并排除其他病因引起的肝脏损害后,方可诊断。

(二)观察对象

具有下列表现之一者,可列为观察对象:①出现头晕乏力、食欲减退、肝区痛等症状,肝大质软,压痛、叩痛不明显,肝功能正常;②临床症状不明显,肝不大,肝功能异常;③肝大,并已出现三硝基甲苯性白内障。

(三)诊断分级

1.轻度中毒　具有下列表现之一者,可诊断为轻度中毒:①出现乏力、食欲减退、恶心、厌油、肝区痛等症状,肝大、质软或韧,有压痛或叩痛,肝功能异常;②肝脏缓慢性增大,质软或韧,有压痛或叩痛。

2.中度中毒　轻度中毒症状加重,具有下列表现之一者,可诊断为中度中毒:①肝大、质韧，肝功能反复异常；②出现脾脏肿大。

3.重度中毒　具有下列表现之一者，可诊断为重度中毒：①肝硬化；②再生障碍性贫血。

（四）鉴别诊断

肝脏损害应与病毒性肝炎、药物性肝炎相鉴别。

二、眼损害(白内障)诊断

依据《职业性三硝基甲苯白内障诊断标准》(GBZ 45—2010)进行诊断。

（一）诊断原则

根据密切的 TNT 职业接触史，出现以双眼晶状体混浊为主的临床表现，结合必要的动态观察，参考作业环境及职业卫生调查，综合分析，排除其他病因所致的类似晶状体改变后，方可诊断。

（二）观察对象

长期接触三硝基甲苯后，裂隙灯显微镜直接焦点照明检查可见晶状体周边部支质内有灰黄色均匀一致的细点状混浊，弥散光照检查或晶状体检查可见细点状混浊形成半环形或近环形暗影，但尚未形成完整的环形暗影。每年复查 1 次，经连续观察 5 年，上述改变无变化者，终止观察。

（三）诊断分级

1.一期白内障　裂隙灯显微镜检查和(或)晶状体摄影可见晶状体周边部皮质内灰黄色点状混浊，组合为完整的环形暗影，其环形混浊最大环宽小于晶状体半径的 1/3。视功能不受影响。

2.二期白内障　晶状体周边部皮质内灰黄色细点状混浊向前后皮质及成人核延伸，形成楔状，楔底指向周边，楔尖指向中心。周边部环形混浊的范围等于或大于晶体半径的 1/3。或在晶状体周边部混浊基础上，瞳孔区晶状体前皮质内或前成人核出现相当于瞳孔直径大小的完全或不完全的环形混浊。视功能可不受影响或轻度障碍。

3.三期白内障　晶状体周边部环形混浊的范围等于或大于晶状体半径的 2/3。或瞳孔区晶状体前皮质内或前成人核有致密的点状混浊，构成花瓣状、盘状或晶状体完全混浊。视功能受到明显影响。

（四）鉴别诊断

TNT 白内障应注意与老年性白内障、先天性白内障、三硝基酚引起的中毒性白内障等疾病相鉴别。

【治疗】

注意休息，合理膳食，给予高蛋白、低脂肪、富含维生素的饮食，提高机体免疫功能。慢性肝病患者可予以保肝治疗；白内障目前尚无特效治疗方法，可给予眼药水等对症治疗。其他对症支持治疗。

【预防】

做好个人防护，避免吸入和皮肤接触吸收中毒。本病应口服维生素类和谷胱甘肽类药物，以加强晶状体的营养。对晶状体混浊明显，已影响视力者，可行白内障摘除术。

联苯胺

【理化性质】

联苯胺为白色、淡红色粉状或片状晶体，暴露于空气中或见光变褐色，分子量184.24，微溶于水，可溶于乙醇及乙醚。

【职业接触】

联苯胺主要用于有机合成，制造偶氮染料及染料中间体，也用作检验高价金属的试剂，在橡胶工业中用作硬化剂及制造塑料薄膜等。

【临床表现】

本品可经呼吸道、消化道及皮肤进入体内。长期接触联苯胺主要引起出血性膀胱炎、膀胱乳头状瘤和膀胱癌。联苯胺对皮肤、黏膜有刺激作用，偶可引起接触性皮炎。联苯胺引起高铁血红蛋白症的作用较弱。

联苯胺致职业性膀胱癌的病理特点是具有明显的多发性。职业性膀胱癌发生部位以侧壁、后壁多见，多发部位（2 个或 2 个以上）高于普通人群的膀胱癌患者，但发生部位和病理改变无明显区别，以移行上皮细胞癌多见。

【诊断】

诊断依据《职业性肿瘤的诊断》（GBZ 94—2017）进行。

一、诊断原则

有明确的致癌物长期职业接触史，出现原发性肿瘤病变，结合实验室检测指标和现场职业卫生学调查资料，经综合分析，原发性肿瘤的发生符合工作场所致癌物的累积接触年限要求，肿瘤的发生部位与所接触致癌物的特定靶器官一致并符合职业性肿瘤发生、发展的潜隐期要求，方可诊断。

二、诊断

联苯胺所致膀胱癌诊断时，应同时满足以下三个条件：①原发性膀胱癌诊断明确；②有明确的联苯胺职业接触史，累计接触年限1年以上(含1年)；③潜隐期10年以上(含10年)。

【治疗及预防】

对症治疗膀胱炎、接触性皮炎，肿瘤治疗按膀胱癌的治疗方案进行。

对联苯胺接触史明确的人群进行医学监测(尿脱落细胞检查)可以早期发现、早期诊断，以提高生活质量和改善预后。

做好上岗前体检和定期职业检查。职业禁忌证：尿脱落细胞检查巴氏分级国际标准Ⅳ级以上。

肼

【理化性质】

肼又称联氨，分子式 N_2H_4，分子量32.05，为无色油状液体，呈弱碱性，具有氨样气味。肼能溶于水、乙醇，与水结合的物质称为水合肼，能与高锰酸钾、次氯酸钙等氧化性物质发生强烈反应，故常用此类反应处理肼的废液；与液氧、浓硫酸、固体高锰酸钾、四氧化二氮等接触瞬时自燃。肼容易被某些金属(如铁、铜、钼等)及其合金和氧化物催化剂分解，放出大量热，航天工业中常将无水肼作为单组元推进剂。

【职业接触】

肼主要用作火箭、卫星等的燃料。在偏二甲基肼的生产、槽车运输、取样化验、火箭加注及发射试验或回卸过程中，肼类燃料可能溢出，或在检修设备及处理液体推进剂废料时，作业人员和现场人员均可接触。

【毒代动力学】

肼可经皮肤、呼吸道或消化道吸收进入人体。由于肼的沸点较高，蒸气压低，在常温下较不易挥发，因此，吸入肼的急性中毒危险系数低于偏二甲基肼和甲基肼；而肼经皮肤吸收更完全，所以肼污染皮肤导致中毒的危险性要大于偏二甲基肼。

【临床表现】

一、急性中毒

吸入肼气体经过数小时潜伏期后，出现头痛、头晕、乏力、恶心、呕吐及眼和上呼吸道黏膜刺激症状，严重者引起肺水肿，有的可发生肝功能异常和贫血。

（一）神经系统

患者早期表现为中枢神经系统兴奋，呼吸困难，躁动不安，肌张力增加，可引起震颤。大剂量接触可引起强直性阵挛，呕吐白沫、角弓反张、神志不清、大小便失禁。患者尚可有运动障碍、共济失调、麻木等症状，严重者可出现呼吸停止，甚至死亡。肼中毒后期以中枢神经系统抑制的症状较为突出，可表现为呼吸减慢、表情淡漠及嗜睡等。

（二）消化系统

误服者可出现恶心、呕吐、食欲不振、肝区疼痛等症状，之后出现暂时性的中枢神经抑制、心律失常以及中枢神经系统症状，如嗜睡、运动障碍、共济失调、麻木等。

（三）其他

液态肼污染皮肤，局部可出现化学性灼伤、红斑、水疱、坏死、溃疡等临床表现。溅入眼内可引起结膜炎、角膜炎、虹膜睫状体炎，严重时形成角膜溃疡、角膜穿孔而导致失明。

二、慢性中毒

长期接触肼可出现神经衰弱症状，表现为注意力不集中、记忆力减退、烦躁易怒等；消化系统症状在三肼中毒中更为明显，表现为食欲减退、恶心、呕吐、腹胀、腹泻或便秘、肝区不适、肝功能异常等；可出现不同程度的溶血性贫血，但不如甲基肼明显。

【诊断及鉴别诊断】

诊断可参考《职业性急性偏二甲基肼中毒诊断标准》(GBZ 86—2002)和《职业性中毒性肝病诊断标准》(GBZ 59—2024)进行。

偏二甲基肼

【理化特性】

偏二甲基肼是易挥发、易燃，具有强烈鱼腥臭味的无色透明液体。偏二甲基肼吸湿性较强，在大气中能与水蒸气结合而冒白烟，易吸附于各种物体的表面。沸点较低，易挥发，经呼吸道吸入而中毒。

【职业接触】

偏二甲基肼主要用作火箭、卫星等的燃料。在偏二甲基肼的生产、槽车运输、取样化验、火箭加注及发射试验或回卸过程中，肼类燃料可能溢出，或在检修设备及处理液体推进剂废料时，作业人员和现场人员均可接触肼类燃料。

【毒代动力学】

偏二甲基肼与维生素 B_6（吡哆醇）及同类物吡哆醛和 5-磷酸吡哆醛结合形成腙，消耗了体内的维生素 B_6 及其衍生物，抑制了吡哆醛激酶活性，导致 5-磷酸吡哆醛含量下降，进一步影响了谷氨酸脱羧酶及 γ-氨基丁酸转氨酶等维生素 B_6 系统的辅酶活性，导致脑内 γ-氨基丁酸含量下降，使中枢神经系统处于兴奋状态，导致痉挛。

【临床表现】

暴露于肼类燃料蒸气环境中，可闻到强烈的氨样或鱼腥样臭味，出现眼和上呼吸道刺激症状及皮肤暴露部位的刺痒感。液滴污染皮肤和溅入眼睛时，皮肤有烧灼感，眼有刺痛、流泪及眼睑痉挛等。

偏二甲基肼通过呼吸道或皮肤吸收进入体内可引起全身中毒症状，主要为中枢神经系统和肝损害的表现。早期有头晕、头痛、言语不清、乏力等，继而出现兴奋、烦躁不安、肢体阵挛性痉挛；严重者出现全身阵发性强直性痉挛、癫痫样大发作、昏迷、四肢腱反射亢进、巴氏征阳性。

此外，患者可有消化系统症状，如恶心、呕吐、食欲不振、腹痛、肝区疼痛、轻度肝功能异常等。

【诊断与鉴别诊断】

诊断依据《职业性急性偏二甲基肼中毒诊断标准》（GBZ 86—2002）进行。

一、诊断原则

根据短时间内吸入或皮肤接触较大量偏二甲基肼的职业史，结合中枢神经系统损害及肝脏损害的临床表现，参考现场劳动卫生学调查资料，综合分析，并排除其他病因所致类似疾病后，方可诊断。

二、接触反应

具有下列情况之一者，可诊断为接触反应：①接触偏二甲基肼后出现一过性的眼与上呼吸道的刺激症状，随后出现头晕、头痛、乏力、恶心等症状，神经系统检查无阳性发现;②皮肤污染后可有烧灼感、局部红肿等表现。

三、诊断分级

(一)轻度中毒

有明显的头晕、头痛、乏力、失眠、恶心、呕吐、食欲不振等症状,并有下列情况之一者,可诊断为轻度中毒:①兴奋、烦躁不安、肢体抽搐;②符合急性轻度中毒性肝病。

(二)重度中毒

全身阵发性强直性痉挛。

四、鉴别诊断

急性中毒表现以中枢神经系统兴奋、肢体痉挛,恶心、呕吐等症状为特征,急性中毒可引起典型的强直性阵发性痉挛,应与癫痫发作和病毒性肝炎相鉴别。

【治疗】

一、现场急救

应迅速将中毒者移离现场,并移到空气新鲜处,脱去污染的衣物。体表污染液态偏二甲基肼时,立即用清水冲洗干净,皮肤小面积污染者可用2.5%碘酒擦洗至碘酒不褪色。若眼接触高浓度的肼类蒸气或溅入液滴,应立即用大量清水、生理盐水或3%硼酸溶液冲洗结膜囊15分钟以上。

二、特效解毒剂

维生素B_6是急性偏二甲基肼中毒的特效解毒药。根据病情轻重给予维生素B_6 1～5 g/次,静脉注射,病情严重,痉挛不止者,可重复静脉注射1～2 g,后改为静脉点滴,直至痉挛停止,每日总量不宜超过10 g,然后根据病情控制情况,逐渐减量。

三、对症支持治疗

阵发性痉挛患者在用维生素B_6治疗的同时,给予巴比妥、安定等止痉药物效果更好。

第十节　三氯乙烯

【理化性质】

三氯乙烯为无色液体,常温下容易挥发,有氯仿样的微甜气味。分子量131.4。三氯乙烯难溶于水,易溶于各种有机溶剂,溶于多种固定油和挥发油,潮湿环境中遇光生成盐酸，高浓度蒸气在高温下可燃烧，当温度高于400 ℃时，可分解生成光气、氯化氢和一氧化碳。

【职业接触】

职业接触常见于用三氯乙烯作为去污剂及溶剂的作业，如金属表面去油污、干洗衣物、植物和矿物油的提取、制备药物，以及溶解油脂、橡胶、树脂、生物碱、蜡等。三氯乙烯也用于有机合成，在五氯乙烷和聚氯乙烯生产中分别作为中间体和链终止剂。

【毒代动力学】

三氯乙烯主要经呼吸道进入机体，也可经消化道和皮肤吸收。职业接触的主要途径是吸入三氯乙烯蒸气和皮肤沾染液态三氯乙烯。三氯乙烯的吸收和排出随其脂溶度、水溶度、空气中浓度和机体通气量等因素而定。其被吸收后迅速分布到机体各组织内，主要在脂肪组织内蓄积，含量最高，其次为肝、肾、脑、肌肉、肺等。三氯乙烯可通过血脑屏障和胎盘屏障，在接触后的数分钟，胎儿血即可检出三氯乙烯。进入体内的三氯乙烯主要在肝脏代谢，10%～20%未经代谢的三氯乙烯经肺排出，绝大部分在代谢后随尿排出，其他途径(粪便、汗液和唾液)排出的三氯乙烯不足总量的10%。三氯乙烯的两种代谢产物三氯乙醇和三氯乙酸占三氯乙烯吸收量的80%～90%。

【中毒机制】

三氯乙烯为脂溶性毒物，对中枢神经系统有强烈的抑制作用，其麻醉作用稍次于氯仿，亦可累及心、肝、肾等实质性脏器。国际癌症研究机构认为三氯乙烯对人体可能有致癌作用。目前，其毒性作用主要与其活性代谢产物有关，中间代谢产物水合氯醛及其生物转化后形成的三氯乙烯可对中枢神经系统产生抑制作用。水合氯醛尚可引起心律失常和肝脏损害。此外，尚不能排除三氯乙烯氧化物对肝脏的毒性作用。在接触极高浓度三氯乙烯或长期持续接触三氯乙烯后，三氯乙烯代谢成三氯乙酸和三氯乙醇的途径可被饱和，导致另一代谢途径产生的二氯乙酸浓度相应增高。二氯乙酸可导致周围神经损害。二氯乙酸和三氯乙酸还可引起心律失常。某些患者在接触三氯乙烯2～5周后尚有发热、皮疹等表现，许多学者认为这可能属于T淋巴细胞介导的Ⅳ型迟发性病态反应，为职业性免疫损害。

【临床表现】

一、急性中毒

职业性急性三氯乙烯中毒是指工作中接触高浓度三氯乙烯蒸气或液体所引起的以神经系统改变为主的全身性疾病，除神经系统受损外，亦可累及心、肝、肾等脏器。潜伏期一般为数十分钟至数小时。

（一）神经系统损害

神经系统损害主要表现为神经系统的抑制。轻度中毒者有眩晕、头痛、恶心、倦怠、易激动、嗜睡、意识模糊、步态不稳等神经系统损害症状；重度中毒者出现意识不清、幻觉、谵妄、抽搐、昏迷、呼吸抑制以及延髓麻痹而死亡。接触极高浓度三氯乙烯的情况下，患者可迅速昏迷而无任何前驱症状。个别易感患者在接触近麻醉水平浓度时，可出现心律失常，表现为心房异位节律、室性期前收缩、窦性心动过速和传导阻滞等症状。

（二）肝、肾损害

少数重度患者可有肝大、肝功能异常、蛋白尿、肾功能异常，甚至急性肾功能衰竭。

（三）黏膜刺激

接触较高浓度三氯乙烯可出现眼和呼吸道刺激症状。液体三氯乙烯溅入眼内，可引起疼痛和不适，甚至角膜表层损伤。

（四）消化系统

口服中毒者发病较急，口腔和咽部有烧灼感，恶心、呕吐、腹痛、腹泻等胃肠道症状较明显，肝、肾损害较吸入中毒者多见。成人口服致死量为3～5 mL/kg。

二、皮肤吸收中毒(药疹样皮炎)

皮肤吸收中毒主要见于用本品清洗物品的工人。起病多呈亚急性，除头痛、头晕、乏力、恶心、食欲缺乏等症状外，接触3～4周皮肤可出现发热、红斑、丘疹、水疱等症状，皮损一般先出现在双上肢，经数天后向躯干和双下肢蔓延，少数甚至发展为全身大疱性表皮坏死松解症，并常伴较严重肝肾损害。同工种、同样工作环境下仅个别人发病，发病与接触浓度间不存在剂量-反应关系，接触低浓度三氯乙烯亦可发病。

三、慢性影响

长期接触三氯乙烯可出现头痛、头晕、乏力、食欲不振、虚弱、记忆力减退、睡眠障碍、情绪不稳定、判断力下降和共济失调等症状。个别文献报道，长期接触三氯乙烯可引起多发性周围神经病。

【诊断与鉴别诊断】

一、急性中毒诊断

诊断依据《职业性急性三氯乙烯中毒诊断标准》(GBZ 38—2006)进行。

(一)诊断原则

根据短期内接触较大量的三氯乙烯职业史,出现以神经系统损害为主并可有肝、肾及心脏损害的临床表现,结合职业卫生学调查,参考尿三氯乙酸含量的测定,综合分析,并排除其他病因所致类似疾病后,方可诊断。

(二)接触反应

短期内接触较高浓度三氯乙烯后出现头昏、头痛、乏力、颜面潮红、眼及上呼吸道刺激症状等表现,一般在脱离接触后24小时内可恢复正常。

(三)诊断分级

1.轻度中毒　除接触反应症状加重外,可有心悸、胸闷、恶心、呕吐、食欲减退等症状,并有下列表现之一者,可诊断为轻度中毒:①轻度意识障碍;②三叉神经损害;③急性轻度中毒性肝病或中毒性肾病。

2.中度中毒　短期接触较大量三氯乙烯后,具备下列表现之一者,可诊断为中度中毒:①中度意识障碍;②有两对以上脑神经损害;③急性中度中毒性肝病或中毒性肾病。

3.重度中毒　短期接触较大量三氯乙烯后,具备下列表现之一者,可诊断为重度中毒:①重度意识障碍;②急性重度中毒性肝病或中毒性肾病;③心源性猝死。

二、职业性三氯乙烯药疹样皮炎诊断

依据《职业性三氯乙烯药疹样皮炎诊断标准》(GBZ 185—2024)进行皮肤损害的诊断。

(一)诊断原则

根据接触三氯乙烯的职业史,出现皮肤、黏膜急性炎症性反应,常伴有发热、肝脏损害、浅表淋巴结肿大及压痛等表现,参考职业卫生调查资料,必要时结合特异性变应原斑贴试验结果,综合分析,排除其他原因所致的类似疾病后,方可诊断。

(二)诊断

(1)有明确的三氯乙烯职业病危害接触史。

(2)初次接触当天不发病,一般需经过5～60天或更长的致敏阶段即潜伏期才发病,但常不超过80天;一旦致敏,如再接触,常在24小时内发病。

(3)皮肤损害表现为急性皮炎,多呈剥脱性皮炎,部分为多形红斑、重症多形红斑或大疱性表皮坏死松解症;常伴有发热、肝脏损害、浅表淋巴结肿大及压痛等表现。

三、鉴别诊断

急性三氯乙烯中毒应与其他有机溶剂中毒相鉴别。对有肝脏损害的患者，应排除病毒性肝炎；皮肤损害需与药物过敏、发疹性传染病等相鉴别。工人长期接触出现持久的神经精神症状时，应排除心理、生理疾病及同时接触其他神经毒物(如二硫化碳、正己烷、汽油等)等的影响。

【治疗】

(1)吸入中毒者应迅速脱离现场，去除污染衣物，用肥皂水和大量清水冲洗污染的皮肤，眼部接触者可用流水冲洗 15 分钟后，再行眼科专业处理。保暖、静卧、避免剧烈体力活动、吸氧、保持呼吸道通畅和对症处理。

(2)口服中毒者立即催吐，可口服或从胃管注入活性炭或医用液态石蜡，以减少三氯乙烯吸收，然后洗胃和用盐类清泻药导泻。

(3)积极防治脑水肿和注意保护肝肾功能，忌用肾上腺素及其他拟肾上腺素药物，避免使用含乙醇的药物，如氢化可的松注射剂等，因乙醇可增强三氯乙烯的毒性作用。

第十一节　氯丁二烯

【理化性质】

氯丁二烯为无色、有刺鼻气味的易挥发液体。分子量 88.54，难溶于水，易溶于醇类、乙醚等有机溶剂。氯丁二烯接触开放性火焰、火花或热的金属表面，可分解为光气和其他氯化物。在光和催化剂作用下，氯丁二烯易聚合。

【职业接触】

氯丁二烯主要用于生产氯丁橡胶和单体，由于氯丁橡胶具有耐酸碱、耐油、耐磨、耐高温等优点，因此广泛用于工农业生产和国防工业。在氯丁二烯聚合、断链、凝聚、干燥、压胶以及各种含有氯丁二烯单体的氯丁橡胶、胶乳、黏合剂等生产、加工和分析检验过程中，短期内吸入大量的氯丁二烯挥发性气体和皮肤接触大量的氯丁二烯均可引起急性中毒。长期过量的接触可引起慢性中毒。

【毒代动力学】

氯丁二烯可经呼吸道、消化道和皮肤吸收，在肝脏转化为环氧化物，并经谷胱甘肽结合、分子重排、酶或非酶分解而解毒，最终以结合形式从尿中排出。在环氧化之前，氯丁二烯还可能部分发生过氧化作用，部分氯丁二烯的环氧化物有可能先转化为醛，然后才与谷胱甘肽结合。因此，在氯丁二烯中毒时，体内还原型谷胱甘肽的量明显减少。氯丁二烯直接与组织和血中巯基结合，使巯基减少，这是导致氯丁二烯中毒的主要原因。

氯丁二烯进入体内后，主要分布于富含脂肪及脂质的组织中。氯丁二烯在体内的代谢转化首先是在酶的作用下，发生环氧化，环氧化物的寿命极短，除一部分直接与体内组织成分起反应外，其余可分为三条途径继续转化：①非酶重排列形成醛类；②与谷胱甘肽结合形成硫醚氨酸而排出；③经环氧化物水化酶催化而转化成酸类，然后与硫酸或葡萄糖醛酸结合而排出。

【中毒机制】

氯丁二烯属于中等毒性，进入人体后，仅有少量从呼吸道和尿中直接排出，一部分在体内与血液和组织中的巯基和谷胱甘肽起作用，将氯脱去而生成氯化氢；另一部分在体内，特别是在肝脏多功能酶系统参与下转化为环氧化物；剩余部分重新排列，保留氯原子，比环氧化物毒性更强。

高浓度氯丁二烯蒸气对黏膜有刺激作用，大量吸入有麻醉作用，迅速导致中枢神经抑制，而使患者陷入昏迷状态，这是对中枢神经系统损害的主要机制。氯丁二烯所致急性肝损害与脂质过氧化作用有关。过氧化物、环氧化物以及醛类代谢产物都可对生物大分子产生氧化作用，从而损伤细胞和组织。光镜及电镜下可见氯丁二烯主要损害内质网、线粒体而影响糖、脂肪和蛋白质的合成及能量供应。氯丁二烯进入体内后与还原型谷胱甘肽结合，使体内还原型谷胱甘肽含量下降，红细胞内谷胱甘肽减少，引起溶血。

另外，氯丁二烯进入体内所形成的二聚氯丁二烯的环状化合物及一些短链低聚物，其不饱和键可与巯基结合，使毛发成分之一的半胱氨酸随之耗竭，导致毛发脱落，但毛囊并无损伤。

【临床表现】

一、急性中毒

短期吸入大量氯丁二烯气雾或皮肤接触大量的氯丁二烯后，常在数分钟至数十分钟内出现头晕、头痛、乏力、恶心、呕吐、四肢麻木、步态不稳，或短暂的意识障碍、胸闷、胸痛、呼吸困难等中枢神经系统和呼吸系统受损症状。

(一)中枢神经系统损害

中枢神经系统损害是以急性中毒性脑病为主,吸入高浓度氯丁二烯可具有麻醉作用,临床表现为意识障碍及共济失调。大多数患者在吸入高浓度蒸气后10分钟内出现症状,甚至接触不到1分钟立即发生昏厥。临床症状有头晕、头痛、无力、恶心、呕吐、四肢麻木、四肢厥冷等,重症病例表现为烦躁不安、昏迷、抽搐。

(二)呼吸系统损害

呼吸系统损害的主要表现有急性支气管炎、急性支气管肺炎、肺水肿等。眼、鼻、喉呼吸道刺激症状往往是早期症状,临床表现为流泪、流涎、咳嗽、咳痰、胸闷、胸痛等,严重时双肺可闻及干、湿性啰音,甚至呼吸抑制、窒息。

(三)其他损害

肝脏大小及肝功能在中毒的当时一般无改变,外周血检查多有白细胞总数升高。急性中毒后,部分患者遗留类神经症的症状。皮肤接触氯丁二烯可引起皮肤灼伤,溅入眼内可致角膜灼伤、瞳孔括约肌麻痹。

二、慢性中毒

无论经呼吸道或皮肤接触吸收,长期过量接触氯丁二烯可引起慢性中毒,主要表现为神经系统及肝损害,皮肤附属器官损害是氯丁二烯及其低聚物毒作用的特殊表现。

(一)神经系统损害

患者有头晕、头痛、倦怠乏力、易激动、记忆力减退、失眠、嗜睡等神经衰弱综合征表现。另外,还可以有自主神经功能紊乱及记忆力下降。

(二)肝损害

中毒性肝病是氯丁二烯慢性中毒的主要临床表现,主要有食欲不振、胃灼热感、肝区疼痛、腹胀、腹泻等症状,早期体征有肝大、肝功能异常等,晚期可发生肝硬化。

氯丁二烯中毒性肝病与其他慢性肝病的临床表现不完全相同。首先,氯丁二烯中毒性肝病发病早期消化道症状及肝功能异常不明显,但常伴有神经衰弱综合征及不同程度脱发及指甲变色等特点;而其他肝病发病早期消化道症状及肝功能异常较明显。其次,血清蛋白电泳检测结果不一致,氯丁二烯中毒患者的血清白蛋白比例升高,β球蛋白降低,α球蛋白和γ球蛋白无显著改变;其他肝病则相反,其血清白蛋白比例下降,β球蛋白变化不显著,白球比例降低或倒置,γ球蛋白比值增高。

(三)皮肤附属器官损害

皮肤附属器官损害最突出的表现是脱发、胡须生长缓慢和指甲变色。另外,有接触性皮炎、结膜炎、角膜周边性坏死、血糖降低、尿路刺激症状、性功能下降、精子形成减少等,脱发和指(趾)甲变色并不一定相伴发生。

氯丁二烯中毒所致脱发的特点是不损害毛囊,能重新生长,但不是所有患者均有脱发。脱发前先有颅顶头皮发痒,脱发部位先从颅顶及枕部开始,脱发时间不一致,通常1周左右或20天或更长时间。某些患者可伴有眉毛、腋毛、阴毛同时脱落,脱离接触1个月左右可逐渐恢复。指(趾)甲变色先从指(趾)甲根部起变为紫褐色。脱离接触后,随指(趾)甲生长,紫褐色向远端推进,甲根部出现正常健康的颜色,脱离接触3周后紫褐色变淡。

【实验室检查】

血清蛋白电泳β球蛋白比值降低属于氯丁二烯中毒性肝病的特征之一。β球蛋白比值自身前后对比降低20%以上为中毒诊断界限值。对比方法有接触氯丁二烯作业前后β球蛋白比值自身对比;脱离接触氯丁二烯作业治疗1～2个月后,β球蛋白比值自身对比。脱离氯丁二烯接触后,β球蛋白比值可恢复正常,重新接触又迅速下降。其余肝功能生化指标参考《职业性中毒性肝病诊断标准》(GBZ 59—2024)。

【诊断及鉴别诊断】

诊断依据《职业性氯丁二烯中毒的诊断》(GBZ 32—2015)进行。

一、诊断原则

(一)急性中毒

根据短期内接触较高浓度氯丁二烯的职业史,出现以中枢神经系统和(或)呼吸系统急性损害为主的临床表现,结合实验室检查结果及工作场所职业卫生学调查资料,综合分析,排除其他原因所致类似疾病后,方可诊断。

(二)慢性中毒

具有1年以上(含1年)密切接触氯丁二烯的职业史,出现以肝脏、神经系统损害为主的临床表现,结合实验室检查结果及工作场所职业卫生学资料,进行综合分析,排除其他原因所致类似疾病后,方可诊断。

二、接触反应

短期内接触较高浓度氯丁二烯后,出现头昏、头痛,或流泪、咽干痛、咳嗽、胸闷、气急、恶心等症状,无阳性体征,胸部X线无异常,并于脱离接触72小时内症状明显减轻或消失。

三、诊断分级

(一)急性中毒

1.轻度中毒　短期内接触较高浓度氯丁二烯后，出现头晕、头痛、乏力、恶心、呕吐、胸闷、气急等症状，以及眼结膜充血、咽部充血等体征，并具备下列表现之一者，可诊断为轻度中毒：①急性轻度中毒性脑病，如轻度意识障碍、步态蹒跚[见《职业性急性化学物中毒性神经系统疾病诊断标准》(GBZ 76—2024)]；②急性气管支气管炎[见《职业性急性化学物中毒性呼吸系统疾病》(GBZ 73—2009)]。

2.中度中毒　出现下列表现之一者，可诊断为中度中毒：①急性中度中毒性脑病，如中度意识障碍、共济失调等表现[见《职业性急性化学物中毒性神经系统疾病诊断标准》(GBZ 76—2024)]；②急性支气管肺炎或间质性肺水肿[见《职业性急性化学物中毒性呼吸系统疾病诊断标准》(GBZ 73—2009)]。

3.重度中毒　出现下列表现之一者，可诊断为重度中毒：①急性重度中毒性脑病，如重度意识障碍[见《职业性急性化学物中毒性神经系统疾病诊断标准》(GBZ 76—2024)]；②肺泡性肺水肿[见《职业性急性化学物中毒性呼吸系统疾病诊断标准》(GBZ 73—2009)]。

(二)慢性中毒

1.轻度中毒　具有1年以上(含1年)氯丁二烯职业接触史，出现头晕、头痛、倦怠、乏力、失眠、易激动、记忆力减退等临床症状，并具备下列表现之一者，可诊断为轻度中毒：①中度至重度脱发和神经衰弱综合征；②慢性轻度中毒性肝病[见《职业性中毒性肝病诊断标准》(GBZ 59—2010)]，可伴有血清蛋白电泳β球蛋白比值自身前后对比降低20%以上。

2.中度中毒　出现慢性中度中毒性肝病[见《职业性中毒性肝病诊断标准》(GBZ 59—2010)]。

3.重度中毒　出现慢性重度中毒性肝病[见《职业性中毒性肝病诊断标准》(GBZ 59—2010)]。

四、鉴别诊断

(1)急性中毒中枢神经系统损害需与有机溶剂中毒、卤代烃中毒、镇静安眠药中毒相鉴别，呼吸系统症状需要与刺激性气体中毒所致的化学性支气管炎、支气管肺炎、肺水肿等相鉴别。

(2)慢性中毒所致肝病应与病毒性肝病、药物性肝病及其他工业毒物所致肝损害相鉴别，脱发应注意与铊中毒相鉴别。

【治疗】

氯丁二烯中毒无特效解毒药，以对症支持治疗为主。

急性中毒：立即脱离现场，保持安静、吸氧。更换衣服，用清水清洗污染皮肤，眼部污染用生理盐水或1%～2%碳酸氢钠溶液冲洗。急性期卧床休息，并给予支持、对症治疗。

慢性中毒：适当休息，加强营养，对症治疗。可采用大剂量维生素C、还原型谷胱甘肽治疗。

第十二节 氯乙烯

【理化性质】

氯乙烯又名乙烯基氯，为略带芳香气味的无色气体，加压时可呈液体状。分子量62.5。易燃、易爆，微溶于水，溶于乙醇、乙醚、四氯化碳、苯等。氯乙烯遇热、明火、氧化剂易燃烧、爆炸，其热分解产物有氯化氢、光气、一氧化碳等。氯乙烯遇光或催化剂会发生聚合并放热。氯乙烯与空气混合时，爆炸极限为3.6%～33%。

【职业接触】

氯乙烯为生产聚氯乙烯的单体，也可与乙酸乙烯或丙烯腈制成共聚物，用作绝缘材料、黏合剂、涂料、仿制合成纤维等；还可作为化学中间体或溶剂。氯乙烯在合成过程中，在转化器、分馏塔、压缩机等处，以及进入反应釜内清洗或抢修设备时，有大量接触的机会。

【毒代动力学】

氯乙烯属低毒类，主要经呼吸道吸收，液体可经皮肤吸收。氯乙烯吸入后大部分由呼吸道以原形排出，少部分可分布于皮肤、肝脏和肾脏等器官中。氯乙烯在体内的代谢与浓度有关。氯乙烯低浓度吸入后主要经醇脱氢酶途径在肝脏代谢，先水解成2-氯乙醇，再形成氯乙醛和氯乙酸；高浓度吸入后则可在醇脱氢酶主要代谢途径达到饱和后，经肝微粒体混合功能氧化酶等代谢酶代谢活化，转化为活性中间代谢产物。

经呼吸道吸收的氯乙烯在终止接触10分钟后，约82%以原形从呼吸道排出，少部分经代谢后，其代谢产物经尿液排出。尿中代谢物是硫化二乙醇酸、S-半胱氨酸、N-乙酰-S-

半胱氨酸。尿中硫化二乙醇酸可作为氯乙烯的生物接触指标。

【中毒机制】

短期内吸入较高浓度氯乙烯后，对中枢神经系统具有麻醉作用，其代谢产物氧化氯乙烯和氯乙醛等为多功能烷化剂，可与肝细胞内蛋白质、DNA 及外周血淋巴细胞 DNA 等生物大分子形成加合物，引发肝细胞核及外周血淋巴细胞 DNA 发生损伤，从而导致肝细胞肿大、变性、坏死，直至增生、纤维化。外周血中大量受损伤的淋巴细胞堆积在脾窦内，随后在脾脏内破坏消除，脾功能代偿性增强而导致脾大。

【临床表现】

一、急性中毒

急性中毒多发生在聚合釜清洗、设备检修及意外事故等大量吸入氯乙烯的过程中。患者很快出现头昏、头痛、眩晕、乏力、恶心、呕吐、胸闷、步态蹒跚等症状，如及时脱离现场，吸入新鲜空气即可恢复。严重者出现不同程度意识障碍，甚至深昏迷或死亡。少数患者发病后数日出现肝肿大、肝区疼痛、肝功能异常。皮肤接触可出现局部麻木、红斑、水肿、水疱，甚至坏死。眼睛接触后可出现畏光、流泪、充血、疼痛等刺激症状。

二、慢性中毒

长期接触氯乙烯对人体多个系统有不同程度的影响，以肝和(或)脾损害、肢端溶骨症及肝血管肉瘤等临床表现为主。

(1)神经系统：可有头晕、头痛、睡眠障碍、记忆力减退及烦躁；清釜工可有瘙痒感、烧灼感、手足发凉等多发性神经炎的表现，有时有手指、舌或眼球震颤。肌电图及神经传导测定可以发现异常。

(2)消化系统：食欲不振、恶心、腹胀、便秘或腹泻、肝功能异常。

(3)皮肤病变：可出现皮肤干燥、皲裂、丘疹、粉刺或手掌角化、指(趾)甲变薄、脱发、湿疹样皮炎或过敏性皮炎。

(4)血管病变：接触氯乙烯的工人有指端动脉痉挛，呈现雷诺现象。指端动脉痉挛往往是肢端溶骨症的最早表现，也可两者并存。

(5)造血系统：可有贫血倾向，且有轻微的溶血倾向，白细胞变化不大，但有嗜酸性粒细胞增高的趋势。

(6)呼吸系统：主要表现为上呼吸道刺激症状，有咽喉及鼻黏膜充血、鼻黏膜苍白等。长期接触也可引起尘肺样改变，肺功能下降并出现相应的 X 线表现。

(7)内分泌系统：少数患者可有暂时性内分泌失调，女性还可能出现流产率、胎儿畸形率增高等。

(8)肢端溶骨症：末节指骨溶解变化，仅见于聚氯乙烯合成的清釜工，发病工龄最短者约1年，最初症状为雷诺现象，1年后，X线检查可见一指或多指末节指骨粗隆边缘线缺损，典型者有半月状缺失，并有指端压痛等。

(9)肿瘤：氯乙烯的肝毒性已被普遍认同，也已被国际癌症研究机构正式列为致癌物。

【诊断及鉴别诊断】

诊断依据《职业性氯乙烯中毒的诊断》(GBZ 90—2017)进行。

一、诊断原则

(一)急性中毒

根据短时间内吸入高浓度氯乙烯气体的职业史，出现以中枢神经系统损害为主的临床表现，可伴有肝脏及其他器官系统损害，结合实验室检查结果及工作场所职业卫生学调查，综合分析，排除其他原因所致类似疾病后，方可诊断。

(二)慢性中毒

根据长期接触氯乙烯气体的职业史，出现以肝脏和(或)脾脏损害、雷诺现象及肢端溶骨症等为主的临床表现，结合实验室检查结果及工作场所职业卫生学调查，综合分析，排除其他原因所致类似疾病后，方可诊断。

二、接触反应

短时间内吸入高浓度氯乙烯气体后出现头晕、头痛、恶心、胸闷、乏力等症状，无意识障碍，并在脱离接触后24～48小时内症状减轻或消失。

三、诊断分级

(一)急性中毒

1.轻度中毒　短时间内接触高浓度氯乙烯气体后出现头晕、头痛、恶心、呕吐、胸闷、步态蹒跚、嗜睡、蒙眬等症状，符合轻度意识障碍[见《职业性急性化学物中毒性神经系统疾病诊断标准》(GBZ 76—2024)]。

2.中度中毒　在轻度中毒基础上，具有下列情况之一者，可诊断为中度中毒：①中度意识障碍[见《职业性急性化学物中毒性神经系统疾病诊断标准》(GBZ 76—2024)]；②轻度意识障碍，并伴有急性轻度或中度中毒性肝病[见《职业性中毒性肝病诊断标准》(GBZ 59—2010)]。

3.重度中毒　在中度中毒基础上，具有下列情况之一者，可诊断为重度中毒：①重度意识障碍[见《职业性急性化学物中毒性神经系统疾病诊断标准》(GBZ 76—2024)]；②以中度意识障碍为主的多器官(系统)损害。

(二)慢性中毒

1.轻度中毒　职业接触氯乙烯气体3个月以上,出现头晕、头痛、乏力、失眠、多梦、记忆力减退、易怒、多汗等类神经症表现,具有下列情况之一者,可诊断为轻度中毒:①雷诺现象,可伴有硬皮样改变;②肝功能生物化学试验检测指标两项异常,病程在3个月以上;③影像学检查证实肝脏肿大伴肝功能生物化学试验检测指标一项异常,病程在3个月以上。

2.中度中毒　在轻度中毒基础上,具有下列情况之一者,可诊断为中度中毒:①肢端溶骨症;②肝硬化代偿期;③影像学检查证实脾脏肿大。

3.重度中毒　肝硬化失代偿期。

四、鉴别诊断

急性氯乙烯中毒根据接触史及临床表现诊断并不困难,可与其他肝脏占位性病变(如肝囊肿、肝血管瘤、肝细胞癌等)相鉴别。

【处理原则】

(1)急性氯乙烯中毒:急性中毒无特效解毒药,以对症支持治疗为主。吸入中毒者应迅速脱离现场,移至新鲜空气处,脱去被污染的衣物,保持呼吸道通畅,吸氧,保暖。忌用肾上腺素。

(2)眼及皮肤污染时,应尽快用大量清水充分冲洗。

(3)慢性中毒者以对症治疗为主。

第十三节　氯丙烯

【理化性质】

氯丙烯又称烯丙基氯,在常态下为无色透明、有辛辣味和易燃的液体,分子量76.53。氯丙烯在常温下易挥发,可溶于各种有机溶剂,难溶于水,可经呼吸道、皮肤和消化道吸收。

【职业接触】

氯丙烯为化工原料,主要用于生产环氧氯丙烷、环氧树脂或甘油,或用以合成丙烯磺酸钠，作为聚丙烯腈纤维的原料之一。在工业生产或应用氯丙烯的过程中，如密闭不严，操作工或检修人员易有接触机会。长期接触可导致慢性中毒。

【毒代动力学】

本品可经呼吸道、消化道及皮肤吸收。氯丙烯在大鼠体内主要代谢为丙巯基尿酸，由尿中排出，约占摄入量的 30%；尿中另一代谢物为羟丙巯基尿酸仅为微量（小于 3%）。部分氯丙烯在体内尚可转化为环氧氯丙烷，故尿中还可测出微量的环氧氯丙烷的两种代谢产物即 α-氯乙醇及氯羟丙巯基尿酸。

本品高浓度下对眼及呼吸道黏膜有刺激作用，急性毒作用可致动物肺部明显充血和水肿，光镜下见肝窦扩张及空泡变性，肾集合小管上皮脂肪变性及肿胀。慢性毒作用主要损害周围神经系统。研究发现，氯丙烯可与轴索内神经细丝蛋白发生不可逆的共价结合，引起蛋白质交联，改变轴索的骨架蛋白。此外，氯丙烯可导致神经细胞内钙稳态失调，并能明显降低组织中的非蛋白巯基。

【临床表现】

一、急性接触

急性高浓度的氯丙烯接触对皮肤黏膜有刺激作用，当浓度达到 156～313 mg/m^3 时，或氯丙烯溅入眼内时，眼部可出现流泪、疼痛等刺激症状；浓度达到 783 mg/m^3 时，接触者有咽干、鼻呛、胸闷等症状；一般脱离后，症状即可迅速消失，尚未见到症状更为严重的急性中毒病例。

二、慢性接触

在生产环氧氯丙烷和丙烯磺酸的车间，长期接触原料氯丙烯的工人中，出现以多发性神经病为主的临床表现，不伴有肝肾或其他脏器异常。

三、实验室检查

神经肌电图可发现神经源性损害，并提示轴索病。肌肉静止时，肌电图常出现正锐波、纤颤波等自发性失神经电位，小力收缩时运动单位时限延长、多相电位增多，大力收缩呈混合相或单纯相，周围神经传导速度轻度减慢，远端运动潜伏期延长。血常规、尿常规、肝肾功能、心电图等检查一般在正常范围内。

【诊断及鉴别诊断】

诊断依据《职业性慢性氯丙烯中毒诊断标准》（GBZ 6—2024）进行。

一、诊断原则

根据3个月及以上密切接触氯丙烯的职业病危害接触史，出现以多发性周围神经损害为主的临床表现，结合神经-肌电图及其他临床辅助检查结果，参考现场职业卫生调查资料，综合分析，排除其他病因引起的周围神经疾病后，方可诊断。

二、诊断分级

(一)轻度中毒

出现肢体远端的麻木或烧灼样、蚁走样等感觉异常及无力，并具有下列表现之一者，可诊断为轻度中毒：①对称性手套、袜套样分布的痛觉、触觉、振动觉减退，同时有跟腱反射减弱；②神经-肌电图检查提示轻度周围神经损害[见《职业性慢性化学物中毒性周围神经病的诊断》(GBZ/T 247—2013)]。

(二)中度中毒

同时具有以下三项中任何两项表现者，可诊断为中度中毒：①四肢对称性手套、袜套样分布的痛觉、触觉、振动觉减退或消失，同时有跟腱反射消失；②四肢肌力减弱至4级；③神经-肌电图检查提示周围神经损害明显，如神经传导速度中度减慢，或感觉和运动动作电位波幅中度降低[见《职业性慢性化学物中毒性周围神经病的诊断》(GBZ/T 247—2013)]。

(三)重度中毒

同时具有以下三项中任何两项表现者，可诊断为重度中毒：①四肢对称性痛觉、触觉、振动觉减退或消失，上界达肘部或膝部；②四肢肌力减弱至3级或3级以下；③神经-肌电图检查提示周围神经损害严重，如神经传导速度重度减慢，或感觉和运动动作电位波幅重度降低，并有较多自发性失神经电位[见《职业性慢性化学物中毒性周围神经病的诊断》(GBZ/T 247—2013)]。

三、鉴别诊断

本病应排除其他原因(如糖尿病、服用药物等)引起的周围神经病，与砷、铊中毒引起的周围神经病(疼痛症状明显)相鉴别，与二硫化碳、三氯乙烯、甲醇等中毒(有全身中毒症状及颅神经受累表现)相鉴别，与丙烯酰胺中毒引起的神经病(位置觉相对完好，自主神经功能障碍轻微)相鉴别。

【治疗】

眼部溅入氯丙烯液体并引起刺激症状时，应立即用清水冲洗，并给予对症处理。接触高浓度氯丙烯出现头晕、头痛、乏力等症状，立即脱离接触，适当休息，一般可迅速缓解。慢性氯丙烯中毒神经病患者应给予营养神经治疗及对症治疗。

第十四节　氯甲醚

【理化性质】

氯甲醚又名氯甲基甲醚，为无色易燃液体，分子量 80.5，沸点 59.5 ℃。氯甲醚在水和热的乙醇溶液中分解，产生氯化氢和甲醛，在乙醇和丙酮溶液中的溶解度为 95%（质量分数）。

【职业接触】

氯甲醚在工业中常用作甲基化的原料，用于制造离子交换树脂、防水剂和纺织品处理剂，用作聚合反应的溶剂等。在甲醛和氯离子同时存在的作业环境中，如纺织、造纸、塑料和橡胶等行业，也可能接触氯甲醚。

【毒代动力学】

氯甲醚可经呼吸道和胃肠道进入机体，经口毒性属于中等毒性，对眼、皮肤和呼吸道黏膜有强烈的刺激作用。吸入氯甲醚蒸气后，可发生化学性支气管炎、肺炎和肺水肿，并可因呼吸衰竭或肺部继发感染而死亡。

中毒机制目前尚不十分清楚。氯甲醚的急性毒性可能与其遇水分解，释放甲醛和氯化氢有关。氯甲醚本身有弱的致癌性，但主要致癌原因为混有双氯甲醚。

【临床表现】

一、急性中毒

吸入较高浓度氯甲醚蒸气后，很快出现流泪、咽痛、剧烈咳嗽、胸闷、呼吸困难、发热、寒战等症状，一般脱离接触后可逐渐好转。少数患者经数小时至 1 天潜伏期后，可发生化学性肺炎或肺水肿。患者胸闷，呼吸困难，发绀逐渐加重，咳出大量泡沫痰，两肺可闻及湿性啰音。胸片显示两肺纹理模糊、散在的斑片状或云雾状阴影。血气分析氧分压明显下降，心电图可见心肌损害、心律失常等，如抢救不及时，可死于呼吸衰竭。

二、慢性影响

长期吸入氯甲醚，可见咳嗽、咳痰和喘息等慢性支气管炎的表现。IARC 将氯甲醚（工业级）列为人类肯定的致癌物，靶器官为肺。我国也将氯甲醚引起的肺癌列入职业病目录中。

第十五节　苯酚

【理化性质】

苯酚又名石碳酸、羟基苯，为无色针状结晶或白色结晶，在熔化状态下呈无色透明、低黏度液体，有特殊气味，遇空气和光变红，遇碱变色更快，易溶于乙醇、氯仿、乙醚、二硫化碳等，分子量为 94.11。

【职业接触】

苯酚主要用于生产酚醛树脂、己内酰胺、炸药、肥料、油漆、橡胶、木材防腐剂等，也可用于石油、制革、造纸、香料、染料、医用止痒剂、消毒剂和防腐剂等工业生产。在苯酚的生产和应用过程中均可接触。

【毒代动力学】

苯酚为细胞原浆毒，属高毒类，可经呼吸道、皮肤及消化道吸收。动物经口摄入的苯酚 95%以上可被吸收。兔经口摄入酚 15 分钟后，以肝脏含量最高，其次为中枢神经系统、肺和血液，82 分钟后均匀分布到所有组织中。吸收的苯酚与葡萄糖醛酸或硫酸结合是苯酚主要的代谢途径，一小部分苯酚经羟基化后形成儿茶酚胺和对苯二酚。苯酚在体内的半衰期约为 3.5 小时。低浓度苯酚能使蛋白质变性，高浓度苯酚能使蛋白质沉淀。苯酚对皮肤、黏膜有强烈的腐蚀作用，也可抑制中枢神经系统或损害肝肾功能。

【临床表现】

因苯酚的挥发性低，工业上吸入苯酚蒸气引起的中毒较少见，急性苯酚中毒主要系口服和皮肤吸收所致。成人口服苯酚的致死量多在 10～30 g。误服后立即出现口腔和咽部烧灼感、腹痛、呼出气中带酚味、面色苍白，伴冷汗、瞳孔扩大或缩小，并可有明显发绀。许多病例可在服后数分钟出现肌无力、意识丧失、脉搏微弱和缓慢，最终常死于呼吸衰竭。

(1)皮肤接触后，局部出现红斑或呈无痛性苍白色，严重病例皮肤被腐蚀和坏死。较大面积皮肤污染时，可经皮肤吸收中毒，具体表现如下：

1)肾损害:肾脏是苯酚中毒最常见的靶器官,一般在灼伤后24小时内出现,即使灼伤面积小于10%也可发生。轻者可见蛋白尿、管型尿、血尿,血肌酐、尿素氮增高,重者肾功能衰竭,肾功能衰竭常为苯酚中毒的死亡原因。

2)溶血:苯酚能进入红细胞,破坏红细胞膜而造成溶血。溶血也是苯酚中毒早期临床表现之一,大多发生在苯酚灼伤面积大于10%者,肉眼可见尿呈棕褐色,实验室检查可见尿潜血阳性,血清总胆红素及间接胆红素增高,血、尿游离血红蛋白增高等。

3)中枢神经系统损害:中枢神经系统损害常是急性苯酚中毒的首发症状,多发生在灼伤后数分钟之内,轻者可有头痛、头晕、乏力、恶心等症状,重者以昏迷和反复抽搐起病。

4)心血管损害:当苯酚灼伤面积大于20%时,早期即可出现休克。苯酚中毒还可出现血压升高、心肌酶增高、心律失常等表现。

5)肝损害:肝损害多发生于灼伤面积大于20%患者,常在灼伤后一周出现,症状一般较轻,表现为转氨酶升高、总胆红素增高等。

(2)吸入高浓度苯酚蒸气,可迅速出现头痛、头晕、无力、视物模糊,体温、脉搏和血压下降。严重者出现意识障碍、抽搐、肺水肿和呼吸衰竭,常并发肝肾损害。

(3)苯酚溅入眼内,可引起结膜炎、角膜灼伤。接触苯酚的工人可发生刺激性接触性皮炎,但酚不是致敏原。

(4)长期接触低浓度苯酚者可出现头痛、头晕、失眠、易激动、恶心、呕吐、吞咽困难、食欲不振等症状。

【实验室检查】

体内吸收的苯酚几乎90%在1~2天内从尿中排出。因此,尿苯酚检查宜在早期进行,尿苯酚含量与苯酚灼伤面积、部位及中毒程度无明显相关,故尿苯酚只能作为苯酚的吸收指标,可协助苯酚中毒的诊断。

【诊断及鉴别诊断】

诊断依据《职业性急性酚中毒诊断标准》(GBZ 91—2008)进行。

一、诊断原则

根据短期内有大量苯酚的职业接触史,出现以中枢神经系统、肾脏、心血管等一个或多个器官、系统急性损害为主的临床表现,结合实验室检查结果和职业卫生学资料,综合分析,并排除其他原因所引起的类似疾病后,方可诊断。

二、接触反应

短期接触酚后，出现头痛、头晕、恶心、乏力、烦躁不安等症状，可伴有一过性血压升高，并于脱离接触后短时间内（通常 2～3 天）恢复。

三、诊断及分级标准

（一）轻度中毒

除接触反应的症状加重外，具备下列表现之一者，可诊断为轻度中毒：①轻度意识障碍［见《职业性急性化学物中毒性神经系统疾病诊断标准》（GBZ 76—2024）］；②轻度中毒性肾病［见《职业性急性中毒性肾病的诊断》（GBZ 79—2013）］；③急性血管内溶血［见《职业性急性化学物中毒性血液系统疾病诊断标准》（GBZ 75—2010）］；④心电图显示 ST-T 轻度异常改变或轻度心律失常，如频发过早搏动、室上性心动过速［见《职业性急性化学物中毒性心脏病诊断标准》（GBZ 74—2009）］。

（二）中度中毒

具备下列表现之一者，可诊断为中度中毒：①中度意识障碍［见《职业性急性化学物中毒性神经系统疾病诊断标准》（GBZ 76—2024）］或反复抽搐；②中度中毒性肾病［见《职业性急性中毒性肾病的诊断》（GBZ 79—2013）］；③心电图出现心肌缺血或较重的心律失常如心房颤动或扑动［见《职业性急性化学物中毒性心脏病诊断标准》（GBZ 74—2009）］。

（三）重度中毒

具备下列表现之一者，可诊断为重度中毒：①重度意识障碍［见《职业性急性化学物中毒性神经系统疾病诊断标准》（GBZ 76—2024）］；②重度中毒性肾病［见《职业性急性中毒性肾病的诊断》（GBZ 79—2013）］；③休克；④重度心律失常，如心室颤动或扑动［见《职业性急性化学物中毒性心脏病诊断标准》（GBZ 74—2009）］。

四、鉴别诊断

根据苯酚灼伤皮肤的职业史，有以急性肾脏、中枢神经系统等脏器和系统损害为主的临床表现，急性酚中毒的诊断一般不难。呼出气、呕吐物或患者身上带有的酚味，尿呈棕褐色以及血、尿酚测定，有助于明确诊断。需要进行鉴别的疾病主要为其他腐蚀性化合物（强酸、强碱、甲酚等及其他酚化合物）引起的急性中毒和皮肤灼伤。

【治疗】

急性酚中毒无特效解毒剂，主要采取一般急救措施和对症治疗。

皮肤接触者迅速脱离现场，脱去污染衣物，用浸过聚乙二醇-300（PEG-300）或聚乙二醇和甲基化乙醇混合液（2∶1）的棉花反复揩洗被污染的皮肤，也可将沾污的皮肤浸入上述清洗液中，然后用大量流动清水冲洗（注意不能将患处浸泡于清洗液中）。如污染面积较大(大于体表面积 10%),则首先用大量清水淋浴,数分钟后再用浸过 PEG-300 或聚乙二醇和甲基化乙醇混合液的棉花反复揩洗。皮肤被灼伤时,用饱和硫酸钠溶液湿敷,并按化学灼伤做进一步处理。苯酚溅入眼内时,应迅速用大量清水冲洗 15 分钟以上,按眼灼伤处理。凡是皮肤被苯酚灼伤后,无论面积大小,均需医学观察 24～48 小时。

吸入中毒者应立即脱离现场,注意保暖,必要时给予吸氧及其他对症治疗。

口服中毒者如意识清晰,立即口服蓖麻油或其他植物油 15～30 mL 并催吐,如催吐失败,应迅速用温水或牛奶洗胃,每次 300 mL 左右,直至洗出液无酚味,最后给予蓖麻油或其他植物油导泄。如酚进入胃肠道时间较长,黏膜已被严重腐蚀,不能再用植物油,否则会增加酚的吸收。根据病情给予吸氧,防治脑水肿、肺水肿及肝肾功能损害,酚吸收量较大或有肾损害等重症患者可采用血液净化疗法。

【预防】

生产、应用、储存和运输酚的过程中必须有安全卫生制度,并严格执行。凡是涉及苯酚的操作,必须密闭化,辅助通风设施。注意防火防爆,做好含苯酚污水的处理。加强个体防护,避免皮肤和眼直接接触。在生产岗位应设置冲水设备,以备急救冲洗用。

第十六节　五氯酚

【理化性质】

五氯酚的纯品为无色或白色针状结晶,分子量为 266.3。气味类似苯,受热时有辛辣味。五氯酚和强氧化剂如氯气、铬酸盐、氯酸盐相遇可能引起爆炸或火灾。五氯酚可与酸、碱、氧化性物质和一些有机物发生反应,分解可产生氯化氢、一氧化碳和其他刺激性有毒气体。

【职业接触】

五氯酚及其钠盐主要用作木材、皮革、纺织品、纸张和绳索等的防腐剂,种植甘蔗、菠萝和水稻的田间除草剂,并用于杀灭真菌、白蚁、钉螺等,在五氯酚及其钠盐的生产、运输和应用过程中均有职业接触机会。

【毒代动力学】

五氯酚及其钠盐可经皮肤、呼吸道及消化道吸收，吸收入体内后，肝肾中含量明显增高，在脂肪、脑和肌肉组织中也可检出少量五氯酚。进入人体的五氯酚大部分以原形或与葡萄糖醛酸结合的形式从尿中排出，少量代谢为四氯代氢醌从尿中排出，另一小部分从粪便中排出。

五氯酚属高毒类，染毒大鼠经口和经皮 LD_{50} 分别为 71～210.6 mg/kg 和 104 mg/kg，在动物实验中，五氯酚尚有免疫毒性、胚胎毒性和致癌性。某些流行病学调查提示接触五氯酚溶液后患鼻咽癌和软组织肉瘤的危险度增高。

【发病机制】

五氯酚的毒性作用与其引起机体内氧化磷酸化的解偶联有关。五氯酚为氧化磷酸化的解偶联剂，可使机体生物氧化产生的能量不能用于二磷酸腺苷（ADP）的磷酸化。一方面，由于 ADP 形成三磷酸腺苷（ATP）受阻，ADP 浓度增加，刺激了呼吸作用，使得细胞耗氧量增加；另一方面，体内物质氧化所释放的能量因不能储存，只能以热的形式散发，导致基础代谢和体温显著升高，从而引起中枢神经系统、肝肾等损害。五氯酚对氧化磷酸化的解偶联作用虽然是非特异性的，但可影响所有细胞的生理活动，对氧依赖性强的脑组织和灌注器官的影响更为明显。此外，磷酸化过程的障碍导致肌肉收缩所需能量无从供给，肌肉对刺激反应变得迟钝，收缩力减退，甚至完全抑制而呈强直状态。

【临床表现】

一、急性中毒

急性中毒几乎全为接触工业级五氯酚及其钠盐所致，以高温季节多见。五氯酚主要经皮肤大量吸收，其次是呼吸道吸入。潜伏期一般为数小时，早期表现为乏力、多汗、发热、烦躁，可伴有头晕、头痛、恶心、呕吐、上腹部疼痛和四肢酸痛等。严重者体温骤升至 40 ℃以上，烦躁不安、大汗淋漓、呼吸增快，意识模糊或昏迷，肌肉抽搐呈强直性痉挛，血压初时上升，继而下降，如不及时治疗，数小时内死于循环衰竭。

吸入中毒者可有眼部疼痛、流泪、咽喉部不适和上呼吸道刺激症状，皮肤污染后，可有局部轻度疼痛、发红、水疱等接触性皮炎表现。

二、慢性中毒

长期接触者可出现皮肤、黏膜和上呼吸道刺激症状，结膜炎、鼻窦炎及支气管炎的患病率增加。

【实验室检查】

尿总五氯酚和血浆游离五氯酚含量增高，基础代谢率增高，血气分析或二氧化碳结合力测定有代谢性酸中毒，外周白细胞及中性粒细胞增高。

【诊断】

诊断依据《职业性急性五氯酚中毒诊断标准》(GBZ 34—2002)进行。

一、诊断原则

根据短期内接触较大量五氯酚的职业史、典型的临床表现，结合现场劳动卫生学调查，综合分析，并排除其他病因所致类似疾病后，方可诊断。

二、接触反应

有密切接触史，并出现轻度头晕、头痛、多汗、下肢无力等症状。

三、诊断分级

(一)轻度中毒

除上述症状加重外，轻度中毒者出现低热、烦渴、心悸、气急、胸闷，并伴有恶心、呕吐、腹痛等症状。

(二)重度中毒

出现轻度中毒症状后，短期内(1～2 小时)病情急剧变化，出现高热，大汗淋漓，极度疲乏无力，心率增快，呼吸急促，烦躁不安，甚至猝死。

【治疗】

五氯酚中毒无特效解毒剂，主要采取对症支持治疗，维持重要脏器功能。

(1)中毒者应立即脱离现场，脱去被污染的衣物，迅速用肥皂水或大量清水彻底清洗污染的皮肤，眼睛用流动清水冲洗 15 分钟以上。误服者可进行催吐、洗胃，并用盐类泻药导泻。

(2)采取一切措施阻止体温骤升，尤其在发热早期即应积极降温，如物理降温、冬眠疗法等。维持水和电解质平衡，及时纠正酸中毒。

(3)重度中毒患者早期、适量、短程给予糖皮质激素治疗，积极防治并发症，如脑水肿、抽搐等。

(4)巴比妥类药物有增毒作用，阿托品类药物可抑制出汗，阻止散热，均应禁用；阿司匹林等退热药因在体内可产生水杨酸盐，其也是氧化磷酸化的解偶联剂，可增加五氯酚的毒性，也不宜应用。

【预防】

生产、运输和应用五氯酚及其钠盐人员必须严格执行操作规程，合理使用个体防护用品，包括穿戴不透水工作服、防护手套和鞋袜等，以避免皮肤接触。在进食、饮水前必须用肥皂和清水洗净双手和脸部，工作结束后应淋浴并更换工作服。对职业接触五氯酚者，应进行严格上岗前和在岗期间的职业健康查体。未控制的甲状腺功能亢进症是该岗位的职业禁忌证。

第十七节　氰和腈类化合物

总论

【概述】

凡化学结构中含有氰基的化合物均属于含氰化合物，含氰化合物具有广泛的工业用途，且具有较强的毒性，能经由呼吸道、胃肠道及皮肤进入人体，故为一类十分重要的工业毒物。一般将其无机化合物统称为氰类，而将其有机化合物统称为腈类，按化合物的结构特点、理化性质及来源，上述两类氰化物又可细分为以下几类：

一、无机氰化物(氰类)

(1)简单的氰类化合物：氰化氢、氰化钾、氰化钠、氰化钙，以及碘化氰等卤代氰类化合物。

(2)复杂的氰类化合物：铁氰化物、亚铁氰化物、亚硝基氰化物、氰酸盐等。

(3)硫氰酸类：硫氰酸盐及其金属盐类。

(4)植物性含氰糖苷：苦杏仁苷、亚麻苦苷、木薯氰苷等。

二、有机氰化物(腈类)

(1)腈化物和异腈化物：乙腈、丙腈、丙烯腈、苯腈、异丁腈、氯丙腈、丙酮氰醇等。

(2)氰基羧酸及其酯类：氰基乙酸、氰基甲酸甲酯、氰基乙酸乙酯。

(3)异氰酸酯：异氰酸甲酯、二苯甲基二异氰酸酯等。

(4)硫氰酸酯及异硫氰酸酯：硫氰酸甲酯、硫氰酸乙酯、异硫氰酸丙酯、异硫氰酸苯酯、异硫氰酸氟烷酯等。

【毒代动力学】

一、无机氰化物

(一)简单的氰类

简单的氰类因在体内很容易解离出氰离子(CN^-),故多为剧毒物质,如吸入几口高浓度氰化物,或口服 50～100 mg 氰化钠即可迅速引起呼吸停止,甚至死亡。其中,卤代氰化物尚可因同时解离出卤素离子,而具有很强的刺激性,吸入卤代氰化物浓度较低时,此种刺激作用尤其突出,可引起眼部刺痛流泪、化学性呼吸道炎,甚至化学性肺水肿;但随化合物中卤素原子数目增加,其全身毒性及刺激作用均可降低。

(二)较复杂的氰类及硫氰酸类化合物

较复杂的氰类及硫氰酸类化合物在体内不易解离出氰离子,故毒性较轻,且主要由化合物本身引起。

(三)植物性含氰糖苷

植物性含氰糖苷多存在于植物的果仁中,如杏、李、桃、樱桃以及白扁豆等。完整干燥的果仁,氰苷不会释放出氰离子,但如压碎遇水,果仁中所含酶类即会水解氰苷而将氰离子释放,碱性环境中水解速率加快。故进食上述加工不善的果仁和植物根茎,可引起氰化物中毒;充分浸泡漂洗则是除去糖苷中氰化物最简易可靠的方法。

二、有机氰化物

(一)腈和腈化合物

腈和腈化合物由于在体内解离出一定量的氰离子而具有毒性,其毒性大小与该化合物在体内释放 CN^- 的难易程度有关。

一般而论,烷腈类化合物随化学结构中碳原子数的增加,CN^- 的解离度下降,氰基毒性作用亦逐渐降低,如乙腈、丙腈、丁腈等均具有较明显的氰基毒性,庚腈、辛腈等的毒性则逐渐减弱,至十八烷腈,几乎不具有氰基毒性。苯烷腈类化合物也有类似规律,氰基毒性排序:苯乙腈＞苯丙腈＞苯丁酯。在腈化物分子中引入不饱和键,其毒性可增加,如丙烯腈的毒性大于丙腈。

(二)氰基脂肪酸

氰基脂肪酸在体内释放出 CN^- 而具有较强的毒性,同时亦具有酯类的刺激作用。

(三)其他有机氰化物

其他有机氰化物,如氰酸酯、异氰酸酯、硫氰酸酯、异硫氰酸酯等,因较难释放出 CN^-,因而不具有氰基的毒性,其毒性主要由其本身或代谢产物引起。

【毒性机制】

进入体内的氰基的主要代谢途径是在硫氰酸盐生成酶的作用下与硫反应，生成低毒稳定的硫氰酸盐而从尿中排出，这是大剂量氰化氢入侵机体后的主要解毒途径。

氰化合物的毒性主要由它在体内释放出的氰基所致，毒性强弱也主要取决于 CN^- 的释放量和释放速率。CN^- 可与较多活性金属离子（如铁、铜、锌等）结合，由于这些金属离子是体内许多酶类的重要辅基，故此种结合可直接导致酶失活，受累酶类可达 40 余种。

主要存在于细胞线粒体内的三价铁离子（Fe^{3+}）是细胞呼吸亦即生物氧化过程的重要酶类——氧化型细胞色素氧化酶的辅基，该酶在氧化型铁离子（Fe^{3+}）和还原型铁离子（Fe^{2+}）的不断转化中协助完成电子传递过程。三价铁离子（Fe^{3+}）与 CN^- 的亲和力最强，反应也最迅速，CN^- 对呼吸酶的此种抑制作用造成电子传递过程中断，可使生物氧化过程终止，使得细胞丧失对氧的利用能力，从而引起"细胞内窒息"，细胞生理生化功能也随之停止，细胞结构损伤，最终导致细胞死亡。

在全身各个组织器官中，中枢神经系统耗氧量巨大，对缺氧最敏感，耐受性最差，是氰化物最主要的毒性靶器官。

【实验室检查】

一、血浆氰(CNP)含量

血浆氰含量是 CN^- 进入机体后在生物材料中最直接的显示，取材较为方便，是观察体内氰摄入状况的窗口之一。但 CN^- 在血浆中的半衰期甚短，如一次摄入后 4 小时，CNP 已接近正常水平，尽管当时的摄入量已达严重中毒程度；此外，给予解毒剂治疗后亦可使 CNP 迅速下降，故 CNP 仅仅适用于急性接触水平的生物标志物，且应及时测定，对慢性接触的临床意义不大。

二、血浆硫氰酸盐(SCNP)含量

SCN^- 是 CN^- 在机体内的主要代谢产物，其水平可大致反映 CN^- 的摄入水平。SCN^- 的半衰期较长，一次摄入后 4～8 小时，血浆中仍可有较多量的 SCN^- 存在，提示在临床应用中作为氰接触水平的生物标志物，SCNP 远优于 CNP。

三、尿硫氰酸盐含量

尿硫氰酸盐含量的临床意义同 SCNP，且由于其排泄高峰与氰摄入时间有 3 小时左右延搁期，并能保持 12 小时左右高排泄状态，因此为临床提供了另一种氰接触水平的生物标志物。尿硫氰酸盐含量检测尤其适用于入院较迟，未能及时测定 CNP、SCNP 者。但尿中排泄物的测定易受尿液稀释度的影响，故应以测定 24 小时排泄量为好。

四、乳酸性酸中毒

氰化氢中毒时，CN^- 对细胞色素氧化酶的强烈抑制作用，使得细胞的氧化磷酸化过程几近中断，细胞的有氧代谢被迫转化为无氧代谢，糖酵解成为细胞能量的主要来源。氰化氢中毒数十分钟内即可见血浆乳酸浓度明显增加，血浆 pH 值明显下降。但此指标的特异性较差，应注意排除其他因素（如休克、心力衰竭、肺水肿等）对结果的影响。

五、动静脉血氧差

氰化物虽然引起全身明显窒息，但并不会干扰血液携氧能力，故患者动脉血氧分压和血氧饱和度均不受影响，常保持正常水平，这是与其他窒息性毒物中毒相鉴别的重要依据之一。此外，氰化物中毒时，由于细胞呼吸酶活性被 CN^- 严重抑制，全身组织细胞对氧的消耗量减少，故静脉血的血氧分压常无明显降低。目前，临床多主张检测动静脉氧分压差，或动静脉血氧含量差。正常情况下，动静脉氧分压差约为50 mmHg(6.65 kPa)，动静脉血氧含量差约为 4.5%。氰化物中毒时，上述氧差会明显缩小，约为正常值的1/4，且与中毒程度密切相关，中毒越严重，差别越小。

【治疗】

一、高铁血红蛋白生成剂

由于 Fe^{3+} 与 CN^- 具有极强的亲和力，故应用高铁血红蛋白生成剂在血液中生成大量含有 Fe^{3+} 的高铁血红蛋白，可将血液中游离的 CN^- 迅速结合成氰化高铁血红蛋白，阻止其进入其他细胞发挥毒性。此类药物不仅有预防作用，而且还有一定的治疗作用。临床上常用的药物有亚硝酸异戊酯、亚硝酸钠、亚甲蓝、4-二甲氨基苯酚等。

氰化高铁血红蛋白并不稳定，仍会逐渐解离出 CN^-，高铁血红蛋白亦可被还原成正常血红蛋白而失去络合氰基的能力，但低剂量氰化物中毒时，由于 CN^- 数量较少，且氰化高铁血红蛋白解离出 CN^- 的速率亦较慢，使其解离潜力得以完全发挥，故此类药物仍可抵抗约 4 倍最低致死量的氰化物。

高剂量氰化物侵入时，虽然早期投用本类药物可将 CN^- 暂时“扣押”于血液中，但之后解离出来的 CN^- 量远大于机体本身的解毒潜力，如无外援措施，则大量进入机体各种组织细胞引起中毒，此时需投入主要解毒剂硫代硫酸钠。

二、硫代硫酸钠

机体将 CN^- 转化为毒性极低的 SCN^-，这一重要解毒机制的潜力甚大，唯一的限速因子是体内可利用硫源极为有限，故需补充硫代硫酸钠。本品与亚硝酸钠等高铁血红蛋白生成剂联合应用，则可迅速阻止 CN^- 进入其他细胞，治疗效果更为显著，约可对抗 20 倍最低致死量的氰化物，至今仍为抢救重度氰化物中毒最有效的治疗方案。

三、其他治疗

氧疗及其他对症治疗。

丙烯腈

【理化性质】

丙烯腈亦称乙烯基氰，常温常压下为无色透明易蒸发的液体，带吡啶样特殊气味，具轻微刺激性，分子量 53.06。丙烯腈微溶于水，易溶于各种有机溶剂，易燃烧。

【职业接触】

丙烯腈是制造合成树脂、合成橡胶、合成纤维等重要合成材料的主要原料，还可用以制造丙烯酸酯，丙烯酸酯是目前最重要化学产品之一，也是十分重要的工业毒物和环境污染物。职业性接触是引起急性丙烯腈中毒的主要原因，多因吸入其蒸气或皮肤沾染其液体所致，非职业性中毒少见，主要是误服其液体引起。

【毒代动力学】

丙烯腈属高毒类物质，大鼠经口 LD_{50} 为 78～93 mg/kg，小鼠经口 LD_{50} 为 20～102 mg/kg，人口服致死量为 50～500 mg/kg。本品可经呼吸道、胃肠道及完整皮肤吸收入体。丙烯腈本身对呼吸中枢有直接麻醉作用，可直接与各种含巯基酶类反应，干扰其生理功能等。丙烯腈分子本身或其环氧化物还可与体内大分子物质(如 DNA、RNA、蛋白质、各种酶等)结合，构成了丙烯腈“三致”作用的生化基础。实验研究亦表明，丙烯腈可在动物身上显示致癌、致畸、致突变作用，但在人类身上尚无肯定结论，可视为潜在致癌物。丙烯腈的急性毒性还与其在体内释放出的 CN^- 有关，故表现出与氰化氢类似的毒性作用。

【临床表现】

一、急性中毒

丙烯腈中毒症状与氰化氢中毒相似，但发病较缓，潜伏期多在数十分钟以上，有的甚至在 12 小时后才发病。接触量不大时，主要表现为头痛、头晕、乏力、恶心、呕吐、腹痛、腹泻等症状。如继续接触，则症状加重，并可出现胸闷、呼吸困难、胸痛、面色灰白、心悸、脉搏弱慢、血压下降、呼吸浅慢而不规则、意识蒙眬，甚至昏迷、大小便失禁、全身阵发性抽搐。患者吸入高浓度丙烯腈蒸气可在数十分钟内出现前述不适症状，并很快出现胸闷、心悸、呼吸困难、昏迷、全身强直性抽搐、大小便失禁、发绀、心律失常、呼吸浅慢，常因呼吸骤停引起死亡。急性丙烯腈中毒后，部分患者可遗留神经衰弱症状，但多可在数月后逐渐恢复。

丙烯腈对皮肤、黏膜有较强的刺激作用，可出现不同程度的皮肤损害。另外，丙烯腈中毒还可引起肝脏损害。

二、慢性中毒

长期接触丙烯腈者，神经衰弱综合征发生率较高，有低血压倾向，部分工人可见甲状腺摄碘率偏低，由于多属非特异性表现，故确诊较为困难。还有部分工人因对丙烯腈过敏，直接接触其液体后可致皮炎，皮肤斑贴试验有助于检出此类患者。

【实验室检查】

尿氰酸盐测定可作为丙烯腈接触的指征，一般采用吡啶-巴比妥酸比色法。实验室检查还可出现血清转氨酶升高、心肌酶异常等。

【诊断及鉴别诊断】

诊断依据《职业性急性丙烯腈中毒的诊断》(GBZ 13—2016)进行。

一、诊断原则

根据短期内接触较大量丙烯腈的职业史，出现以中枢神经系统损害为主的临床表现，结合实验室检查结果和工作场所职业卫生学调查资料，综合分析，排除其他原因所致类似疾病后，方可诊断。

二、接触反应

短期内接触较大量丙烯腈后，出现头痛、头昏、胸闷、呼吸困难、手足麻木、乏力、上腹部不适、恶心、呕吐、咽干、结膜及鼻咽部充血等临床表现，实验室检查结果无异常，一般在脱离接触后 24 小时内，上述临床表现可消失或明显减轻。

三、诊断分级

(一)轻度中毒

短期内接触较大量丙烯腈后，出现头痛、头昏、恶心、呕吐等症状，并具有下列表现之一者，可诊断为轻度中毒：①腱反射亢进伴阵挛；②轻度意识障碍[见《职业性急性化学物中毒性神经系统疾病诊断标准》(GBZ 76—2024)]。

(二)中度中毒

短期内接触较大量丙烯腈后，并具有下列表现之一者，可诊断为中度中毒：①肌肉震颤，或四肢抽搐；②中度意识障碍[见《职业性急性化学物中毒性神经系统疾病诊断标准》

(GBZ 76—2024)]。

(三)重度中毒

短期内接触较大量丙烯腈后，并具有下列表现之一者，可诊断为重度中毒：①癫痫大发作样抽搐；②重度意识障碍[见《职业性急性化学物中毒性神经系统疾病诊断标准》(GBZ 76—2024)]；③肺水肿[见《职业性化学源性猝死诊断标准》(GBZ 78—2010)]。

四、鉴别诊断

丙烯腈中毒主要应与其他类似表现的化学物中毒如有机溶剂中毒、窒息性气体中毒等相鉴别。另外，还要与脑血管病、糖尿病酮症酸中毒和高渗性昏迷相鉴别。

【治疗】

治疗基本原则与方法同氰化物中毒。迅速脱离现场，脱去污染衣物，用清水或5%硫代硫酸钠溶液彻底冲洗被污染的皮肤。治疗中应把握如下重点：

(1)早期给氧，并注意呼吸功能，出现呼吸衰竭或停止时应及早应用呼吸兴奋剂和呼吸机治疗。

(2)及时给予氰化物解毒剂：轻度中毒者仅用硫代硫酸钠即可，重度中毒者仍需与高铁血红蛋白形成剂联用，但后者可半量使用。早期应用还原型谷胱甘肽，以加强解毒效果。

(3)保护心、肺、肝等重要器官功能，积极进行支持对症处理。重危患者宜早期应用大剂量糖皮质激素及纳洛酮等。

【预防】

加强生产设备及管道的密闭和通风，将车间空气中丙烯腈的浓度控制在职业接触限值以内。下班后或皮肤被污染时应立即用温水和肥皂水清洗。心血管疾病、神经系统疾病、肝肾疾病患者禁止从事丙烯腈作业。

第十八节　有机氟化合物

【理化性质】

有机氟化合物包括饱和的氟烷烃类化合物、卤代氟烷烃类化合物，不饱和的氟烯烃类化合物、卤氟烯烃类化合物、氟炔烃类化合物以及它们的聚合物、热裂解物等。

有机氟化合物是一组非可燃、非爆炸性化合物，有着差异很大的沸点，在室温下大多数为液体或气体。

氟烷烃类化合物中单氟烷烃类化合物常为无色液体，化学性能稳定；双氟烷烃类化合物中含碳原子在20个以上的则为高沸点液体。氟烷烃的C—F键化学性能稳定，化学活性一般较低，且随结构中氟原子数增加，C—F键的稳定性也增加，毒性降低，其中全氟烷烃类化合物的毒性最低。

氟烯烃类化合物中的单氟烯烃类化合物的短链单氟烯烃为气体，其余都为液体，沸点也较其他单氟烯烃类化合物低；多氟烯烃类化合物化学性质活泼，毒性较单氟烯烃类化合物大，且毒性规律不明显。

单氟炔烃类化合物都多为液体，单氟卤烷烃类化合物也多为液体，多氟卤烷烃类化合物多为液体或气体，其毒性较不含卤元素的多氟烷烃类化合物高，但大多数纯品仍属于低毒类，麻醉作用随氟化程度增加而降低，随氯离子数增加而增加。

氟烃聚合物的化学性能稳定，基本无毒，但若加温裂解，可产生多种有毒热解物，有的甚至属于高毒性，如用二氟一氯甲烷制造四氟乙烯过程中产生的裂解气以及剩下的残液，即含八氟异丁烯、六氟丙烷等有毒物质。聚合四氟乙烯时，其组分复杂程度及毒性随温度上升而增高，如400 ℃以上生成碳酰氟和氟化氢；450 ℃时生成四氟乙烯、六氟丙烯、八氟环丁烷和微量八氟异丁烯；500 ℃以上时剧毒的八氟异丁烯含量明显上升，随温度升高各种氟单体生成也增加。

【职业接触】

在制造和使用氟代烃类单体、加工氟聚合物材料、处理氟烃类化合物裂解反应残液和采样分析时，均可接触到本类毒物。生产中发生意外事故，违反操作规程或使用不当，或产品不纯混入其他氟代烃类化合物，均可经由吸入途径而引起急性中毒。有机氟裂解液处理不当，经下水道外泄时，也可导致非直接操作的工人吸入中毒。

【毒代动力学】

该类化合物主要以呼吸道吸入为主，低分压、低脂溶性物质不易吸收，易从呼吸道排出；能通过肺泡的氟烯烃类则是损害肺的主要氟烃类毒物。某些氟代烃类(如单氟羟胺类、全氟丙酮等)还能通过完整的皮肤进入体内，其中单氟烷烃及其饱和衍生物多为高沸点液体或固体，经呼吸道吸入机会极少，经口吸收更少。

氟代烃类化合物经肺泡吸收后，由血液或淋巴液转运，与血浆蛋白结合，还可与中性脂肪、糖脂和磷脂相结合；已结合的氟化物在体内的分布有明显的选择性，以肺、肝、肾最多。

氟代烃类化合物主要在肝脏代谢，在 NADPH 和氧的参与下进行脱氢反应，生成氟乙醇或氟乙醛，再经 NAD 转化生成氟乙酸；或与葡萄糖醛酸、硫酸等结合。

氟代烃类化合物及其代谢产物在体内的排泄途径主要为呼吸道和泌尿道。多氟烷烃类及多氟卤烷烃类化合物的大多数低毒品种不在体内代谢，而是以原形从肺或肾排出。随呼气排出体外的物质，一般在停止吸入后 1～2 小时基本消失；由泌尿道排出体外的物质可在停止吸入后 12 天恢复正常。

【毒性机制】

"致死合成"单氟烃类化合物的主要致毒因子是代谢中间产物氟乙酸。因此，其毒性取决于在体内能否生成氟乙酸，此过程与其分子结构中所含碳原子数有关；碳原子总数为偶数者能氧化生成氟乙酸，毒性也大；碳原子总数为奇数者不能氧化生成氟乙酸，毒性也小。氟乙酸是高毒物质，可与细胞内线粒体中的辅酶 A 结合，生成氟乙酰辅酶 A，再与草酰乙酸缩合生成氟柠檬酸，后者能抑制乌头酸酶，阻断三羧酸循环中柠檬酸氧化，造成三羧酸循环中止，能量生成障碍，最终导致细胞功能丧失和死亡。氟柠檬酸与乌头酸酶的结合是不可逆的，故称为"致死性合成"。

聚合物热解物的毒性作用可能是其主要发病机制。氟聚合物化学性质稳定，生物活性极低，基本无毒。氟聚合物的加热裂解，则可产生多种有毒热解物，其组分和加热温度有关，温度越高，分解进行得越快，热解物的组分越复杂。其主要作用：直接刺激呼吸道和肺泡，引起其充血、水肿，造成气道管腔狭窄，通气不足，血氧饱和度下降，机体缺氧；损伤肺泡上皮细胞和肺内毛细血管，引起肺泡表面活性物质破坏增加、生成减少、通透性增加、液体渗出；引起交感神经兴奋，致使右淋巴总管痉挛，淋巴循环障碍，组织内液体潴留从而加重或诱发肺水肿的发生。

其他毒性作用：易挥发的氟代烃类化合物均具有一定的麻醉作用，其气态比空气重，能取代吸入空气中的氧，而缺氧也具有麻醉作用。部分氟代烃类化合物也具有致畸、致突变、致癌作用和胚胎毒性。

【临床表现】

有机氟中毒主要由吸入有机氟裂解气、裂解残液、热分解物和不纯的有机氟气体所致。潜隐期多为 0.5～48 小时。急性中毒出现早晚及病情严重程度与吸入气体种类、浓度和时间有关。急性中毒常表现为对某器官或某系统的特异性损害，同时伴有其他系统的中毒症状。

一、急性中毒

（一）中枢神经系统

早期患者出现头痛、头昏、眩晕、乏力、嗜睡、共济失调等症状，继而发生意识障碍、思维和运动障碍，甚至昏迷等。高浓度吸入时，伴缺氧可引起震颤、惊厥和脑水肿。

（二）呼吸系统

有机氟聚合物分解生成的单氟烃类化合物，特别是碳酰氟（COF_2）、氟化氢（HF）和氧，对呼吸道有强烈的刺激作用。轻者出现上呼吸道刺激症状和眼结膜充血；重者出现剧烈咳嗽、胸闷、气急、发绀，可有大量泡沫样痰液，随着病情进一步发展，可出现肺水肿、ARDS 等。

（三）循环系统

中毒患者可有心律失常、心室颤动，甚至心室停搏。

（四）其他表现

麻醉剂氟烷对肝脏具有特异性毒作用，三氟氯乙烯的肾毒性明显。皮肤、黏膜损害，皮肤直接接触低沸点或加压的氟代烃类化合物，可引起局部疼痛、红斑、大疱等。

二、聚合物烟热

短期内吸入高浓度有机氟聚合物热裂解产物后，患者会出现畏寒、发热、寒战、肌肉酸痛、咳嗽，伴有头痛、头昏、恶心、呕吐等症状，一般在 24～48 小时内消退。重症患者经 12～24 小时潜隐期后可出现明显呼吸系统损害。

三、慢性中毒

职业性慢性有机氟中毒是否存在，国内外几乎无报道。

四、血氟和尿氟检测

有机氟中毒后的 5 天内，患者血、尿氟离子浓度均有不同程度升高。血氟离子浓度可作为急性有机氟中毒诊断和严重程度判断的指标之一；尿氟离子浓度也可作为诊断指标之一，但仅仅在中毒早期或重度中毒时有临床意义。

【诊断及鉴别诊断】

诊断依据《职业性急性有机氟中毒诊断标准》（GBZ 66—2002）进行。

一、诊断原则

根据有确切的短时、过量有机氟气体吸入史，结合临床表现，X 线胸片以及心电图等有关检查结果，综合分析，排除其他疾病后，方可诊断。

二、观察对象

吸入有机氟气体后，患者出现上呼吸道感染样症状，观察 72 小时症状逐渐好转，无心肺损伤。

三、诊断及分级标准

(一)急性中毒

1.轻度中毒　有头痛、头晕、咳嗽、咽痛、恶心、胸闷、乏力等症状,肺部有散在性干啰音或少量湿啰音。X 线胸片见两肺中、下肺野肺纹理增强,边缘模糊等征象,符合急性支气管炎、支气管周围炎临床征象。

2.中度中毒　凡有下列情况之一者,可诊断为中度中毒:

(1)轻度中毒的临床表现加重,出现胸部紧束感、胸痛、心悸、呼吸困难、烦躁及轻度发绀,肺部局限性呼吸音减低,两肺有较多的干啰音或湿啰音。X 线胸片见肺纹理增强,有广泛网状阴影,并有散在小点状阴影,使肺野透亮度降低,或见水平裂增宽、支气管袖口征,偶见克利 B 线,符合间质性肺水肿临床征象。

(2)两肺中、下肺野肺纹理增多,斑片状阴影沿肺纹理分布,多见于中、内带,广泛密集时可融合成片,符合支气管肺炎临床征象。

3.重度中毒　凡有下列情况之一者,可诊断为重度中毒:①急性肺泡性肺水肿;②急性呼吸窘迫综合征;③中毒性心肌炎;④并发纵隔气肿、皮下气肿、气胸。

(二)氟聚合物烟尘热

吸入有机氟聚合物热解物后,出现畏寒、发热、寒战、肌肉酸痛等金属烟热样症状,可伴有咳嗽、胸部紧束感、头痛、恶心、呕吐等,一般在 24～48 小时内消退。

四、鉴别诊断

急性中毒及聚合物烟热应注意与微生物引起的急性呼吸道感染相鉴别,发生肺水肿及 ARDS 时尚需与心源性肺水肿相鉴别,与其他毒物(如刺激性气体等)中毒引起的呼吸道损伤相鉴别。

【治疗】

凡有确切的有机氟气体意外吸入史者,无论有无自觉症状,必须立即离开现场,绝对卧床休息,进行必要的医学检查和预防性治疗,并观察 72 小时。早期给氧,氧浓度一般控制在 50%～60%以内,慎用纯氧及高压氧。急性呼吸窘迫综合征时可应用较低压力的呼气末正压呼吸(PEEP 0.5 kPa 左右)。

尽早、足量、短程应用糖皮质激素。强调对所有观察对象及中毒患者就地给予糖皮质激素静脉注射等预防性治疗。中毒患者根据病情轻重,在中毒后第 1 天可适当加大剂量,以后足量、短程静脉给药。中度以上中毒患者,为防治肺纤维化,可在急性期后继续小剂量间歇应用糖皮质激素。

维持呼吸道畅通,可给予支气管解痉剂等超声雾化吸入。咳大量泡沫痰者宜早期使用去泡沫剂二甲基硅油(消泡净)。出现呼吸困难,经采用内科治疗措施无效后可行气管切开术。

出现中毒性心肌炎及其他临床征象时,治疗原则一般与内科疾病相同。合理选用抗生素,防治继发性感染。

氟聚合物烟尘热,一般给予对症治疗。凡反复发病者,应给予防治肺纤维化的治疗。

第十九节　含氟塑料

【理化特性】

含氟塑料多为白色晶体,颗粒或粉末状,多由有机氟化合物聚合而成,目前国内以生产聚四氟乙烯为主。含氟塑料化学性能稳定,具有耐高温及低温、抗酸、防辐射、摩擦系数小等优异特性,广泛应用于化工、电子、航空及日常生活中,医学上用来制造各种导管、心脏瓣膜等。

【职业接触】

含氟塑料生产中的有毒物质主要来自单体制备过程和聚合物的加工烧结过程。二氟一氯甲烷裂解制造四氟乙烯生产过程中,可产生裂解气、裂解残液。裂解残液的设备管道泄漏,残液处理不当,热加工温度失控,高温切割、焊接有四氟乙烯材料的管道阀门,违反操作规程等,可引起急性有机氟裂解残液、裂解气及热解物中毒。

【毒代动力学】

有机氟聚合物本身无毒或基本无毒,但在某些单体的制作过程中产生的裂解气、残液气、聚合物、热解物具有一定的毒性,其中以八氟异丁烯毒性最大,其次为氟光气、氟化氢,其余有机氟均属低毒类。它们的共同靶器官是肺,损害特征为急性间质性肺水肿、肺炎、支气管肺炎。长期接触尚可导致骨骼改变。

【临床表现】

一、急性中毒

急性中毒多因意外吸入四氟乙烯、六氟丙烯等单体,二氟一氯甲烷等裂解气、残液气,聚四氟乙烯等含氟塑料热解气所致。肺是这类有机氟气体的主要靶器官,其中毒表现以呼吸系统损害为主，但亦可见一过性肝、肾损害。潜伏期因吸入的气体种类而异，一般为0.5～24小时，以2～8小时发病最多，个别长达72小时。

轻度中毒主要表现为头晕、头痛、咽痛、咳嗽、胸闷、乏力等症状。查体可见咽充血、体温升高、呼吸音粗糙、有散在干、湿性啰音。X线胸片提示化学性支气管炎或支气管周围炎。

中毒性肺水肿期：上述症状加重，有胸部紧束感、胸痛、心悸、烦躁不安、活动后发绀。体检发现患者口唇、甲床发绀，呼吸急促，心率加快，肺部呼吸音减低，有较多干、湿性啰音。X线胸片可见两肺野有许多边缘模糊、密度不等、直径约3 mm的斑点状阴影及网状间质改变样阴影，肺野透亮度减低或两肺中、下肺野有大小不等的团块状、云絮状阴影，肺纹理增粗紊乱。

急性呼吸窘迫综合征期：上述表现加重，有肺水肿表现，发绀、呼吸困难、咳粉红色泡沫样痰，两肺弥漫性湿啰音，出现严重呼吸困难并进行性加剧，以致呼吸衰竭，可有血丝痰。患者极度烦躁不安，面色呈灰白色，唇周和甲床明显发绀，鼻翼扇动，颈静脉怒张，三凹征。心率可达120次/分以上或有奔马律，第一心音减弱。

肺纤维化期：自病程第3周开始，表现为供氧不足，呼吸困难，稍加活动指端发绀即加重。吸氧状态下氧分压仍显著降低，血氧饱和度80%以下。肺功能可见弥散性功能障碍，X线胸片见片状阴影大部分吸收，代之以广泛性肺纹理增粗，其间可有广泛性点状结节影与代偿性肺气肿交织存在。

二、氟聚合物烟热

氟聚合物烟热通常发生于聚四氟乙烯、聚六氟丙烯热加工成型，烧结温度350～380 ℃时，因吸入其热解物微粒所致。临床表现酷似金属烟热：畏寒、发热、乏力、头昏、头痛、恶心、呕吐、胸闷等。体温多在37.5～39.5 ℃，一般在12～48小时内消退，眼及咽部充血或扁桃体肿大，白细胞总数及中性粒细胞增高，病程1～2天，可反复发作。

三、慢性中毒

长期接触低浓度有机氟的工人可出现不同程度的类神经症以及骨密度增高、骨纹理增粗等骨骼改变。

【诊断及鉴别诊断】

见上节所述。

【治疗】

(1)意外大量吸入有机氟气体者,无论有无自觉症状,应迅速脱离现场,绝对卧床休息,并进行必要的医学检查和预防性治疗,观察 72 小时以上。

(2)早期给氧,氧浓度在 50%～60%之间,慎用纯氧和高压氧。及时纠正低氧血症是防治 ARDS 的主要措施。尽早、足量、短程应用糖皮质激素。强调对所有观察对象及中毒患者就地给予糖皮质激素预防性治疗。中毒者足量短程静脉给药,一般用药 3～5 天后逐渐减量。为防止肺纤维化,急性期后可继续小剂量间歇应用糖皮质激素。

(3)维持呼吸道通畅,及时清除呼吸道分泌物,必要时行气管切开。出现中毒性心肌炎及其他症状处理同内科治疗原则。适当限制入量,控制输液量。在疾病早期,血浆蛋白浓度尚无明显减少,补液以晶体液为主。在后期为提高胶体渗透压,可补充白蛋白、血浆,酌情使用脱水剂、利尿剂以防治脑水肿。

(4)防治继发感染:呼吸道黏膜广泛损伤,管腔内渗出增加,管壁充血、水肿,引流不畅及大量糖皮质激素的应用,均有利于细菌在局部生长繁殖,发生感染。因此,合理选用抗生素,早期应用,可防治继发性感染。

(5)氟聚合物烟热:一般给予对症治疗,反复发作者,应注意肺纤维化。可给予小剂量糖皮质激素,如泼尼松 10～20 mg/d,隔日一次口服,以防治肺纤维化。

【预防】

加强设备及管道的密闭、通风和维修保养,防止跑、冒、滴、漏,将车间空气中有机氟的浓度控制在职业接触限值以内。在采样、设备检修和残液处理时,应戴供氧式防毒面具。凡有明显呼吸道疾病、心血管疾病、肝肾疾病者,禁止从事含氟塑料生产工作。

第二十节　二甲基甲酰胺

【理化性质】

N,N-二甲基甲酰胺为无色、有鱼腥味的液体,分子量 73.1。其蒸气与空气混合物爆炸极限为 2.2%～15.2%。大鼠经口 LD_{50} 为 4 g/kg,经皮 LD_{50} 为 3.5 g/kg。N,N-二甲基甲酰胺可与水和常见有机溶剂混溶。N,N-二甲基甲酰胺遇明火、高热可引起燃烧爆炸,能与浓硫酸、浓硝酸剧烈反应,甚至发生爆炸,与碱接触可生成二甲胺。

【职业接触】

DMF 为工业上重要的化工原料及性能优良的溶剂，主要用作萃取乙炔和制造聚丙烯腈纤维的溶剂，也可用于有机合成、染料、制药、石油提炼和树脂等工业。多由于生产故障、设备漏裂或者检修设备时未采取有效的防护措施而接触。

【毒代动力学及致病机制】

DMF 可以蒸气形式扩散，经呼吸道吸收，也可经完整皮肤及消化道吸收。本品属低毒类，主要靶器官为肝脏，对肾脏也有一定损害，对眼、皮肤和呼吸道有刺激作用。中毒常是呼吸道吸入和皮肤吸收并存，以皮肤吸收为主。毒物经各种途径吸收后，主要在肝内代谢，经肝内微粒体混合功能氧化酶进行脱甲基化作用，代谢产物为一甲基甲酰胺和甲酰胺，故尿中一甲基甲酰胺可作为接触二甲基甲酰胺的一个监测指标。甲酰胺在血中滞留时间较长，进而代谢为甲酸和氨排出，部分二甲基甲酰胺以原形物从尿和呼气中排出。

DMF 的毒性作用机制尚未完全明确，目前认为与其体内的代谢产物有关。毒物侵入机体后，首先在肝脏细胞色素 P450 2E1 的作用下完成甲基羟基化，生成 N-羟甲基甲酰胺(HMMF)，部分 HMMF 脱羟甲基后分解为甲基甲酰胺(NMF)和甲醛，NMF 羟基化后分解为甲酰胺(F)，F 进而代谢为甲酸和氨。另一部分 HMMF 或 NMF 可被氧化，生成活性中间产物，如异氰酸甲酯等，其少部分可以与谷胱甘肽结合生成 S-(N-甲基氨基甲酰)谷胱甘肽(SMG)，进而转化为无毒的 N-乙酰-S-N-甲基氨基甲酰半胱氨酸(AMCC)排出体外。因此，接触者尿中主要代谢产物为 HMMF，其次为 F、AMCC，少量 DMF 原形物以及 NMF。

【临床表现】

一、急性及亚急性中毒

呼吸道吸入较高浓度的 DMF 或严重皮肤污染时，可造成急性或亚急性中毒。经呼吸道吸收者首发症状多为头晕、恶心，以及眼、上呼吸道刺激表现；皮肤接触者除可引起局部皮炎外，也可导致全身中毒症状。DMF 中毒的潜隐期因接触途径和浓度不同而不同。呼吸道吸入，一般经 6～12 小时发生急性中毒，皮肤侵入可较长，亚急性中毒为 2～4 周发病。

(一)眼及呼吸道刺激症状

DMF 蒸气接触眼，可出现灼痛、流泪、结膜充血等症状，严重者可导致角膜坏死，并可出现咽痛、咳嗽等上呼吸道症状。

（二）消化系统损害

急性 DMF 中毒常以肝脏损害为主，可有明显的乏力、食欲不振、恶心、呕吐、腹部不适、右上腹胀痛等症状，可见巩膜黄染、肝脏肿大、肝区疼痛。严重者可出现脾大、腹水、肝硬化，表现为重症中毒性肝病，甚至死亡。

（三）皮肤损害

皮肤接触 DMF 可致轻重不等的灼伤，如出现局部灼痛、麻木、起皱、变白等；严重者可致剧烈灼痛，局部肿胀、皮疹。皮肤严重污染者，如未及时彻底清除毒物，应高度警惕肝脏损害所致全身中毒。

（四）其他器官损害

少数患者可出现肾功能损害，表现为血清尿素氮、肌酐升高，蛋白尿以及尿 β_2-微球蛋白升高等肾小管功能损害。患者可出现头痛、头晕等神经系统症状；少数患者也可出现胸闷、心肌酶 CK-MB 升高，以及窦性心动过缓和传导阻滞等心律失常表现。

二、慢性中毒

尚未见慢性中毒病例报道。

【实验室检查】

尿中的代谢产物 DMF、NMF、HMMF、AMCC 及 N-甲基氨甲酰加合物等可作为 DMF 接触的参考指标。其中，尿 DMF、NMF 与空气中的二甲基甲酰胺浓度之间呈线性关系，具有特异性。

【诊断与鉴别诊断】

诊断依据《职业性急性二甲基甲酰胺中毒的诊断》（GBZ 85—2014）进行。

一、诊断原则

根据短期内有较大量二甲基甲酰胺的接触史，以肝脏损害为主的临床表现及有关实验室检查结果为主要依据，结合现场职业卫生学调查资料，经综合分析，并排除其他原因引起的类似疾病后，方可诊断。

二、接触反应：

具有下列一项症状者，可诊断为接触反应：①接触后出现恶心、食欲不振、头晕等症状，腹部无阳性体征，肝功能检查无异常；②接触后皮肤、黏膜出现灼痛、胀痛、麻木等刺激症状。

一般在脱离接触后 48 小时内症状减轻或消失。

三、诊断分级

（一）轻度中毒

短期内接触较大量二甲基甲酰胺后，出现头晕、恶心、呕吐、食欲不振、腹痛等症状，并诊断为急性轻度中毒性肝病[见《职业性中毒性肝病诊断标准》(GBZ 59—2010)]。

（二）中度中毒

在轻度中毒的基础上，具有下列一项症状者，可诊断为中度中毒：①急性中度中毒性肝病[见《职业性中毒性肝病诊断标准》(GBZ 59—2010)]；②急性轻度中毒性肝病伴急性糜烂性胃炎或急性出血性胃肠炎。

（三）重度中毒

在中度中毒的基础上，具有下列一项症状者，可诊断为重度中毒：①急性重度中毒性肝病[见《职业性中毒性肝病诊断标准》(GBZ 59—2010)]；②急性中度中毒性肝病伴急性糜烂性胃炎或急性出血性胃肠炎。

四、鉴别诊断

DMF 中毒应与急性胃肠炎、食物中毒、病毒性肝炎，以及其他毒物、药物所致肝病等疾病相鉴别。

【治疗】

目前，DMF 中毒尚无特效解毒药。吸入中毒者应迅速脱离现场，皮肤污染时脱去污染的衣物，立即用清水冲洗。眼睛污染时需用清水彻底冲洗。

重点针对中毒性肝病进行治疗。卧床休息，给予清淡、富含维生素、易消化的饮食，保护肝脏，如出现出血性胃肠炎，应给予对症治疗。重度中毒者可应用糖皮质激素。其他对症支持治疗。

第二十一节　丙烯酰胺

【理化性质】

丙烯酰胺是一种不饱和酰胺，分子量 71.08；常温常压下为白色结晶状固体，不易挥发，易溶于水、乙醇、丙酮和三氯甲烷等极性溶剂，微溶于甲苯，不溶于苯和庚烷；在 85 ℃以上高温或在光和氧化剂作用下易聚合。

【职业接触】

本品绝大多数(约 90%)用于生成聚丙烯酰胺，该物质稳定、无毒、高水溶性，被广泛应用于石油开采、污水处理、造纸、塑料、涂料、纺织、选矿、医药、服装加工等行业。中毒者主要见于生产与使用丙烯酰胺单体的作业。

【毒代动力学及发病机制】

本品属中等毒性，啮齿类动物口服给药的 LD_{50} 为 100～200 mg/kg，可经呼吸道、消化道、皮肤、黏膜等途径吸收进入人体，具有神经毒性、致癌性、遗传毒性、发育毒性、雄性生殖毒性等。目前，在人群中得到证实的为神经毒性，其致癌性、遗传毒性等仍在研究中。

一、神经毒性

丙烯酰胺是蓄积性神经毒物，对中枢神经和周围神经均有毒性作用。急性、亚急性中毒以中枢神经损害为主，突出症状是小脑性共济失调，周围神经病变不明显；慢性中毒则以周围神经损害为主，首先出现末梢变性，后出现轴突变性，表现为四肢末端对称性感觉和运动障碍。其发病机制可有下列几点：①氧化应激介导；②抑制中枢神经系统的能量代谢；③调控神经元凋亡；④其他还包括与巯基结合等。

二、致癌性和遗传毒性

丙烯酰胺致癌性和遗传毒性主要与环氧丙酰胺有关，该物质是丙烯酰胺的代谢产物，具有很强的遗传毒性，能直接攻击 DNA 分子，引起突变，而且其基因毒性具有明显的累积效应。

三、其他毒性

动物实验发现丙烯酰胺具有生殖毒性，其可通过胎盘进入胎儿体内，影响胎儿发育，产生畸胎，但并未明确观察到丙烯酰胺对人类后代发育会产生何种影响。

【临床表现】

丙烯酰胺中毒主要损伤神经系统，临床表现主要取决于接触剂量。急性或亚急性中毒以中枢神经系统功能障碍为主，可出现意识障碍、精神症状及小脑功能损伤等表现；慢性中毒则以周围神经变性障碍为主。

一、急性或亚急性中毒

丙烯酰胺在体内蓄积到 80～130 mg/kg 时才可能引起中毒，故职业性急性中毒较为少见，临床上急性中毒病例多为口服吸收所致。急性中毒的主要临床症状为嗜睡、谵妄、躁动不安、抽搐、昏迷等中毒性脑病表现。严重者可因多脏器功能衰竭而死亡。

亚急性中毒表现为四肢无力、嗜睡及小脑功能障碍，可有眼球水平震颤、言语含糊、共济失调、持物不稳、动作笨拙，指鼻试验、跟膝胫试验阳性，轮替动作失调、步态不稳等。脱离接触 1 个月左右，随中毒性脑病症状消退，逐渐出现感觉-运动性周围神经病，表现为肢体麻木、刺痛、下肢无力等症状。

二、慢性中毒

慢性中毒多于接触丙烯酰胺数月、数年后发生，一般起病隐袭，主要表现为头痛、头晕、乏力、嗜睡、食欲不振等症状。随着病情进展，可出现周围神经病，表现为手足多汗、湿冷，手掌红斑、脱屑，进而有四肢无力、肢端麻木、持物不牢等症状。神经系统检查可见跟腱反射减弱或消失，四肢末端呈手套、袜套样感觉障碍，病情进展时可扩展至肘、膝水平；深感觉障碍时可见共济失调，音叉振动觉和位置觉均减退，闭目难立征试验阳性等。严重病例尚可见四肢肌力降低、四肢肌肉萎缩，明显影响运动能力。

【实验室检查】

一、神经-肌电图测定

神经-肌电图变化较明显，具体表现为神经传导速度大致正常或轻度减慢，远端感觉神经电位明显降低，诱发电位波幅降低，可见纤颤波、正锐波以及自发失神经电位，提示慢性丙烯酰胺中毒是以轴索损害为主的周围神经病。

二、脊髓及大脑诱发电位测定

脊髓及大脑诱发电位测定可见脊髓传导速度减慢、传导时间延长，而颈髓以上中枢传导时间未见改变，提示其主要为脊髓上行传导纤维受损。

三、生物标志物检测

丙烯酰胺和环氧丙酰胺可与血红蛋白的氨基末端缬氨酸结合，分别生成血红蛋白加合物：N-(2-氨基甲酰乙基)缬氨酸和 N-(2-氨基甲酰-2-羟基乙基)缬氨酸。这两种加合物性质稳定，可存留于整个红细胞生存周期，其水平可作为丙烯酰胺慢性暴露水平的客观指标。

【诊断与鉴别诊断】

诊断依据《职业性丙烯酰胺中毒的诊断》(GBZ 50—2015)进行。

一、诊断原则

(一)急性中毒

根据短期内接触大量丙烯酰胺的职业史，出现以中枢神经系统功能障碍为主的临床表现,结合实验室检查结果及工作场所职业卫生学调查,进行综合分析,排除其他类似疾病后,方可诊断。

(二)慢性中毒

根据长期接触丙烯酰胺的职业史,出现多发性周围神经损害的症状、体征及神经-肌电图改变,结合工作场所职业卫生学调查,排除其他病因引起的周围神经疾病后,方可诊断。

二、诊断分级

(一)急性中毒

1.轻度中毒　短期接触大量丙烯酰胺后,患者会出现头痛、头晕、乏力,接触局部皮肤出现多汗、湿冷、红斑、脱皮,或伴四肢麻木,并同时具有下列表现之一者,可诊断为轻度中毒:①轻度意识障碍[见《职业性急性化学物中毒性神经系统疾病诊断标准》(GBZ 76—2024)];②小脑性共济失调,如持物不稳、站立不稳或步态蹒跚。

2.重度中毒　在轻度中毒表现基础上,具有下列表现之一者,可诊断为重度中毒:①中度或重度意识障碍[见《职业性急性化学物中毒性神经系统疾病诊断标准》(GBZ 76—2024)],可伴有癫痫样发作;②出现明显的精神症状[见《职业性急性化学物中毒性神经系统疾病诊断标准》(GBZ 76—2024)]。

(二)慢性中毒

1.轻度中毒　长期接触丙烯酰胺,局部皮肤出现多汗、湿冷、红斑,或肢端麻木、刺痛、下肢乏力等症状,同时具有下列表现之一者,可诊断为轻度中毒:①四肢对称性手套、袜套样分布的痛觉,触觉障碍,肢体远端音叉震动觉减退,伴跟腱反射减弱;②神经-肌电图检查提示轻度周围神经损害[见《职业性慢性化学物中毒性周围神经病的诊断》(GBZ/T 247—2013))]。

2.中度中毒　在轻度中毒基础上,具有下列表现之一者,可诊断为中度中毒:①四肢震动觉或痛觉、触觉障碍水平达肘、膝以上,伴跟腱反射消失;②肢体肌力减退至 3 级;③深感觉明显障碍伴感觉性共济失调;④神经-肌电图检查提示明显周围神经损害[见《职业性慢性化学物中毒性周围神经病的诊断》(GBZ/T 247—2013))]。

3.重度中毒　在中度中毒基础上,具有下列表现之一者,可诊断为重度中毒:①肢体肌力减退至 2 级及以下;②四肢远端明显肌肉萎缩;③神经-肌电图检查提示严重周围神经损害[见《职业性慢性化学物中毒性周围神经病的诊断》(GBZ/T 247—2013))]。

三、鉴别诊断

(一)急性中毒

丙烯酰胺急性中毒需要与下列中枢神经系统功能障碍性疾病进行鉴别:脑血管疾病

(脑出血或脑血栓);颅脑外伤;急性药物中毒;中枢神经系统感染性疾病(化脓性脑膜炎、病毒性脑膜炎等);免疫性疾病(系统性红斑狼疮、多发性硬化);内分泌和营养代谢性疾病,如低血糖昏迷、黏液性水肿等。

(二)慢性中毒

丙烯酰胺慢性中毒需与其他疾病引起的周围神经病进行鉴别,如药物性周围神经病、营养缺乏性周围神经病、其他(如砷、铅等)中毒性周围神经病。

【治疗】

丙烯酰胺中毒无特效解毒剂,主要为对症治疗及支持治疗。

急性中毒时,皮肤接触者应用温水彻底清洗皮肤,更换衣物;误服者应彻底洗胃,并灌服活性炭。急性中毒应重点防治脑水肿,保护重要脏器功能。

慢性中毒治疗重点是周围神经损伤,可使用 B 族维生素、能量合剂以及神经生长因子等。

【预防】

加强工人上岗前职业健康教育;生产过程中做好个人防护;加强设备维修及保养,作业场所应密闭和局部通风,防止泄漏。此外,还应做好职业健康监护,早期发现疑似中毒患者,及时脱离丙烯酰胺作业场所,并给予积极治疗。

第二十二节　环氧氯丙烷

【理化性质】

环氧氯丙烷又名 3-氯-1,2-环氧丙烷。环氧氯丙烷为无色不稳定液体,有氯仿样气味,分子量 92.53,爆炸极限 3.8%～21%,可与醇、醚、苯、四氯化碳等溶剂混溶。

【职业接触】

本品由丙烯高温氯化而得,在生产环境中常同时接触氯丙烯、二氯丙醇和二氯丙烷。环氧氯丙烷主要用于合成甘油、环氧树脂、表面活性剂、杀虫剂和溶剂,也是含氯物质的稳定剂和化学中间体。

【毒代动力学】

环氧氯丙烷属中等毒性，燃烧时可产生光气、一氧化碳、氯化氢等腐蚀性及毒性气体，具有致癌性，可经呼吸道、皮肤和消化道吸收，对黏膜、呼吸道有刺激作用，对中枢神经系统有麻醉作用，在体内的生物转化过程不详。

本品的神经毒作用主要是神经纤维轴突微管内线粒体损伤，使轴浆运输发生障碍，导致轴突和髓鞘发生病变，因而实验动物表现为肌肉松弛无力和后肢瘫痪。本品还是细胞原浆毒，其原液直接接触皮肤、黏膜可引起细胞变性和坏死。

【临床表现】

由于本品沸点高、挥发性低，故很少引起吸入性急性中毒。较低浓度长时间吸入者，可出现神经衰弱综合征及末梢神经炎改变，并有眼睛刺痛、流泪、胸闷、咳嗽、恶心、呕吐、食欲不振及肝脏损害等症状。少数人可有荨麻疹及哮喘等变态反应表现。高浓度吸入者，可出现呼吸困难、肺水肿，甚至可引起反射性呼吸抑制等。

皮肤直接接触本品几天后出现红斑、水肿和丘疹，严重者出现水疱和溃疡。

【诊断及鉴别诊断】

皮肤和上呼吸道损害可依据其接触史和临床表现作出诊断。对单纯环氧氯丙烷致周围神经病的诊断应慎重，必须排除氯丙烯及其他病因的可能性。

【治疗】

本品皮肤接触时，应立即用大量清水冲洗，出现红斑者可涂以紫草油，已出现水疱或溃疡者可用α-糜蛋白酶以生理盐水稀释后湿敷，而后再以凡士林或紫草油纱布换药处理可迅速治愈。污染眼睛时可用清水、生理盐水或2%碳酸氢钠溶液冲洗。

保持呼吸道通畅，必要时给予氧疗，积极防治化学性肺水肿、呼吸循环衰竭，防治肺部感染及肝脏损害，对症支持治疗。

【预防】

在正常生产条件下应防止跑、冒、滴、漏造成皮肤直接接触或短暂性高浓度呼吸道接触。在生产过程中应尽可能实现管道化、密闭化和自动化生产，在灌装、运输过程中要戴好橡胶手套，避免皮肤直接接触。

第七章　农药中毒

第一节　总论

【概述】

农药主要是指用来杀灭或控制危害农作物生长和农产品储存的病、虫、草、鼠等有害生物的一类物质；还包括调节、控制、影响农作物代谢、生长、发育的物质，如植物生长调节剂、脱叶剂、增效剂等。农药可由化学合成，也可来源于天然物质；可为一种化学物质，也可为几种物质的混合物。

农药按其用途大致可分为如下几种：

(1)杀虫剂：①有机磷类：常见品种有近百种，如敌敌畏、乐果、对硫磷等。②氨基甲酸酯类：又称有机氮类，常见品种有 20 余种，如甲萘威(西维因)、克百威(呋喃丹)、叶蝉散等。③杀虫脒类：属于有机氮类，又称克死螨、氯苯脒。④生物性杀虫剂：主要指杀虫成分最初主要来自植物或其他生物的杀虫剂。目前主要为人工合成的化合物，常见有拟除虫菊酯类，如敌杀死、安绿宝、除虫精等；泥沙蟾毒素类，如杀虫环、杀虫单、杀螟丹、螟蛉畏等；其他类，如鱼藤酮、藜芦碱、苦参碱、树脂酸钠、白曼陀罗等。

(2)杀虫螨：①有机氯化合物：氯杀螨、敌螨丹、杀螨酯等。②有机氟化合物：氟蚜螨、氟乙酰胺。③有机锡类：三唑锡、苯丁锡、螨完锡等。④其他化合物：有机硫类、有机溴类、有机氮类等。

(3)杀菌剂：常见化合物有重铬酸钠、三苯基乙酸锡、田安、稻瘟净、醋酸苯汞、福美双、叶枯净等。

(4)除草剂：常见化合物有硫酸铵、2,4-滴丁酯、敌草隆等。

(5)杀鼠剂：溴敌隆、氟乙酸钠、毒鼠强等。

(6)植物生长调节剂：乙烯利、甲哌啶、矮壮素、脱叶灵等。

(7)不育剂：白消安、苯丙酸氮芥、硫代绝育灵、5-氟尿嘧啶等。

(8)脱叶剂：常用的有脱叶磷、脱叶亚磷、脱叶硫磷等。

(9)增效剂：主要以增加杀虫剂的效能为主，常用的有八氯二丁醚(除虫菊酯增效剂)、亚甲二氧苯类(除虫菊酯、鱼藤酮的增效剂)等。

(10)驱避剂：主要用于防止害虫接近人体，如驱昆虫剂(驱蚊酯、避蚊酮、驱蚊醇、避蚊胺等)。

【主要毒性】

一、毒性的判定标准

农药急性毒性可分为剧毒、高毒、中等毒、低毒、微毒 5 级。常用实验动物在给定时间内有 50%发生死亡的毒物剂量(LD_{50})表示。根据染毒途径不同，又可分为经口 LD_{50}、经皮 LD_{50}、吸入 LD_{50}；LD_{50}越小，毒性越大。

但 LD_{50}仅能反映对人体危害性的一个方面，有的农药尽管急性毒性不大，但有很强的蓄积性或有致癌、致畸、致突变或生育障碍作用，危害性依然严重。因此，除了急性毒性外，还需考虑农药的慢性毒性、特殊毒性等。

二、农药的共同毒性

上述十大类农药中，对人类健康威胁较大的主要是杀虫剂、杀鼠剂；其次是杀真菌剂及除草剂。最常见的引起急性中毒的是有机磷类、氨基甲酸酯类、拟除虫菊酯类。各类农药的共同毒性如下：

(一)皮肤黏膜刺激性

有机氯、有机磷、有机汞、氨基甲酸酯、杀虫脒、卤代烃、酚类、有机硫、有机锡、除草醚、百草枯等刺激作用较强。常引起接触部位皮肤充血、水肿、皮疹、瘙痒、水疱，甚至灼伤、溃疡等。

(二)神经毒性

因杀虫剂多为有机化合物，脂溶性较强，对神经代谢、功能、结构的损伤是其发挥作用的主要机制，此类杀虫剂中毒常引起神经症状。作用最强的有有机氯、有机磷、有机汞、氨基甲酸酯、卤代烃等，它们常可导致中毒性脑病或周围神经病。

(三)心脏毒性

上述神经毒性作用常是心脏功能障碍的病理生理基础，有些农药尚有心肌直接损伤作用，如有机氯、有机磷、有机汞、有机氟、卤代烃、磷化锌等，可导致心电图异常、心源性休克，甚至猝死。

(四)消化道刺激作用

多数农药口服后可引起化学性胃肠炎,如出现恶心、呕吐、腹痛、腹泻等症状,有的如百草枯、有机硫类、酚类等可引起腐蚀性胃肠炎,出现呕血、便血等表现。

三、农药的特殊毒性

(一)血液毒性

杀虫脒、螟蛉畏、甲酰苯肼、除草醚等可引起高铁血红蛋白血症,甚至导致溶血;茚满二酮类及羟基香豆素类杀鼠剂则可导致凝血机制障碍,引起全身严重出血。

(二)肝脏毒性

有机砷、有机硫、有机汞、有机氯、氨基甲酸酯类、卤代烃、环氧丙烷、百草枯、杀虫双等,可引起肝功能异常及肝肿大。

(三)呼吸系统毒性

五氯酚钠、氯化苦、磷化氢、福美锌、安妥、卤代烃、杀虫双、有机磷、氨基甲酸酯、百草枯等,可引起化学性肺炎、肺水肿,百草枯尚能引起急性肺间质纤维化。

(四)肾脏毒性

农药引起急性血管内溶血后,生成大量游离血红蛋白,导致急性肾小管堵塞、坏死,有机砷、有机硫、有机汞、有机氯、环氧丙烷等还有肾小管直接毒性,可引起肾小管急性坏死,严重者导致急性肾功能衰竭;杀虫脒可引起急性出血性膀胱炎。

(五)其他

高热症状,如有机氯类因损伤神经系统而导致中枢性高热;五氯酚钠、二硝基苯酚、二硝基甲酚、乐螨虫等可引起体内氧化磷酸化解偶联,使得氧化过程中产生的热量无法以高能磷酸键形式储存而转化为热能释放,导致机体产生高热、大汗、昏迷、惊厥等症状。

第二节　有机磷

有机磷杀虫剂是我国目前使用最广、用量最大的农业杀虫剂。多数品种毒性较大,稍有不慎,很易引起中毒。急性有机磷杀虫剂中毒是短时间内接触较大量的有机磷后出现的以神经系统损害为主的全身性疾病。

【理化性质】

有机磷杀虫剂多为油状液体,少数为晶状固体,多数有蒜臭味,但硫磷的纯品无臭、无味。有机磷一般挥发性强,易溶于有机溶剂,不溶或微溶于水,对光、热、氧较稳定,遇碱迅速分解破坏。但敌百虫易溶于水，遇碱后可转变为毒性更大的敌敌畏。

【职业接触】

工业生产过程的跑、冒、滴、漏，在无适当防护条件下检修设备，或分装农药时防护不周，污染皮肤等。使用过程中，不遵守安全操作规程，喷药时不注意个人防护，喷药结束后未及时彻底清洗皮肤等污染部位。运输、装卸、供销与保管中疏忽大意，违反操作规程等。

生活性中毒 自杀、误服、投毒等；误食喷药不久的粮食、蔬菜、水果，使用装过农药的容器盛装生活佐料等；滥用有机磷治疗皮肤病或用有机磷喷洒、浸泡衣服或床上用品防蚊、防虱等。

【毒代动力学】

有机磷农药可经胃肠道、呼吸道及完好的皮肤与黏膜吸收。有机磷农药吸收后迅速随血液及淋巴循环分布到全身各器官组织，其中以肝内浓度最高。进入体内的有机磷主要有氧化、分解两种代谢形式，氧化产物毒性增强，分解产物毒性降低。有机磷代谢转化后主要通过肾脏排出，小量由粪便排出。有的品种在呼出气中可有微量排出，一般数日内可排完。

【临床表现】

一、急性中毒

急性中毒后，发病时间与有机磷杀虫剂的品种、剂量、侵入途径及人体健康状况等因素有关。经皮吸收中毒者潜伏期较长，口服中毒发病较快，尤其是口服量大或空腹时，可在数分钟内发病，呼吸道吸收中毒发病时间相对迟些。通常发病越快，病情越重。

（一）毒蕈碱样症状

毒蕈碱样症状是由于胆碱能传出神经节后纤维与效应器的突触处，乙酰胆碱准积所引起的临床表现，主要有腺体分泌亢进，如多汗、流涎、口鼻分泌物增多及肺水肿等；平滑肌痉挛，如呼吸困难、恶心、呕吐、腹痛、腹泻及大小便失禁等；瞳孔缩小、心动过缓、血压偏低及心律失常。

（二）烟碱样作用

烟碱样作用为乙酰胆碱在横纹肌神经-肌肉接头处过度蓄积所致，表现为肌束震颤、肌肉痉挛，患者常有全身紧束感和压迫感，进而由兴奋转为抑制，出现肌无力、肌肉麻痹（包括呼吸肌麻痹）等；交感神经节受乙酰胆碱刺激，其节后交感神经末梢释放儿茶酚胺使血管收缩，表现为血压升高、心动过速、心律失常。

（三）中枢神经系统症状

由于脑内乙酰胆碱蓄积，影响中枢神经系统细胞突触间冲动的传递，患者可表现为头晕、头痛、倦怠、乏力等，随后可出现烦躁不安、言语不清及不同程度的意识障碍。严重者可发生脑水肿，出现癫痫样抽搐、瞳孔不等大，甚至呼吸中枢麻痹而死亡。

二、迟发性神经病

迟发性神经病（organophosphate-induced delayed neuropathy，OPIDN）多在急性中毒后 1～2 周起病，有的延迟到 3～5 周。在胆碱能症状消失后出现腓肠肌酸痛及压痛，数日后出现下肢无力呈弛缓性麻痹，以远端明显，继而影响上肢，多伴有肢体远端套式感觉障碍、跟腱反射消失等神经系统症状。神经-肌电图可出现自发的失神经电位，多相电位增多，神经传导速度减慢等神经源性损害。而全血或红细胞胆碱酯酶活性可正常。

三、中间期肌无力综合征

中间期肌无力综合征（intermediate myasthenic syndrome，IMS）是指在有机磷杀虫剂中毒后急性胆碱能危象消失 1～4 天，出现以呼吸肌、脑神经运动所支配的肌肉以及肢体近端肌肉无力为特征的一组综合征。IMS 大多发生在 OPIDN 之前，患者突然发生呼吸困难、发绀、声音嘶哑、吞咽困难，咽反射消失，眼球活动受限，四肢肌力减退，抬头困难，腱反射减弱或消失，但神志清楚，感觉无异常。严重者可因呼吸肌麻痹而死亡。

四、局部作用

少数有机磷杀虫剂如敌敌畏等对皮肤、黏膜刺激作用较强，接触其原液后局部可出现瘙痒或灼热感，皮肤潮红、肿胀，继而出现大小不等的水疱等；常通过皮肤吸收引起全身中毒症状。经口中毒者可引起胃肠道黏膜损伤，发生腐蚀性胃炎，甚至发生上消化道大出血。有机磷污染眼睛时可引起瞳孔极度缩小、视力模糊、眼睛疼痛等。

五、其他表现

急性有机磷杀虫剂中毒后，尤其是重度中毒后，患者可表现为不同程度的心脏损害，如心律不齐、ST-T 改变和 QT 间期延长等，应引起临床医生的注意。

六、慢性中毒

动物实验表明，小剂量长期暴露下，多种有机磷均可引起中枢神经系统损害。慢性有机磷中毒问题值得引起重视，需进一步研究，阐明其规律及特点。

【诊断及鉴别诊断】

职业性急性有机磷杀虫剂中毒诊断标准如下：

一、诊断原则

根据短时间接触较大量有机磷杀虫剂的职业史，出现以自主神经、中枢神经和周围神经系统症状为主的临床表现，结合血液胆碱酯酶活性的测定，参考作业环境的劳动卫生调查资料，进行综合分析，排除其他类似疾病后，方可诊断。

二、接触反应

具有下列表现之一者，可诊断为接触反应：

(1)全血或红细胞胆碱酯酶活性在70%以下，尚无明显中毒的临床表现。

(2)有轻度的毒蕈碱样自主神经症状和(或)中枢神经系统症状，而全血或红细胞胆碱酯酶活性在70%以上。

三、诊断分级

(一)急性轻度中毒

短时间内接触较大量有机磷杀虫剂后，在24小时内出现较明显的毒蕈碱样自主神经和中枢神经系统症状，如头晕、头痛、乏力、恶心、呕吐、多汗、胸闷、视物模糊、瞳孔缩小等。全血或红细胞胆碱酯酶活性一般在50%～70%。

(二)急性中度中毒

在轻度中毒基础上，出现肌束震颤等烟碱样表现，全血或红细胞胆碱酯酶活性一般在30%～50%。

(三)急性重度中毒

除上述胆碱能兴奋或危象的表现外，具有下列表现之一者，可诊断为重度中毒：①肺水肿；②昏迷；③呼吸衰竭；④脑水肿；⑤全血或红细胞胆碱酯酶活性一般在30%以下。

(四)中间期肌无力综合征

在急性中毒后1～4天，胆碱能危象基本消失且意识清晰，出现以肌无力为主的临床表现。

1.轻型中间期肌无力综合征　具有下列肌无力表现之一者，可诊断为轻型中间期肌无力综合征：①屈颈肌和四肢近端肌肉无力，腱反射可减弱；②部分脑神经支配的肌肉无力。

2.重型中间期肌无力综合征　在轻型中间期肌无力综合征基础上或直接出现下列表现之一者，可诊断为重型中间期肌无力综合征：①呼吸肌麻痹。②双侧第Ⅸ对及第Ⅹ对脑神经支配的肌肉麻痹造成上气道通气障碍。③高频重复刺激周围神经的肌电图检查，可引出肌诱发电位波幅呈进行性递减；全血或红细胞胆碱酯酶活性多在30%以下。

(五)迟发性多发性神经病

在急性重度和中度中毒后2～4周，胆碱能症状消失，出现感觉、运动性多发性神经病。神经-肌电图检查显示神经源性损害。全血或红细胞胆碱酯酶活性可正常。

四、鉴别诊断

本病应与急性胃肠炎、中暑、安眠药中毒等相鉴别。

【治疗】

急性有机磷农药中毒发病快,病情变化大,应采取综合措施救治。

一、清除毒物

防止毒物继续吸收,中毒者立即脱离现场,脱去污染衣服,全身污染部位(包括皮肤、头发、指甲等)用碱水或肥皂水彻底清洗。眼部受污染者迅速用清水或2%碳酸氢钠溶液冲洗至少20分钟。口服中毒者,应立即用温清水洗胃,洗胃必须彻底,直至灌流出的液体变清、无味为止,洗胃后可注入活性炭以吸附毒物。敌敌畏对胃肠道黏膜腐蚀性较强,可注入氢氧化铝凝胶等以保护胃肠道黏膜。

二、特效解毒剂的应用

常用解毒剂包括抗胆碱药和胆碱酯酶复能剂两类。

(一)抗胆碱药

1.阿托品　阿托品能拮抗乙酰胆碱蓄积所引起的副交感神经和中枢神经的毒蕈碱样症状和中枢神经系统症状。阿托品对呼吸中枢有兴奋作用,能解除有机磷中毒引起的呼吸中枢抑制作用,但对烟碱样症状和胆碱酯酶复能没有作用。临床应用阿托品常采用静脉给药方式,用量要由患者病情,有机磷杀虫剂的种类、摄入量和中毒时间等因素决定。

用药原则:用量要足,即在严密细致的临床观察下,短时间内连续使用阿托品,以达到阿托品化,既要收到最大疗效又要避免过量中毒。阿托品化后根据病情适量维持。阿托品化指征:瞳孔略大,轻度烦躁,颜面潮红、干燥;腺体分泌减少,肺部湿啰音减少或消失,意识障碍减轻或昏迷患者开始苏醒等。

应注意阿托品中毒。阿托品中毒表现:瞳孔散大、过度兴奋或烦躁、幻觉、双手抓空、乱喊乱叫以至昏迷;呼吸慢而浅,心率增快,血压升高,高热,皮肤潮红、干燥,腹胀,肠鸣音消失,尿潴留。严重者亦可发生肺水肿,可因呼吸中枢麻痹而死亡。阿托品中毒后应立即停药,应用利尿剂促进排泄,或肌内注射毛果芸香碱5 mg,必要时可重复。

2.盐酸戊乙奎醚　又名长托宁,为一类新药,对毒蕈碱(M)受体亚型 M_1、M_3 有较强的选择性,主要作用于中枢神经(M_1)、平滑肌和腺体(M_3),能较好、较快地控制有机磷中毒引起的中枢神经症状,如惊厥、中枢呼吸循环衰竭和烦躁不安,同时在外周也能较强地阻断乙酰胆碱对M受体的激动作用,能较好地拮抗有机磷农药中毒引起的毒蕈碱样症状,如支气管平滑肌痉挛和分泌物增多、出汗、流涎、瞳孔缩小和胃肠道平滑肌痉挛等,还能增加呼吸频率和呼吸流量，但对M受体无明显作用，故对心率无明显影响，对外周胆碱能受体无明显拮抗作用。盐酸戊乙奎醚用于有机磷中毒急救和中毒后期或胆碱酯酶老化后维持阿托品化。

（二）胆碱酯酶复能剂

胆碱酯酶复能剂又称肟类复能剂，能使被抑制的胆碱酯酶恢复活性，对解除烟碱样症状较为有效。我国目前使用的胆碱酯酶复能剂品种有氯解磷定、碘解磷定、双复磷等。对复能剂有效的有机磷杀虫剂中毒，应尽早应用，因所有复能剂对已老化的胆碱酯酶无复能作用。还应根据中毒程度，给予合理的剂量和应用时间，因复能剂对不同的有机磷品种疗效不同。另外，还应注意复能剂中毒。

有机磷杀虫剂中毒时，胆碱酯酶复能剂与阿托品联合应用更为有效。

三、对症支持治疗

有机磷杀虫剂中毒一般病情较危急，应常规给予动态生命体征监测，吸氧，保持呼吸道通畅，危重患者可用血液灌流技术以清除血液内有机磷毒物；积极防治并发症。

出现中间期肌无力综合征时，应密切观察病情，呼吸肌麻痹时，应立即进行气管插管或气管切开，给予机械通气，以维持呼吸功能。注意保持气道通畅，防治呼吸道感染。对OPIDN的治疗，以对症治疗及理疗为主。

【预防】

生产过程中应严格规范操作规程，杜绝跑、冒、滴、漏现象，注意个人卫生，做好个人防护。保管过程中，禁止与粮食同库存放，所有农药容器必须有明显警告标志，一切盛装农药的容器均不准用作其他用途。加强防毒宣传教育，培训喷药专业队伍；施药时要严格执行各项有关法规。

第三节　氨基甲酸酯类杀虫剂

氨基甲酸酯类杀虫剂是继有机磷和有机氯后发展起来的一类合成农药。氨基甲酸酯类作为杀虫剂，具有速效、内吸、触杀、残留期短及对人畜毒性较有机磷低的优点。急性氨基甲酸酯杀虫剂中毒是指短时间内密切接触杀虫剂后，因体内胆碱酯酶活性下降而引起的以毒蕈碱样、烟碱样和中枢神经系统症状为主的全身性疾病。

【理化性质】

大多数氨基甲酸酯杀虫剂为白色结晶，无特殊气味。熔点多在 50～150 ℃。蒸气压普遍较低，大多数品种易溶于多种有机溶剂，难溶于水。氨基甲酸酯杀虫剂在酸性溶液中分解缓慢，相对稳定，遇碱易分解，温度升高时，分解速度加快。

【职业接触】

在生产、加工、包装、贮存、配制在农业使用过程中均可接触氨基甲酸酯类杀虫剂。在使用呋喃丹杀虫剂时，常因违章操作，直接用手搓洗原药后喷洒，造成多起中毒事故。

【毒代动力学】

氨基甲酸酯类杀虫剂可通过呼吸道、胃肠道和皮肤侵入机体，在胃肠道几乎完全被吸收。氨基甲酸酯类杀虫剂吸收后主要分布在肝、肾、脑、脂肪和肌肉中。氨基甲酸酯类杀虫剂在体内代谢迅速，24 小时一般可排出摄入量的 70%～80%。其转化形式主要有水解、氧化和结合，一部分经肝脏水解、氧化或与葡萄糖醛酸结合解毒，一部分以原形或代谢产物形式由肾脏排出。大部分氨基甲酸酯类杀虫剂经口毒性为中等毒性，经皮毒性为低毒。其化学结构的主体构型与乙酰胆碱类似，可以与乙酰胆碱酯酶结合形成氨基甲酰化胆碱酯酶，使胆碱酯酶失去水解乙酰胆碱的活力，导致乙酰胆碱堆积，产生与有机磷中毒相似的综合征。

【临床表现】

急性氨基甲酸酯杀虫剂中毒的临床表现与有机磷相似，但又有其特点。

轻度中毒时有较轻的中枢神经系统和毒蕈碱样症状，如头晕、头痛、乏力、视物模糊、恶心、呕吐、腹痛、腹泻、流涎、多汗、瞳孔缩小等。部分病例可伴有肌束震颤等烟碱样表现，但持续时间短，恢复快。重度中毒表现为癫痫、昏迷、肺水肿、脑水肿或呼吸衰竭等。生产性中毒多表现为轻度，重度中毒一般为口服中毒。氨基甲酸酯杀虫剂无慢性中毒。

实验室检查可有全血胆碱酯酶活力降低，重度中毒可降至 30%以下。一次接触大剂量氨基甲酸酯杀虫剂后，血胆碱酯酶活力可在 15 分钟内降至最低，但恢复也较快。

【诊断与鉴别诊断】

诊断依据《职业性急性氨基甲酸酯杀虫剂中毒诊断标准》(GBZ 52—2002)进行。

一、诊断原则

根据短时间接触大量氨基甲酸酯杀虫剂的职业史，迅速出现相应的临床表现，结合全血胆碱酯酶活性的及时测定结果，参考现场劳动卫生学调查资料，进行综合分析，排除其他病因后，方可诊断。

二、诊断分级

（一）轻度中毒

短期密切接触氨基甲酸酯后，出现较轻的毒蕈碱样和中枢神经系统症状，如头晕、头痛、乏力、视物模糊、恶心、呕吐、流涎、多汗、瞳孔缩小等，有的可伴有肌束震颤等烟碱样症状，一般在 24 小时内恢复正常。全血胆碱酯酶活性往往在 70%以下。

（二）重度中毒

除上述症状加重外，并具备以下任何一项者，可诊断为重度中毒：①肺水肿；②昏迷或脑水肿；③全血胆碱酯酶活性一般在 30%以下。

三、鉴别诊断

急性氨基甲酸酯类杀虫剂中毒时需与急性有机磷杀虫剂中毒、中暑、心脑血管病、急性胃肠炎和食物中毒等相鉴别。需要注意的是，农药复配应用时，可同时存在氨基甲酸酯与有机磷，或与其他农药混合剂中毒的问题。

【治疗】

一、清除毒物、阻止毒物继续吸收

中毒者立即脱离现场，脱去污染衣物，用肥皂水反复彻底清洗污染的皮肤、头发、指甲或伤口。眼部受污染者，应迅速用清水冲洗，至少 10 分钟，口服中毒者，用清水迅速洗胃，反复灌洗直至洗出液澄清、无气味为止。

二、特效解毒剂

特效解毒剂应以阿托品、氢溴酸东莨菪碱等抗胆碱能药物为主，但用量应较有机磷杀虫剂中毒小。轻度中毒可用阿托品 0.3～0.6 mg，口服；或 0.5～1.0 mg，肌内注射，必要时重复 1～2 次，不必阿托品化。重度中毒者，选择静脉注射，并尽快达阿托品化，但总剂量远比有机磷中毒时为小。单纯氨基甲酸酯类中毒不需用肟类复能剂，因其可增加氨基甲酸酯的毒性，并降低阿托品疗效。如系氨基甲酸酯类与有机磷混配中毒，可先用阿托品，在中毒一段时间后，可酌情适量应用肟类复能剂，如有不良反应则提示体内尚有未代谢分解的氨基甲酸酯存在，应暂缓给予复能剂。

三、对症治疗与支持治疗

对烦躁不安患者，可使用镇静剂，不宜用巴比妥类药物。重度中毒时要特别注意监护心肺功能，保持呼吸道通畅，积极防治肺水肿和呼吸衰竭；切忌不适当的大量输液，诱发和加重脑水肿。

【预防】

注意生产设备的改善和维修，加强生产过程的密闭与通风除尘，尽量减少人与毒物的直接接触。在生产与使用过程中要注意个人防护，严格按操作规程操作，严禁直接用手搓洗呋喃丹颗粒并配水喷洒。

第四节　拟除虫菊酯类农药

【理化性质】

拟除虫菊酯类农药为人工合成的、结构上类似天然除虫菊素的农药，故称为拟除虫菊酯类农药。拟除虫菊酯类农业杀虫剂多为含氰基的化合物，属中等毒性，一般配成乳油制剂使用。拟除虫菊酯类卫生杀虫剂则不含氰基，毒性低，常配制成气雾或电烤杀蚊剂。本类多数品种难溶于水，易溶于甲苯、二甲苯及丙酮，遇碱易分解，宜避光保存。拟除虫菊酯类卫生杀虫剂的毒性很低，室内使用一般对人比较安全。

【职业接触】

从事拟除虫菊酯类杀虫剂的生产、分装、运输、销售，或在施药过程中进行配药、喷洒、修理或清洗药械，以及手洗污染的工作服时，皆有接触的机会。职业性急性拟除虫菊酯类杀虫剂中毒多因违反安全操作规程发生，如配制农药浓度过高，施药器械溢漏，徒手或用口吹处理喷管故障，逆风喷洒，未遵守隔行施药，缺乏个人防护，以及衣服和皮肤污染农药后未及时清洗等。生活性拟除虫菊酯中毒多为经口中毒。

【毒代动力学】

本类农药可经呼吸道、皮肤及消化道吸收。在田间施药时，皮肤吸收尤为重要。反式异构体的代谢主要靠水解反应，顺式异构体的代谢则主要靠氧化反应。一般反式异构体的水解及排泄较快，因此比顺式异构体的毒性要小些。拟除虫菊酯类杀虫剂吸收后主要在肝脏代谢，其对机体的毒性作用主要是损害神经系统和消化系统。

【临床表现】

生产性拟除虫菊酯中毒多数为轻度中毒，口服拟除虫菊酯可致严重中毒。

生产性中毒者多在田间施药后 4～6 小时出现症状。首发症状多为面部皮肤灼痒感、针刺感或发麻、蚁走感，常于出汗或热水洗脸后加重，停止接触数小时或十余小时后即可消失。

口服中毒者多于 10 分钟后出现症状，轻度中毒者表现为头痛、头晕、乏力、恶心、呕吐、食欲不振、精神萎靡或肌束震颤，部分患者口腔分泌物增多，多于 1 周内恢复。此外，尚可有胸闷、肢端发麻、心慌、视物模糊、多汗等症状。重度中毒者可出现意识模糊或昏迷，严重者常有阵发性抽搐。重症患者还可出现肺水肿。

拟除虫菊酯与有机磷混配农药中毒者，临床表现与单纯有机磷中毒无异，亦可出现瞳孔缩小、肌束震颤或肺水肿，主要为上腹部灼痛、恶心或呕吐等。

药物污染眼睛时可立即引起眼痛、畏光、流泪、眼睑红肿及球结膜充血水肿。

【诊断及鉴别诊断】

职业性急性拟除虫菊酯中毒诊断标准如下：

一、诊断原则

根据短期内密切接触较大量拟除虫菊酯的职业史，出现以神经系统兴奋性异常为主的临床表现，结合现场调查，进行综合分析，并排除有类似临床表现的其他疾病后，方可诊断。

二、接触反应

接触后出现面部异常感觉（烧灼感、针刺感或紧麻感），皮肤、黏膜刺激症状，而无明显全身症状者，可诊断为轻度中毒。

三、诊断分级

（一）轻度中毒

除上述临床表现外，患者还会出现明显的全身症状，包括头痛、头晕、乏力、食欲不振、恶心、呕吐并有精神萎靡、口腔分泌物增多，或肌束震颤。

（二）重度中毒

除上述临床表现外，具有下列一项表现者，可诊断为重度中毒：①阵发性抽搐；②重度意识障碍；③肺水肿。

三、鉴别诊断

对仅有面部皮肤烧灼感而无全身症状者，不宜作出急性中毒的诊断。重度中毒者应注意与有机磷农药中毒相鉴别，急性拟除虫菊酯类中毒者全血胆碱酯酶大都正常，且预后较好。本病诊断还应与中暑、食物中毒、感冒等相鉴别。

【治疗】

中毒者立即脱离中毒现场，有皮肤污染者应用肥皂水或清水彻底清洗。口服中毒者需尽快用清水或2%～4%碳酸氢钠溶液充分洗胃。

本病无特效解毒剂，以对症及支持治疗为主。出现抽搐者可给予镇静剂。如为拟除虫菊酯与有机磷混配农药的急性中毒，临床表现常以有机磷中毒为主，应先治疗有机磷中毒，再辅以对症治疗。

第五节　有机硫类农药

【理化性质】

有机硫农药主要有两种类型：一类是代森类，主要有代森锌、代森锰、代森铵、代森锰锌等；另一类是福美类，主要有福美双、福美锌、福美铁等。

有机硫化合物多为无臭、无味的粉末或结晶，大多数在遇光、热、酸、碱或受潮时分解，部分品种分解时可释放出二硫化碳；除个别品种外，皆不溶或仅微溶于水，易溶于不同的有机溶剂。

【职业接触】

有机硫类农药主要用于防治果树和蔬菜病害。在工业上有机硫化合物常用作橡胶硫化促进剂，木材防腐剂、防蛇剂，化工原料及医药原料等。在生产和使用上述化学物质过程中均有机会接触。

【毒代动力学】

有机硫农药多属低毒农药，侵入机体后在体内经氧化生成二硫化碳等，这些代谢产物可抑制胆碱能受体，阻碍突触传递，并可干扰三羧酸循环的正常运行，影响新陈代谢，而且这些代谢产物可透过血脑屏障，造成中枢神经系统功能紊乱。

【临床表现】

一、急性中毒

皮肤和黏膜有刺激症状，接触部位可出现红肿、刺痒、皮疹、水疱等。误服者可有恶心、呕吐、腹痛、腹泻等症状。误服量过大时，可累及中枢神经系统，先呈兴奋，后转入抑制，出现呼吸中枢麻痹，并可引起肝肾损害。

二、慢性影响

长期接触可引起接触性皮炎，眼和呼吸道刺激症状亦较常见，有些长期接触者可引起慢性鼻炎，表现为鼻黏膜充血、鼻甲肥厚等；慢性咽炎及结膜炎也常发生；可出现食欲减退等消化道症状，长期接触代森锌可引起肝、肾功能损害。

【治疗】

有机硫农药中毒尚无特效解毒剂，以一般急救措施及对症治疗为主。

皮肤受污染者，用清水或肥皂水清洗皮肤；经口中毒者，立即洗胃，硫酸镁导泻，可选用巯基化合物作为解毒剂，如二巯基丙醇 100 mg，肌内注射，每 4～6 小时 1 次。对症支持治疗：可给予阿托品，但量不宜过大，不必强调阿托品化，防治肝肾功能损害，中毒后禁用油类泻剂，禁食含油食物，禁饮酒等。

【预防】

生产和使用此类化合物时要注意防尘及个人防护。皮肤污染时，应用清水冲洗并更衣。操作前后禁饮酒，防止误用、误服等。

第六节　氟乙酰胺

【理化性质】

氟乙酰胺为有机氟内吸性杀虫剂，又名敌蚜胺，为白色、无臭、无味、针状结晶体，易溶于水和有机溶剂，有吸湿性。本品性质较稳定，不易挥发，在通常情况下，经长期保存或煮沸、高温、高玉等处理，毒性不变，与新配药液毒性基本相同。

【职业接触】

氟乙酰胺具有内吸和触杀作用，可防治棉蚜、红蜘蛛、森林蚧壳虫及灭鼠。中毒事故均系误服本品或食用本品毒死的禽类所致。

【毒代动力学】

氟乙酰胺属剧毒类，大鼠口服半数致死量为 5.3 mg/kg，人口服致死量为 0.1～0.5 g。氟乙酰胺进入人体后，即水解生成氟乙酸，与三磷酸腺苷和辅酶 A 作用，形成氟乙酰辅酶 A，再与草酰乙酸作用生成氟柠檬酸，氟柠檬酸在化学结构上与柠檬酸相似，但不能被乌头酸酶所作用，反而可抑制乌头酸酶，因而使柠檬酸不能代谢为乌头酸，使三羧酸循环中断，最终对神经系统造成损害。其对心脏也有明显毒性。

【临床表现】

急性中毒主要由误服引起，潜伏期与中毒原因、吸收途径及摄入量有关，一般为 2～15 小时，严重者可在 1 小时内发病。

一、神经系统

神经系统损害是氟乙酰胺中毒最早出现的症状。轻者出现头晕、头痛、乏力、倦怠、四肢麻木、易激动等症状。随着病情的发展，患者可出现烦躁不安、肌肉震颤和肢体阵发性抽搐。重度中毒患者意识模糊以至昏迷、大小便失禁，瞳孔对光反射迟钝，视神经乳头水肿，膝反射亢进，四肢肌张力增高。少数患者出现脑膜刺激症状，甚至出现阵发性强直性痉挛。

二、心血管系统

氟乙酰胺中毒者早期可出现心悸、心律失常，甚至发生心室颤动及心脏骤停。心电图检查显示窦性心动过速，QRS 低电压，QT 间期延长，ST 段改变，并可出现 U 波。

三、消化系统

消化系统症状是氟乙酰胺中毒的常见症状。本品对胃肠道有一定刺激性，口服中毒者常有口渴、食欲不振、恶心、呕吐，可出现血性呕吐物，上腹痛及烧灼感较明显，也可有腹泻发生。

四、其他

其他症状可有体温下降。部分中毒患者可出现皮疹及皮肤、黏膜出血。重度中毒患者伴有肾脏损害、呼吸困难等。

【诊断及鉴别诊断】

有明确服毒史的典型氟乙酰胺中毒患者，其诊断并不困难。但服毒史不明，特别是在生产使用过程中，非消化道中毒的患者，往往易与有机磷杀虫药中毒、中暑和食物中毒相混淆，必须仔细加以鉴别。氟乙酰胺中毒的诊断应以接触史、劳动条件、症状、体征及实验室检查等各方面资料进行综合分析。

【治疗】

一、阻止毒物的继续吸收

皮肤污染者应脱去污染的衣服，彻底清洗皮肤。口服中毒者要尽快进行彻底洗胃，并注意保护胃黏膜，可给予氢氧化铝凝胶或生鸡蛋清口服。

二、特效解毒剂的应用

(一)乙酰胺(解氟灵)

乙酰胺是氟乙酰胺中毒的特效解毒剂，可延长潜伏期、减轻症状和预防发病。其解毒机制可能是乙酰胺在体内水解成乙酸，后者与氟乙酰胺竞争活性基团，从而干扰氟柠檬酸的生成，产生保护作用。乙酰胺 0.1 g/kg，肌内注射，轻者每 8 小时一次，连用 5 天，严重者每 6 小时一次，连用 7 天。首次剂量为全日总量的一半。及时、足量、足疗程应用是提高治愈率的关键。

(二)乙醇

乙醇进入体内可被氧化成乙醛。因此，在没有乙酰胺的情况下，也可用乙醇抢救氟乙酰胺中毒的患者。方法是将 5 mL 无水乙醇溶于 100 mL 10%葡萄糖溶液中，静脉滴注，每日2～4 次。轻度中毒者适量饮白酒有助于缓解症状。

三、对症治疗

治疗重点是控制抽搐，保护心脏功能，解除呼吸抑制，促进苏醒，防止并发感染。

【预防】

严禁生产、销售和使用本品，被本品毒死的禽畜必须深埋或焚烧。严禁食用，误食本品后应立即就医。

第七节 有机氯类农药

【理化性质】

有机氯类农药一般为结晶或黏稠液体，不溶于水，易溶于多种有机溶剂、植物油和动物脂肪中。此类化合物性质稳定，在外界环境或有机体内均不易被破坏，故有较长的残留致毒期。常见的有“六六六”“滴滴涕”等。

【毒代动力学】

有机氯类农药经呼吸道、皮肤、消化道侵入人体。吸收后随血液到达各器官组织，最后通过粪便排出体外。有机氯类农药在体内贮存量最多的是含脂肪较多的组织，以累及神经系统，肝肾及心脏等器官为主，对神经系统的作用主要是使其兴奋性增高，导致惊厥。此外，有机氯类农药还可干扰体内多种酶的生物活性，造成组织细胞的变性、坏死，促使心、肝、肾等器官的病变。

【临床表现】

有机氯农药中毒多由误服引起，多表现为恶心、呕吐、腹痛、腹泻等胃肠道症状；神经系统症状是中毒的主要表现，有头痛、头晕、恶心、呕吐、易激动、出汗、失眠和视物模糊，舌、唇和面部有麻木感，严重时波及四肢，偶见不自主的肌肉抽搐和震颤。部分患者可有中毒性心肌损害、肝肾功能障碍等。

经呼吸道吸入者，可出现明显的呼吸道刺激症状，如咳嗽、咽痛等。经皮肤接触者，可出现局部红肿、瘙痒、烧灼感、丘疹及水疱等症状。

【治疗】

有机氯农药中毒无特效解毒药。

经皮肤或呼吸道中毒者，应立即移离有毒环境，用肥皂水或清水冲洗皮肤。经口中毒者应立即洗胃、催吐、导泻等，避免用油类泻剂。保持呼吸道通畅，控制惊厥，保护心脏及肝肾功能及其他对症支持治疗。

【预防】

因本品易在人畜体内蓄积，现已很少应用。如必须使用，一定要注意个人防护，避免污染食物。

第八节　杀虫脒

【理化性质】

杀虫脒是一种高效广谱有机氮农业杀虫药和杀螨药，对有机磷、有机氯和氨基甲酸酯类杀虫药有耐药性的虫类均有效。杀虫脒在水中溶解度小，强酸中比较稳定，而在弱酸和弱碱溶液中迅速水解。

【职业接触】

在杀虫脒生产过程中，可因设备密闭不严、成品开放式灌装、缺少防护措施或穿戴破损的手套和口罩而接触中毒。在农业生产中，可在杀虫脒盐酸盐原液的稀释及农药喷洒过程中经皮肤接触或呼吸道吸入中毒。

【毒代动力学】

杀虫脒可经消化道、呼吸道和皮肤吸收，杀虫脒及其代谢产物可迅速从尿和粪便中排出，给药后 24 小时尿中排出 85%，胆汁和乳汁也有排出。由于杀虫脒在体内迅速代谢和排出，因此组织内无明显的蓄积。

杀虫脒的中毒机制较为复杂，主要机制可能是直接的麻醉作用和对心血管的抑制作用。杀虫脒及其代谢产物的苯胺活性基团能引起高铁血红蛋白血症和出血性膀胱炎，杀虫脒抑制血清单按氧化酶和其他酶活性，导致错综复杂的临床表现。

【临床表现】

生产性中毒主要经皮肤和呼吸道吸收，一般接触杀虫脒后 2～4 小时出现症状，口服中毒在 0.5～1 小时内发病。

轻度中毒常有头痛、头晕、精神萎靡、倦怠无力、心悸、恶心、嗜睡和轻度发绀。中度中毒者除上述症状加重外，还可出现浅昏迷，皮肤、黏膜发绀，以及尿频、尿急、尿痛、血尿等出血性膀胱炎症状，有些患者有发热、血压降低或升高、心动过速、心律失常。严重中毒者出现昏迷、明显发绀、瞳孔扩大、休克、呼吸衰竭和心力衰竭，少数患者出现肺水肿、急性肾功能衰竭、上消化道出血、溶血性贫血、弥散性血管内凝血、脑水肿和心跳骤停等症状。

皮肤接触者，局部皮肤可出现红肿和粟粒样皮疹，可伴有灼痛和瘙痒。

实验室检查可有尿中出现红细胞、蛋白质、少量白细胞和管型，血中高铁血红蛋白增高，心电图可出现心律失常和心肌损害，尚可有低电压、ST-T 改变和 QT 间期延长等。

【诊断及鉴别诊断】

根据短期内接触较大量的杀虫脒的职业史、典型的临床表现、高铁血红蛋白饱和度测定结果，并参考尿中杀虫脒及其代谢产物 4-氯邻甲苯胺含量测定，排除其他病因所致类似疾病后，综合分析，方可诊断。

二、诊断分级

（一）轻度中毒

轻度中毒有头昏、头痛、乏力、胸闷、恶心、嗜睡等症状；高铁血红蛋白量占血红蛋白总量的 30％；或化学性膀胱炎，有镜下血尿；或有轻度中毒性心脏病，如Ⅰ度房室传导阻滞、轻度 ST-T 改变、频发过早搏动等。

（二）中度中毒

除上述症状加重外，具有下列情况之一者，可诊断为中度中毒：①浅昏迷；②高铁血红蛋白占血红蛋白总量 30％～50％；③中度中毒性心脏病，如心房颤动或扑动、Ⅱ度房室传导阻滞、心肌损伤等；④化学性膀胱炎，有尿频、尿急、尿痛症状，伴血尿。

（三）重度中毒

除上述症状加重外，具有下列情况之一者，可诊断为重度中毒：①昏迷；②高铁血红蛋白超过血红蛋白总量的 50％；③持续性心率减慢、低血压，休克；④重度中毒性心脏病，如心室颤动或扑动、Ⅲ度房室传导阻滞、心源性休克或充血性心力衰竭、心源性猝死等。

三、鉴别诊断

急性杀虫脒中毒应与急性有机磷杀虫药中毒相鉴别，除临床表现有所不同外，后者血胆碱酯酶活力有明显抑制。杀虫脒与有机磷杀虫药混合使用后出现急性中毒症状时，应同时测定血胆碱酯酶活力和尿中杀虫脒及其代谢产物 4-氯-邻甲苯胺，以此鉴别和确诊。杀虫脒中毒还须注意与肠源性发绀病、食物中毒、中暑、乙型脑炎、泌尿道感染及其他农药中毒等进行鉴别。

【治疗】

患者应立即脱离现场，口服者应及时彻底洗胃；皮肤污染者，应脱去衣服，用肥皂水充分清洗。眼睛接触时，立即提起眼睑，用流动清水冲洗 10 分钟或用 2％碳酸氢钠溶液冲洗。

高铁血红蛋白血症引起的发绀可用亚甲蓝治疗，剂量为 1～2 mg/kg，需要时在 1～2 小时后可重复半量。无发绀的患者无需注射亚甲蓝。对轻度高铁血红蛋白血症患者应用大剂量维生素 C 和葡萄糖作为还原剂。

发生出血性膀胱炎时可用 5%碳酸氢钠溶液 100～200 mL 静脉滴注，也可口服碳酸氢钠。心血管功能障碍者，可用儿茶酚胺类强心药物，应用纠正心律失常的药物时，不宜使用利多卡因，可用异丙肾上腺素类药物等。加强补液、利尿和碱化尿液，注意预防脑水肿、肺水肿、昏迷等并发症，注意防治继发感染和其他各种并发症。

【预防】

杀虫脒对人体有致癌性，国内外多作出了停止生产和使用杀虫脒的决定。虽有因非法生产、使用发生中毒的报道，但已少见。随着农药管理的加强，急性杀虫脒中毒会越来越少。

第九节 灭鼠剂

毒鼠强

【理化性质】

毒鼠强(俗称“没命鼠”“三步倒”)，化学名为四亚甲基二砜四胺，简称四二四，为白色晶体或粉末，可溶于冰醋酸和丙酮。鼠类急性口服 LD_{50} 为 0.1～0.3 mg/kg，人口服 LD_{50} 为 0.1～0.3 mg/kg，对人的致死量为 6～12 mg。

【毒代动力学】

毒鼠强是剧毒急性灭鼠剂，毒性是氟乙酰胺的 1.8 倍，磷化锌的 15 倍，氰化钾的 100 倍，砒霜的 100 多倍。毒鼠强不易被完整的皮肤吸收，人误服后主要通过口腔及咽部黏膜迅速吸收入血，分布于全身各器官，主要对中枢神经系统特别是脑干有兴奋作用，引起抽搐。机制为毒鼠强阻断脑内 γ-氨基丁酸受体，使兴奋在脑内和脊髓内广泛传播，产生抽搐和惊厥。

【临床表现】

神经系统症状主要表现为头痛、头晕、无力、口唇麻木、有酒醉感，重者神志模糊、躁动不安、四肢抽搐，继而出现阵发性强直性惊厥、突然晕倒、癫痫样大发作等，中毒很深者可于数分钟内因呼吸衰竭而死亡。脑电图改变与病情密切相关，并随病情转归而动态演变，是判断中毒程度和病情的较有意义的指标。

消化系统症状主要表现为恶心、呕吐，上腹部有烧灼感，并伴有腹痛，重者可出现呕血、肝脏肿大及触痛。部分患者肝功能异常。

心血管系统症状表现为多数患者中毒后会有心悸、胸闷，出现窦性心动过缓，有的心率可慢至 30 次/分，部分心电图可出现心肌缺血或损伤表现，毒鼠强中毒后血清心肌酶谱可明显增高。

实验室检查：应及时留取血、尿，或剩余食物、呕吐物等进行毒物检测，可行血常规、肝肾功能、心电图、脑电图及心肌酶谱等相关检查。

【诊断与鉴别诊断】

一、轻度中毒

患者出现头痛、头晕、恶心、呕吐和四肢无力等症状，可有肌颤或局灶性癫痫样发作，生物样品检测出毒鼠强成分。

二、中度中毒

在轻度中毒基础上，具有下列表现之一者，可诊断为中度中毒：①癫痫样大发作；②精神病样症状(幻觉、妄想等)。

三、重度中毒

在中度中毒基础上，具有表现下列之一者，可诊断为重度中毒：①癫痫持续状态；②脏器功能衰竭。

四、鉴别诊断

与氟乙酰胺中毒相鉴别：毒鼠强中毒的主要表现如抽搐、惊厥与氟乙酰胺中毒相似，但毒鼠强中毒后数分钟至半小时内即迅速发病，而氟乙酰胺中毒则一般为食后数小时才发病。两者中毒及解毒机制完全不同，乙酰胺用于氟乙酰胺中毒解救，但不能用于毒鼠强中毒。确诊仍需毒物检测。对灭鼠药中毒出现抽搐惊厥者，若分辨不清是何种中毒，可先给予解氟灵治疗，以免错过氟乙酰胺中毒的治疗机会。

与原发性癫痫相鉴别：毒鼠强中毒后出现抽搐、惊厥发作及昏迷，伴发口吐白沫、小便失禁，呈癫痫样大发作状态，若无中毒病史或毒物检测极易误诊为原发性癫痫发作。

与精神分裂症或癔症相鉴别：因部分患者有情绪及言行举止失常、精神错乱、面部痉挛等症状，常有误诊病例发生。鉴别主要靠毒物检测。

【治疗】

目前，毒鼠强中毒尚缺乏明确的特效解毒剂，主要采取对症支持治疗，对不能排除有机氟类杀鼠剂中毒者，在明确诊断前可试用乙酰胺。

一、清除体内毒物

可用催吐、洗胃、活性炭吸附等手段清除体内毒物。重度中毒患者应尽早进行血液灌流，直至癫痫症状得到控制。毒鼠强能广泛地分布于体内各器官，从体内清除的过程比较漫长。血液灌流能够及时有效地清除体内的毒物，目前已成为治疗毒鼠强中毒的重要方法。

二、镇静止痉治疗

苯巴比妥为基础用药，可与其他镇静止痉药物合用；地西泮为癫痫持续状态的首选药物，必要时可静脉注射。其他药物：在癫痫持续状态超过 30 分钟，连续 2 次使用地西泮仍不能有效控制抽搐时，应及时使用静脉麻醉剂或骨骼肌松弛剂。

三、对症支持治疗

密切监测重要脏器功能，及时采取相应措施。

氟乙酸钠

【理化特性及毒理】

氟乙酸钠为精细白色粉末状物，有弱酸味，易溶于水，不易燃，潮湿时与铝反应生成易燃氢气，遇热分解或燃烧产物为氧化钠和氟化物。氟乙酸钠经消化道和皮肤进入人体。本品剧毒，大鼠经口 LD_{50} 为 0.22 mg/kg，人的半数致死量为 2～10 mg/kg。氟乙酸钠进入人体后分解为氟乙酸，与三羧酸循环中柠檬酸结合，生成氟柠檬酸，抑制乌头酸酶作用，导致三羧酸循环中断。

【临床表现】

急性中毒以中枢神经系统和心脏损害为主。误服中毒后先有呕吐、大量流涎、麻木感、上腹疼痛、精神恍惚、恐惧感、肌肉震颤、视力障碍等症状；经数小时后出现癫痫样发作和心跳骤停。实验室检测可见心肌酶显著增高，其增高程度与中毒程度成正相关 。

【治疗】

口服中毒者立即催吐、洗胃、导泻，皮肤污染者立即用清水冲洗，静脉输液以促进毒物排出。醋精又称乙二醇乙酸酯，是一种毒性小、细胞渗透性很高、无短期蓄积作用的药物，在体内对氟乙酸有干扰作用，因此对氟乙酸有解毒作用。乙酰胺亦可作为解毒剂，其作用机制与醋精相似。其他对症支持治疗措施，如保护胃黏膜等。

敌鼠

【理化性质】

敌鼠化学名2-(二苯基乙酰基)-1,3-茚满二酮，又名双苯杀鼠酮，属第一代抗凝血杀鼠剂中的茚满二酮类，为黄色结晶，无臭，几乎不溶于水，可溶于丙酮、乙醇等有机溶剂。其钠盐为淡黄色粉末，溶于热水、乙醇和丙酮，不溶于苯和甲苯，稳定性好，长期保存不变性。

【毒代动力学】

敌鼠大多为消化道吸收引起中毒，大鼠经口 LD_{50} 为3～15 mg/kg，人口服0.16 g以上可发生中毒。其中毒机制：该药的化学结构与维生素K相似，干扰肝脏对维生素K的作用，可抑制肝脏合成维生素K依赖凝血因子Ⅱ、Ⅶ、Ⅸ、Ⅹ，影响凝血酶原合成，凝血时间延长；毒物可直接损害毛细血管壁，发生无菌性炎症，管壁通透性和脆性增加，因此可破裂出血，造成内脏出血。

【临床表现】

本品中毒潜伏期长，一般在食后3天出现中毒症状，服毒量大时潜伏期可缩短至数小时。急性中毒主要表现为出血倾向，口服后1～3小时即感恶心、呕吐、食欲减退、关节肿痛等，常在中毒后2～3天出现鼻出血、牙龈出血、皮肤瘀斑、血尿、球结膜下出血、便血、呕血等症状，紫癜散发全身，于臀部及关节融合成片，其周围组织水肿。重度中毒者可出现咯血、阴道大出血、血压下降、休克、发热、肝大、心力衰竭、脑出血，甚至死亡。实验室检查发现凝血时间、凝血酶原时间延长。

【诊断与鉴别诊断】

中毒患者多有明确的敌鼠接触史，对于隐匿式中毒，应提高警惕。本病应与慢性肝病、白血病、血小板减少性紫癜、弥散性血管内凝血等相鉴别。

【治疗】

口服中毒者应立即洗胃、催吐、导泻等。维生素 K_1 为首选药物。轻度出血给予维生素 K_1 10～20 mg，每日 3～4 次，肌内注射；重度出血给予维生素 K_1 稀释后静脉滴注，每日总量可达 120 mg。因为敌鼠钠在体内有蓄积作用，故用药应至出血停止、凝血酶原时间正常为止。

肾上腺糖皮质激素有助于降低毛细血管通透性、抗过敏和提高机体应激能力。输血及其他治疗：重度贫血者可考虑成分输血，其他药物可用维生素 C。

杀鼠灵

【理化性质】

杀鼠灵俗称“灭鼠灵”“华法灵”，属第一代抗凝血类杀鼠剂。纯品为白色、无臭、无味粉末，易溶于碱性水溶液，不溶于水。杀鼠灵性质很稳定，与强氧化剂接触可引起着火和爆炸。

【毒代动力学】

本品主要经口吸收中毒，也可经呼吸道及皮肤吸收。大鼠经口 LD_{50} 为(58±18) mg/kg(雄)和(323±70) mg/kg(雌)。其中毒机制：该药的化学结构与维生素K相似，入体后通过与维生素 K 竞争而取代维生素 K 的作用，使凝血时间与凝血酶原时间延长。此外，杀鼠灵分解产生的亚苄基丙酮在足量时引起毛细血管损害，极轻微的创伤即可导致出血。

【临床表现】

急性口服中毒主要表现为恶心、呕吐、腹痛等症状，一般经 1～3 天出现不同部位、不同程度的出血症状，可有鼻出血、牙龈出血、咯血、胃肠道出血、血尿及皮肤紫癜等，也可伴有肝脏损害、颅内出血、失血性休克等。

实验室检查可见凝血酶原时间延长，凝血时间延长，尿中可测出杀鼠灵及其代谢产物 5,6,7,8-羟基杀鼠灵。

【诊断与鉴别诊断】

有接触或食入杀鼠灵史，有典型的临床表现，诊断并不困难；应与严重肝病、血友病、血小板减少性紫癜、弥散性血管内凝血、流行性出血热等相鉴别。

【治疗】

食入者需催吐、洗胃、导泻。皮肤接触者用肥皂水彻底清洗，眼部污染者用清水彻底冲洗。给予维生素 K_1，每次 10～20 mg，肌内注射或加入葡萄糖溶液中静脉注射，每 8 小时一次，直至凝血酶原时间完全恢复正常。重者可增加剂量至总量 120 mg/d。早期可给糖皮质激素、大量维生素 C。对严重出血者，可给予新鲜冰冻血浆或凝血酶原复合浓缩物。其他对症支持治疗。

溴敌隆

【理化特性】

溴敌隆又名溴敌鼠，是第二代抗凝血杀鼠剂，为白色至黄色粉末，可溶于丙酮、二甲基亚砜，微溶于氯仿和乙酸乙酯，难溶于乙醚和水，遇热分解放出有毒的溴气体。

【毒代动力学】

溴敌隆可经消化道、呼吸道及皮肤进入体内，高毒，大鼠经口 LD_{50} 为 1.125 mg/kg。其作用机制：化学结构与维生素 K 相似，进入体内后竞争性抑制维生素 K 的作用，可抑制肝脏合成维生素 K 依赖凝血因子Ⅱ、Ⅶ、Ⅸ、Ⅹ，影响凝血酶原合成，凝血时间延长；损害毛细血管壁，导致出血。其毒性较第一代抗凝血杀鼠剂增强，化学性质稳定，故可造成蓄积中毒。

【临床表现】

溴敌隆中毒特点是出血，误服后 2～3 天出现皮下出血、鼻出血、牙龈出血、呕血、便血、尿血等，严重者可致休克、颅内出血等。皮肤或眼污染者可有灼伤。

【诊断】

有明确的本品接触史，出现典型的出血等临床症状，实验室检查凝血酶原时间延长，血红蛋白减少，可明确诊断。对于隐匿性中毒患者，应引起重视，特别是多人同时发病时，应想到本病的可能。

【治疗】

皮肤或眼接触者立即用清水冲洗，口服量少者给予催吐、活性炭吸附，口服量大者应洗胃，但有胃出血时应慎重。维生素 K_1 为首选药物，轻度出血给予 10～20 mg，每日 3～4 次，肌内注射。重度出血者，维生素 K_1 稀释后静脉滴注，用药至出血停止、凝血酶原时间正常为止。

出血严重者可考虑输注新鲜血浆，必要时可给予凝血因子输注。其他对症支持治疗。

安妥

【理化性质】

安妥属硫脲类杀鼠剂，是中性化合物，市售商品为蓝色粉末，纯品为白色结晶，无臭、味苦，不溶于水，难溶于乙醇及乙醚，易溶于碱性溶液及有机溶剂，其溶液具有蓝色荧光，特别对家鼠有明显的选择性高效毒杀作用，对人毒性较低。

【毒代动力学】

安妥可经消化道、呼吸道吸收，吸收后主要分布在肝、肾、肺和神经系统，大部分由肾脏排出。安妥除对胃肠道有刺激作用外，主要损害毛细血管，促进毛细血管扩张和增加渗透性，引起肺水肿、胸膜炎、胸腔积液、肺出血、呼吸衰竭死亡。

【临床表现】

一般在中毒数小时后出现症状，初为口部及胃灼热感，继之恶心、呕吐、口渴、口臭、全身无力、头晕。重者可渐次出现呼吸系统症状，有刺激性咳嗽、呼吸困难、发绀、咳出粉红色泡沫样痰、肺部满布湿啰音。代谢功能降低可致体温下降，低血糖或血糖一过性增高，部分中毒患者有肝肾损害，最后可发生躁动、惊厥、意识模糊、嗜睡，以致昏迷、休克、肺水肿、窒息。

【诊断及治疗】

有安妥接触史和食入史，临床表现典型可诊断。

口服中毒者首先洗胃，可给予 1∶5000 高锰酸钾溶液洗胃，禁用碱性液体，皮肤污染者用清水冲洗。积极预防和治疗肺水肿，可用 10%硫代硫酸钠溶液 20～50 mL 静脉注射，对症支持治疗等措施。

第十节　除草剂

百草枯

【理化性质】

百草枯又名对草快，其20%的溶液又称克芜踪。工业品百草枯多数为百草枯双氯盐，其次为双硫酸甲酯盐。前者纯品为白色结晶，工业品为暗红色液体，后者为褐色固体。百草枯易溶于水，微溶于低级醇类，不溶于烃类溶剂，在酸性条件下稳定，遇碱水解，与阴离子表面活性剂混合失去活性，对铁、铝等金属有腐蚀作用，商品制剂中含有金属腐蚀抑制剂。

【毒代动力学】

百草枯可经消化道和呼吸道吸收，不易经完整的皮肤吸收。大鼠经口 LD_{50} 为 100 mg/kg，小鼠经口 LD_{50} 为 120 mg/kg，兔经皮 LD_{50} 为 236 mg/kg。该药吸收后随血液分布至肺、肾脏、肝脏及甲状腺等器官，但以肺内含量最高，可大于血中含量的十至数十倍，且存留时间较久。

【临床表现】

因百草枯无挥发性，生活中急性中毒一般为口服所致。全身中毒症状表现为多器官损害，但以呼吸系统损害为主。

一、呼吸系统

肺损伤是最突出和最严重的改变，表现为胸痛、咳嗽、呼吸困难，两肺可闻及干、湿啰音等。严重者24～48小时内可出现肺水肿、肺出血，1～3周内可因ARDS而死亡。一些患者急性中毒控制后，几天内可发生肺纤维化，亦可6周后发生，通常于1～2周内发生，可因呼吸衰竭死亡。

二、消化系统

经口中毒者有口腔烧灼感，口腔、食管黏膜糜烂、溃疡，恶心、呕吐、腹痛、腹泻，甚至呕血、便血等。严重者发生中毒性肝病，表现为肝区疼痛、肝脏肿大、黄疸、肝功能异常、肝脏衰竭等。

三、神经系统

神经系统症状多见于严重中毒患者，可出现头痛、头晕、精神异常、幻觉、嗜睡、手震颤、面瘫，并可以有脑出血和脑水肿等。

四、循环系统

重者可出现中毒性心肌损害、血压下降等。

五、血液系统

个别患者出现贫血、血小板减少和高铁血红蛋白血症，甚至发生弥散性血管内凝血。

六、泌尿系统

常于中毒后1～3天出现蛋白尿、管型尿、镜下血尿，血肌酐、尿素氮升高，严重者发生急性肾功能衰竭，但尿量往往不少。

七、局部表现

皮肤污染者可引起接触性皮炎，甚至出现灼伤性损害，如红斑、水疱、溃疡、坏死等，高浓度百草枯接触指(趾)甲后可致指(趾)甲严重破坏，甚至脱落等。眼污染后可出现刺激症状及结膜或角膜灼伤。

【实验室检查】

(1)毒物分析：血、尿百草枯浓度测定，注意样本需保存在塑料试管内，不可用玻璃试管。血浆百草枯测定可明确诊断。

(2)血、尿、大便检查及肝肾功能检查，动脉血气分析可出现异常。

(3)肺部影像学检查：肺部高分辨CT检查有助于发现中毒患者肺部病变的变化规律，对于制订治疗措施有较高的实用价值。

【诊断与鉴别诊断】

若有明确的毒物接触史、典型的临床表现，诊断并不困难。本病需与有机磷杀虫剂、其他除草剂等中毒相鉴别，应注意百草枯与其他农药混配现象。

【治疗】

急性百草枯中毒目前尚无特效治疗，病死率很高，有报道称病死率高达75%。

一、阻止毒物继续吸收

皮肤污染者立即脱去衣服，用肥皂水彻底清洗。眼睛污染者立即用流动清水冲洗，时间不应少于 15 分钟。经口中毒者，立即催吐，彻底洗胃，可用清水或 2%碳酸氢钠溶液，洗毕可口服或经洗胃管给吸附剂，如 15%的漂白土或 70%的膨润土水溶液 1 L（每 100 g 漂白土或膨润土水溶液可吸附 6 g 百草枯），亦可用活性炭作吸附剂。导泻可用硫酸镁、硫酸钠或 20%甘露醇 200 mL。

二、清除已吸收的毒物

有文献报道，血浆中百草枯浓度低于 1 mg/L 者全部存活。血液灌流、血液透析可以加速百草枯的排出，前者对百草枯的清除率较后者大 5～7 倍，一般二者可联合应用，越早越好。亦可采用血液置换疗法。腹膜透析不能有效排除体内的百草枯。强迫利尿在口服百草枯后 24 小时内有效，当肾功能衰竭出现后不再有效。

三、防治肺损伤

及早使用自由基清除剂：维生素 E、维生素 C、超氧化物歧化酶等可减轻肺组织损伤。早期应用糖皮质激素和免疫抑制剂，如环磷酰胺、硫唑嘌呤、纤维蛋白溶解剂等，对防治肺损伤未见明显效果。放射治疗对改善肺损伤有效，但不能防止严重中毒者的死亡。避免高浓度氧气吸入，以免加重肺损伤，但当 PaO_2<5.3 KPa(40 mmHg)或发生 ARDS 时可吸入大于 21%氧浓度的气体，或用呼气末正压呼吸给氧。

四、拮抗剂治疗

重组人Ⅱ型肿瘤坏死因子受体-抗体融合蛋白是一种完全人源化的重组可溶性 TNFp75 受体二聚体融合蛋白，该药可与血浆中可溶性肿瘤坏死因子-α（TNF-α）及细胞膜表面的 TNF-α 高亲和结合并中和其作用，使 TNF-α 丧失活性。使用该药可阻止肺成纤维细胞增殖及过度分泌胶原，在理论上可干预肺纤维化的形成和发展。也有报道称，心得安可与肺组织中的毒物竞争，使百草枯从血液中释放出来。

五、其他对症支持治疗

积极输液、利尿，保持水电解质平衡，防治继发感染，加强营养支持。抗氧化剂和超氧化物歧化酶，理论上可减轻自由基的毒性，晚期可行肺移植治疗等。

第十一节　苯氧类除草剂

本类除草剂使用广泛，品种较多，包括2,4-滴、二甲四氯乙硫酯、2,4-滴丁酸、抑草蓬、禾草灵、喹禾灵、炔禾灵、恶草酸、炔草酸、喹禾糖脂、氟萘禾草灵、苯草酮等，共计30余种。

2,4-滴

【理化性质】

2,4滴又名2,4-D、2,4-二氯苯氧乙酸等，为苯氧类除草剂，白色结晶，稍带有酚味，溶于有机溶剂，遇碱可生成相应的盐。

【毒代动力学】

本品属中等毒性。大鼠经口半数致死量为375 mg/kg，人口服6.5 g可致死。本品在体内不能转化，可刺激胆碱能系统，抑制胰岛素和肾上腺皮质激素的分泌。其主要损害神经系统，并有肝肾和肺功能的损害。

【临床表现与诊断】

临床表现主要有神经系统的头晕、头痛、烦躁、嗜睡、肌张力增高、肌肉纤维颤动，重者表现为昏迷、抽搐、呼吸衰竭等，消化系统有恶心、呕吐、腹痛，可发生中毒性肝病，也可出现肾功能损害。

根据有误服、误用本品的接触史，典型的临床表现等即可诊断。2,4-滴中毒应与其他除草剂中毒相鉴别。

【治疗】

皮肤接触者应停止继续接触，迅速脱去污染的衣物，并用清水或肥皂水冲洗；眼睛污染者应用清水冲洗至少10～15分钟。

口服中毒者应催吐，用碱性液体洗胃，然后灌服10%硫酸亚铁溶液10 mL，每10～30分钟1次，连服3～5次。其他对症治疗，如保护肝肾功能、防治脑水肿、早期应用糖皮质激素等。目前无特效解毒药。

2,4-滴丁酯

【毒代动力学】

2,4-滴丁酯又名2,4-D酯、2,4-DB等，为苯氧类除草剂，纯品为无色油状液体，工业品为褐色，有酚臭味，难溶于水，易溶于有机溶剂，挥发性强，遇碱易分解。低毒，大鼠经口半数致死量为500～1500 mg/kg。其毒理作用尚不明了，可引起心肌、肝脏、血液系统损害，是强致突变剂。

【临床表现及诊断】

临床表现为头晕、头痛、烦躁、嗜睡、肌肉震颤等神经系统表现，重者可有昏迷、抽搐、脑水肿等症状；消化系统症状有恶心、呕吐、腹痛，肝功能障碍；可有心律失常、心力衰竭、呼吸衰竭等症状。

实验室检查可见部分患者血糖、尿糖一过性升高，少数患者转氨酶升高，心电图ST段下降及T波异常。

2,4-滴丁酯中毒应注意与其他除草剂中毒相鉴别。

【治疗措施】

参见2,4-滴中毒。

第十二节　酰胺类除草剂

酰胺类除草剂包括敌稗、甲草胺、乙草胺、丁草胺、萘草胺等48种，均属于低毒类除草剂，经口服可引起中毒，对皮肤有刺激作用。

敌稗

【毒理学特点】

敌稗又称斯达姆，简称DCPA，为酰胺类除草剂，溶于乙醇，遇碱易分解。低毒，大鼠经口LD_{50}为1870 mg/kg(乳剂)。敌稗可损害中枢神经系统，并引起溶血和高铁血红蛋白血症。

【诊断与鉴别诊断】

一、临床表现

患者可出现头晕、头痛、幻视、烦躁，重者可有昏迷、抽搐及谵妄等症状。高铁血红蛋白血症患者可有发绀、胸闷、气急，血中高铁血红蛋白含量增高，出现溶血性贫血的表现，如贫血、黄疸、腰痛、畏寒、发热、酱油色尿等，尚可有恶心、呕吐、心肌损害、心律失常等表现。

二、实验室检查

红细胞出现海因茨小体、溶血，高铁血红蛋白含量增高及肝功能异常等。敌稗中毒应与其他除草剂中毒相鉴别。

【急救处理】

催吐、洗胃、利尿、对症治疗措施等；可静脉应用硫代硫酸钠，发绀应用亚甲蓝、维生素 C 等药物。

甲草胺

【毒理学】

甲草胺又名拉索、草不绿、杂草锁。淡黄色、无味结晶固体，难溶于水，遇强酸或强碱易水解。大鼠经口 LD_{50} 为 930 mg/kg，属低毒性除草剂。

【临床及诊断】

本品可经消化道和皮肤吸收，可出现一过性意识障碍，1～2 天后可恢复正常，对眼和皮肤有轻度刺激性，可发生接触性皮炎。高铁血红蛋白血症少见。敌稗中毒应注意与其他除草剂中毒相鉴别。

【急救处理】

配制和使用本药时应采取防护措施，如发生本药污染，必须用清水洗净。接触性皮炎者，可用 2％硼酸溶液湿敷，或局部涂用炉甘石洗剂。其他处理措施同敌稗。

第十三节　苯胺类除草剂

苯胺类除草剂包括氟乐灵、乙丁氟灵、二甲戊灵等18种，均属于低毒或微毒类除草剂，经大剂量口服、吸入可引起中毒，对皮肤有刺激作用。本类除草剂在体内可产生苯基胺，从而使血红蛋白铁氧化成高铁血红蛋白，并可引起继发性溶血反应。

氟乐灵

【理化性质】

氟乐灵，又名茄科宁、氟特力、特氟力。化学名称为N,N-二丙基-4-三氟甲基-2,6-二硝基苯胺。原药为橙黄色结晶，有芳香味。其乳油为橙红色液体，难溶于水，溶于大多数有机溶剂。大鼠经口LD_{50}＞10000 mg/kg，属微毒性除草剂。

【临床表现】

潜伏期一般为10小时左右，可发生高铁血红蛋白血症，如头晕、乏力、多汗、胸闷、气急、发绀等。溶血性贫血表现有黄疸、肾区叩击痛、酱油色尿、肝脾肿大。严重者可出现昏迷、中枢性呼吸循环衰竭。

【实验室检查】

实验室检查可见血中高铁血红蛋白增高、海因茨小体，尿蛋白阳性及血红蛋白尿，尿中对氨基酚及偶氮代谢物可增高。

【治疗】

皮肤污染者立即用肥皂水、2%碳酸氢钠溶液或清水冲洗干净。口服者应立即洗胃。无发绀或发绀不明显且血中高铁血红蛋白轻度增高（大于10%）者，可先给予大剂量维生素C及50%葡萄糖溶液等治疗；有发绀且血中高铁血红蛋白中、重度增高者，应迅速给予亚甲蓝，按1～2 mg/kg加入50%葡萄糖溶液20～40 mL，缓慢静脉注射，必要时可重复使用。溶血性贫血时，主要为对症和支持治疗，重点在于保护肾脏功能，碱化尿液，应用适量肾上腺糖皮质激素。严重者应输血治疗，必要时采用换血疗法或血液净化疗法。

禁用非拉西丁、复方阿司匹林、水合氯醛、苯巴比妥及异戊巴比妥钠等高铁血红蛋白形成剂。其他对症与支持治疗措施。

第十四节 二苯醚类除草剂

二苯醚类除草剂包括除草醚、三氟羧草醚、乙羧氟草醚、氟磺胺草醚、甲氧除草醚、氟草醚等共19种，属于低毒及微毒类除草剂。口服可引起急性中毒。

除草醚

【毒理学特点】

除草醚又名TOK，化学名称为2,4-二氯苯基-4-硝基苯基醚。纯品为淡黄色针状结晶，工业品为黄褐色固体。除草醚不溶于水，易溶于多种有机溶剂。本品具有苯的硝基化合物作用特征。大鼠经口LD_{50}为1900 mg/kg，属低毒类除草剂。除草醚在体内遇酸及碱可分解成二氯酚和硝基酚。

【诊断要点】

有毒物接触史；中毒表现有恶心、呕吐、腹部不适及高铁血红蛋白血症、溶血性贫血、发绀、黄疸及肝、肾功能损害等；实验室检查有高铁血红蛋白含量增加。

【治疗】

口服中毒者催吐、洗胃、导泻；发绀者使用亚甲蓝治疗，按1～2 mg/kg加入25%葡萄糖溶液20～40 mL，缓慢静脉注射，必要时可重复使用；出现溶血性贫血者，及早使用足量肾上腺糖皮质激素，口服碳酸氢钠以碱化尿液，预防血红蛋白在尿中聚集。其他对症及支持治疗，注意防治肝、肾功能衰竭。

第十五节　苯甲酸类除草剂

苯甲酸类除草剂包括麦草畏、草灭畏、杀草畏、咪草酸等，均属于低毒类除草剂。经口服可引起中毒，临床症状轻重不一，无特效解毒剂，以对症治疗为主。

麦草畏

【毒理学特点】

麦草畏又名百草敌。纯品为白色结晶，难溶于水，溶于乙醇、异丙醇、丙醇、甲苯等。麦草畏对眼和皮肤有刺激作用。大鼠经口 LD_{50} 为 1879～2700 mg/kg，属于低毒除草剂。

【临床表现及诊断】

有误服、误用本品的接触史；口服中毒者临床表现为恶心、呕吐、腹痛、腹泻等，对皮肤、黏膜有轻度刺激作用，吸入时可引起鼻咽部烧灼感、咳嗽等症状。实验室检查可有肝、肾功能异常等发现。麦草畏中毒应与其他除草剂中毒相鉴别。

【治疗】

皮肤污染者用肥皂水冲洗，眼接触者用清水冲洗 15 分钟，口服中毒者给予清水洗胃，本品中毒无特效解毒药，临床以对症治疗为主。

第十六节　取代脲类除草剂

取代脲类除草剂包括非草隆、氟草隆、炔草隆、噻氟隆等 54 种，除噻草隆为中等毒性外，其余均属低毒或微毒类除草剂，大量口服可引起急性中毒。

非草隆

【毒理学特点】

非草隆为白色结晶，难溶于水，微溶于炔类。大鼠经口 LD_{50} 为 6400 mg/kg，属微毒类除草剂。

【临床及诊断】

有脲类除草剂接触史或口服史；口服者临床表现为恶心、呕吐等胃肠道不适，头晕、头痛、乏力、失眠等神经系统症状，严重者可有贫血、肝脾肿大。眼及皮肤接触者可有刺激作用。实验室检查可有肝肾功能轻度异常等。非草隆中毒应与其他除草剂中毒相鉴别。

【中毒治疗】

口服中毒者应给予催吐、洗胃、导泻等；吸入者应及时脱离中毒环境，呼吸困难者给予吸氧及其他对症支持治疗措施。本品无特效解毒剂。

第十七节　氨基甲酸酯类除草剂

氨基甲酸酯类除草剂包括灭草灵、禾大壮、硫草敌、燕麦敌等，共 29 种。除硫草敌、燕麦敌为中等毒性外，其余均属低毒或微毒类。大量口服可致急性中毒。

灭草灵

【毒理学特点】

灭草灵为白色结晶，遇碱易分解。低毒，大鼠急性经口 LD_{50} 为 552 mg/kg，可经呼吸道、消化道及皮肤吸收。中毒机制为抑制胆碱酯酶活性，但抑制时间短，抑制速度与复能速度相近，故中毒症状较轻，恢复快。因其工业品含有杂质，中毒后可引起高铁血红蛋白血症。

【临床表现及诊断】

有误服、吸入或皮肤接触本品的病史；临床表现有头晕、无力、肢体麻木、精神萎靡、恶心、呕吐、腹痛、心慌、胸闷等症状，部分患者可有发绀。实验室检查可出现高铁血红蛋白含量增加。灭草灵中毒应与其他除草剂中毒相鉴别。

【治疗】

本品无特效解毒药，主要为对症治疗，发绀者给予亚甲蓝、维生素 C 等治疗；毒蕈碱样症状明显时，酌情使用阿托品，忌用胆碱酯酶复能药。

第十八节　酚类除草剂

酚类除草剂包括五氯酚钠、二硝酚、地乐酚、特乐酚、禾草灭等，共计 8 种。其中，二硝酚、特乐酚为高毒类，其余均属于中等毒类除草剂。

五氯酚钠

【毒理学特点】

五氯酚钠又称氯苯酚钠，有异臭，难溶于水，易溶于有机溶剂，干燥条件下性质稳定，其油剂较水溶液更易被吸收。本品可经消化道、呼吸道及皮肤吸收，主要经肾排泄。中毒机制为激活细胞的氧化磷酸化过程，导致代谢亢进，出现高热、肌无力，并造成中枢神经系统损害和肝肾功能损害。

【临床表现及诊断】

有误服、吸入或皮肤接触本品史；中毒早期表现为低热、全身无力、烦渴、多汗、恶心、呕吐、腹泻等；重者主要表现为高热，体温可达 40 ℃以上，可伴有剧烈头痛、烦躁、神志不清、抽搐及谵妄等，可因高热和呼吸循环衰竭而迅速死亡；白细胞和血糖可升高，尿糖阳性。恢复期可出现肝肾损害。

五氯酚钠中毒应与其他除草剂中毒相鉴别。

【治疗】

口服中毒者催吐、洗胃、导泻，忌用盐类泻剂。皮肤污染者用肥皂水彻底清洗；对症支持治疗措施，如静脉输液、利尿、维持水电解质平衡、纠正酸中毒等，忌用阿托品类药物。

第十九节　脂肪族类除草剂

脂肪族类除草剂主要有茅草枯，属低毒除草剂。茅草枯(dalapon)，又名达拉朋。化学名称为 2,2-二氯丙酸。纯品为无色、无臭液体，茅草枯为白色或浅黄色粉末，易溶于水和有机溶剂。大鼠经口 LD_{50} 为 7570～9330 mg/kg，属低毒类除草剂。对皮肤、呼吸道及胃肠道均有一定的刺激作用。呼吸道吸入者可有咳嗽、咽痛、支气管炎等表现，口服中毒者可有恶心、呕吐、上腹部不适等症状。无特效解毒剂，主要对症治疗。

第二十节　三氯苯类除草剂

【毒代动力学】

三氯苯类除草剂包括莠去津、扑草净、杀草净、百草净等，属内吸性除草剂，一般难溶于水。毒性作用机理尚不完全清楚，可能与抑制 RNA 腺嘌呤合成有关。本品挥发度较小，但具有麻醉性，中毒常见于使用过程中接触皮肤或误服，能引起急性或慢性精神障碍。

【临床表现】

三氯苯类除草剂对皮肤有刺激性，可引起皮肤局部炎症反应；急性中毒者先有呼吸道刺激症状，如咳嗽、咽痛、胸闷、呼吸困难等；消化道症状，如恶心、呕吐、腹痛、腹泻等；神经系统症状，如头晕、乏力、嗅觉减退、意识不清、四肢抽搐等；重者可出现肺水肿以及肝、肾功能损害等表现。慢性中毒者可有体重下降，尿量增加；实验室检查可有血细胞减少，血红蛋白降低。

【治疗】

皮肤污染者，可用清水冲洗；口服中毒者，予以催吐、洗胃等；呼吸困难者及时吸氧。保护肝、肾功能，维持电解质平衡，可用抗生素防治感染等。

第二十一节　三氮苯类除草剂

三氮苯类除草剂包括西玛津、去津、扑灭津、氰草津等，共 26 种。西玛津又称丁玛津，为白色结晶固体，易与水形成稳定的细粒悬浮液。大鼠经口 LD_{50} 大于 5000 mg/kg，属微毒类除草剂。

【临床表现及诊断】

有毒物接触史，眼、呼吸道及消化道黏膜有刺激症状，急性中毒有全身不适、头晕、头痛、口中异味、鼻出血等症状，重者出现肺出血、肺水肿，部分患者有肝肾功能损害等症状。三氮苯类除草剂中毒应与其他除草剂中毒相鉴别。

【治疗】

皮肤、眼接触中毒者应尽快用清水冲洗，去掉被污染的衣物，及早使用适量肾上腺糖皮质激素及对症支持治疗等措施。

第二十二节　有机磷类除草剂

有机磷类除草剂包括哌草磷、草甘膦、草硫磷等，共 12 种，除哌草磷、双丙氨磷属于中等毒类外，其余均属低等毒类。大多数品种的有机磷类除草剂不抑制胆碱酯酶活性。

哌草磷

哌草磷常温下为黄棕色油状液体，可溶于大多数有机溶剂，大鼠经口 LD_{50} 为 324 mg/kg，属中等毒类除草剂，对皮肤无刺激性。

口服中毒可有胃肠道腐蚀症状，如咽痛、吞咽困难及胃肠道出血等，少数病例可发生低血压、肺水肿；眼被污染后可出现眶周水肿及球结膜水肿。

中毒后应立即脱离事故现场，眼污染者立即用清水冲洗，口服者行洗胃及其他对症治疗措施。

参考文献

[1]李侠，闫永建，李成林，等.职业性棉尘病的诊断：GBZ 56－2016[S].北京：中华人民共和国国家卫生和计划生育委员会，2016.

[2]李德鸿，赵金垣，李涛.中华职业医学[M].2 版.北京：人民卫生出版社，2019.

[3]邬堂春.职业卫生与职业医学[M].8 版.北京：人民卫生出版社，2022.

[4]黄金祥.职业中毒诊断医师培训教程[M].1 版.北京：化学工业出版社，2014.

[5]黄金祥.预防和控制金属中毒应双管齐下[J].中华劳动卫生职业病杂志，2008，26(3)：129-130.

[6]刘静，韩磊，张锋，等.含锡粉尘对肺组织损伤的研究进展[J].中华劳动卫生职业病杂志，2016，34(1)：66-68.

[7]朱宝立，韩磊，窦建瑞，等.职业性铅及其无机化合物中毒诊断标准：GBZ 37—2024[S].北京：中华人民共和国国家卫生健康委员会，2024.

[8]王洁，张雪涛，李思惠，等.急性砷化氢中毒患者肝脏损害的临床特点[J].职业卫生与应急救援，2015，33(2)：78-80.

[9]吴艳玲，王志萍.二硫化碳对接触人群生殖毒性研究进展[J].中国公共卫生，2016，8(32)：1133-1136.

[10]王吉，宋莉，刘晓宇，等.职业性汽油中毒诊断标准：GBZ 27—2024[S].北京：中华人民共和国国家卫生健康委员会，2024.

[11]夏彦恺，王建明，朱宝立，等.职业性慢性氯丙烯中毒诊断标准：GBZ 6—2024[S].北京：中华人民共和国国家卫生健康委员会，2024.

[12]丁帮梅，张宏群，窦建瑞，等.职业性汞中毒诊断标准：GBZ 89—2024[S].北京：中华人民共和国国家卫生健康委员会，2024.

[13]宋平平，李西西，闫永建.急性苯的氨基硝基化合物中毒病例的文献分析[J].中华劳动卫生职业病杂志，2014，32(5)：366-369.

[14]韩磊，朱宝立，赵圆，等.职业性中毒性肝病诊断标准：GBZ 59—2024[S].北京：

中华人民共和国国家卫生健康委员会,2024.

[15]马雪松,孙素梅,程美琴,等.职业性急性硫酸二甲酯中毒诊断标准:GBZ 40—2024[S].北京:中华人民共和国国家卫生健康委员会,2024.

[16]赵锐,常青,朱宝立,等.职业性急性溴甲烷中毒诊断标准:GBZ 10—2024[S].北京:中华人民共和国国家卫生健康委员会,2024.

[17]宋莉,石冬梅,王吉,等.职业性急性化学物中毒性神经系统疾病诊断标准:GBZ 76—2024[S].北京:中华人民共和国国家卫生健康委员会,2024.

[18]夏丽华,黄永顺,吴奇峰,等.职业性三氯乙烯药疹样皮炎诊断标准:GBZ 185—2024[S].北京:中华人民共和国国家卫生健康委员会,2024.

[19]闫永建,陈荣昌,朱秋鸿,等.职业性刺激性化学物所致慢性阻塞性肺疾病诊断标准:GBZ 237—2024[S].北京:中华人民共和国国家卫生健康委员会,2024.

[20]孙道远,张静波,刘杰,等.职业性慢性化学物中毒诊断标准 总则:GBZ/T 329—2024[S].北京:中华人民共和国国家卫生健康委员会,2024.

[21]李德鸿,余晨,孙道远,等.职业健康监护技术规范:GBZ 188—2014[S].北京:中华人民共和国国家卫生和计划生育委员会,2014.

[22]TARLO S M,LEMIERE C. Occupational asthma[J].New England Journal of Medicine,2014,370(7):640-649.

[23]BRANCO V,CAITO S,FARINA M,et al.Biomarkers of mercury toxicity: past, present and future trend[J].Journal of Toxicology Environmental Health,2017,20(3):119-129.

[24]LI S,HUANG W,DUAN Y,et al.Human fatality duo to thallium poisioning: Autopsy,microscopy,and mass spectrometry assays[J].Journal of Forensic Sciences,2015,60(1):247-251.

[25]YADAV A,FORAS S J S.Nano drug delivery systems: A new paradigm for treating metal toxicity[J].Experrt Opinion on Drug Delivery,2016,13(6):831-841.

[26]NIAZ K,BAHADAR H,MAQBOOL F,et al.A review of environmental and occupational exposure to xylene and its health concerns[J]. Excli Journal,2015,14:1167-1186.